汉竹●健康爱家系列

女性经络穴位保养图册

查　炜　主编
汉　竹　编著

汉竹图书微博
http://weibo.com/hanzhutushu

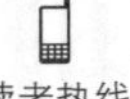
读者热线
400-010-8811

江苏凤凰科学技术出版社 | 凤凰汉竹
全 国 百 佳 图 书 出 版 单 位

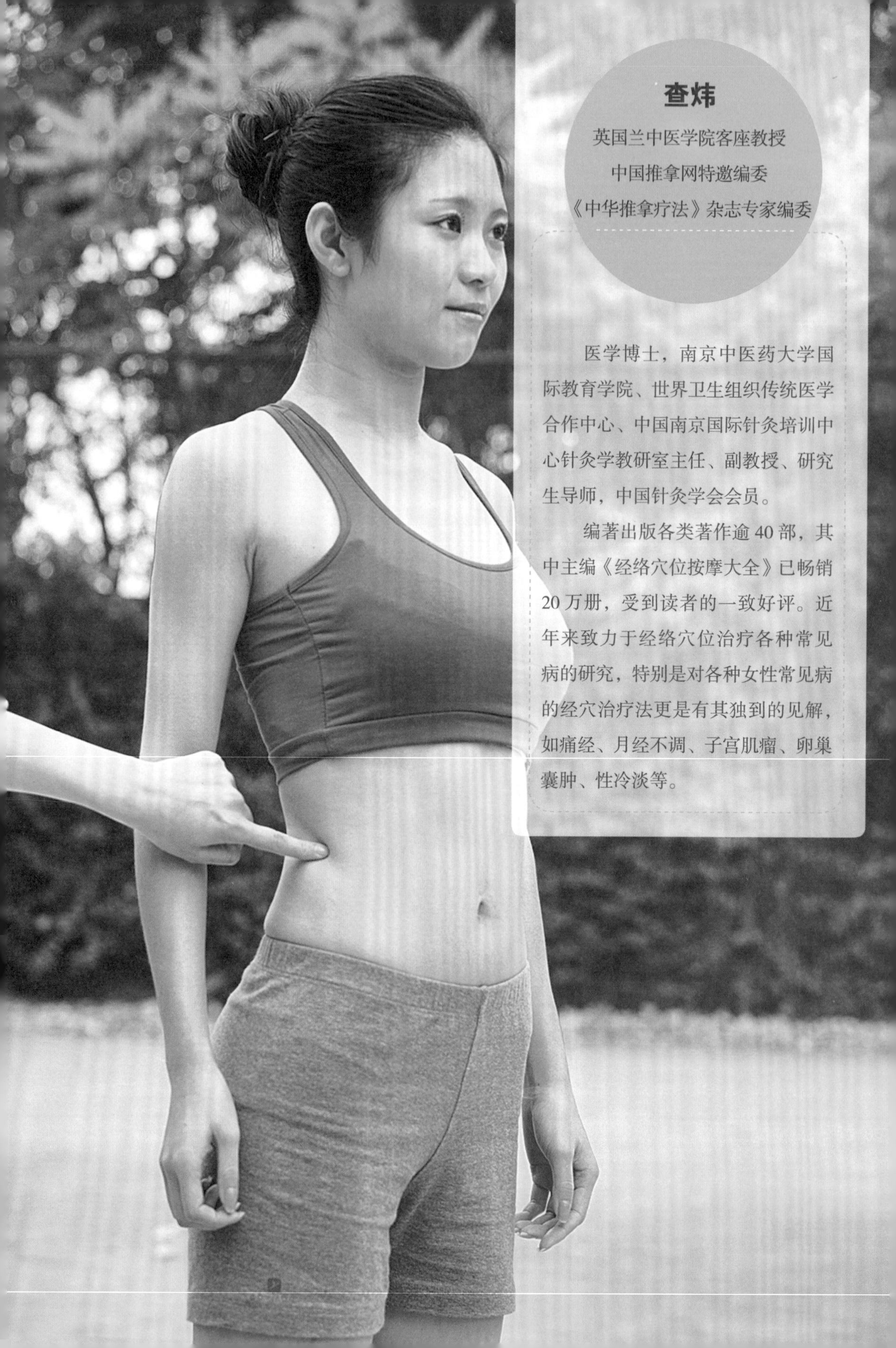

查炜

英国兰中医学院客座教授

中国推拿网特邀编委

《中华推拿疗法》杂志专家编委

医学博士，南京中医药大学国际教育学院、世界卫生组织传统医学合作中心、中国南京国际针灸培训中心针灸学教研室主任、副教授、研究生导师，中国针灸学会会员。

编著出版各类著作逾40部，其中主编《经络穴位按摩大全》已畅销20万册，受到读者的一致好评。近年来致力于经络穴位治疗各种常见病的研究，特别是对各种女性常见病的经穴治疗法更是有其独到的见解，如痛经、月经不调、子宫肌瘤、卵巢囊肿、性冷淡等。

前言

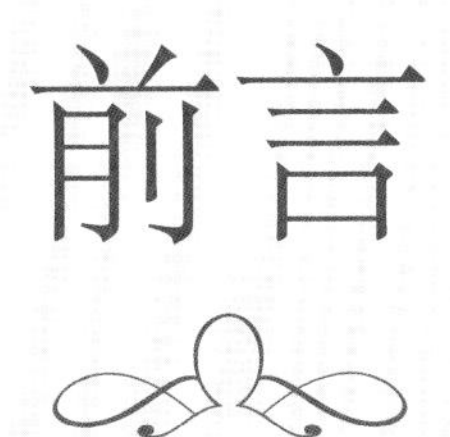

黄褐斑、黑眼圈……这些面子问题怎么解决?

痛经、月经不调、外阴瘙痒……这些难言之隐该如何防治呢?

不孕症、习惯性流产……想要一个宝宝真的就那么难吗?

心烦、失眠、潮热、盗汗……是不是更年期到了?

现在市面上有很多关于女性保健的书,讲解过于专业,对读者来说,实用性不强。本书收录了409个常用穴位的功效主治和取穴方法,精选了当今女性关注的穴位美容、穴位瘦身、穴位治疗常见病等按摩疗法,对女性健康特别重要的穴位还附有按摩手法图,简单清晰明了。

另外,对于女性痛经、乳腺炎、子宫肌瘤、不孕症等多发病,本书给出了详细的按摩步骤和按摩疗程,还给出了配合使用的简单易行的食疗方法,不仅有助于女性恢复健康,还可以给女性的美丽加分。

其实,只要按揉穴位,打通经络,令体内毒素排出,气血就会通畅,女性的美丽和健康自然就会重新回来。

注:本书仅提供自我保健指导,医学专业问题,请随时咨询医疗机构!

女性经络穴位保养图册

目录

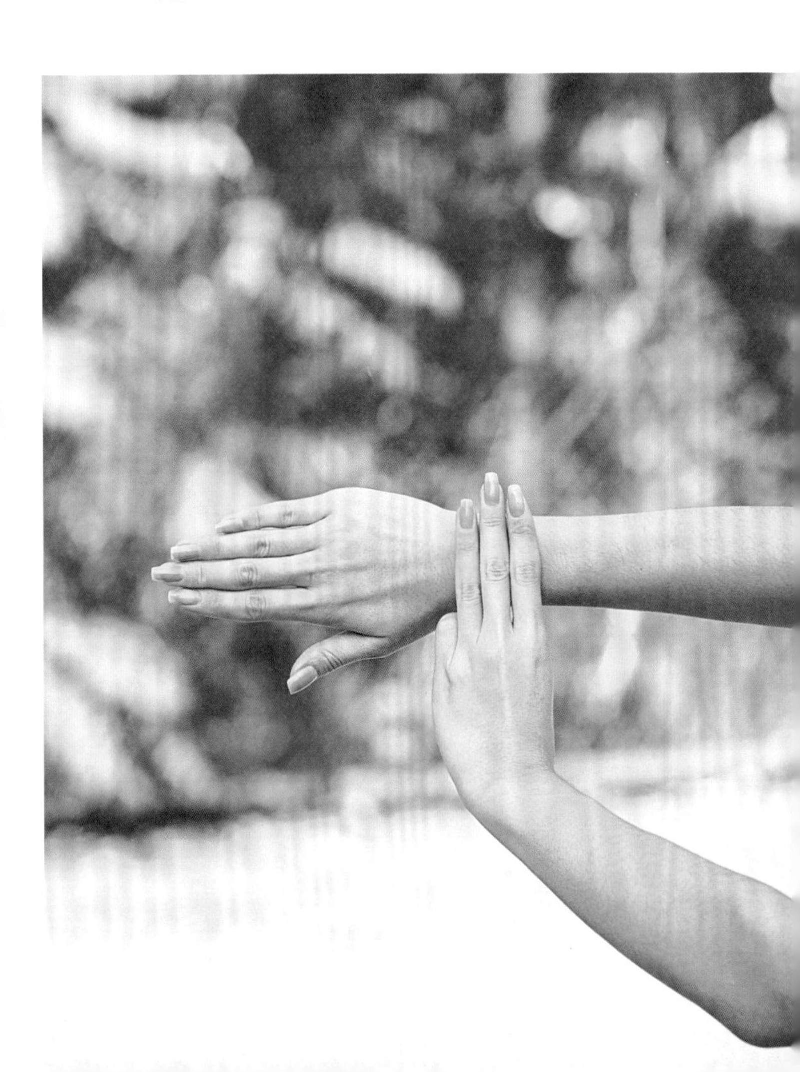

常用骨度分寸示意图(背面)

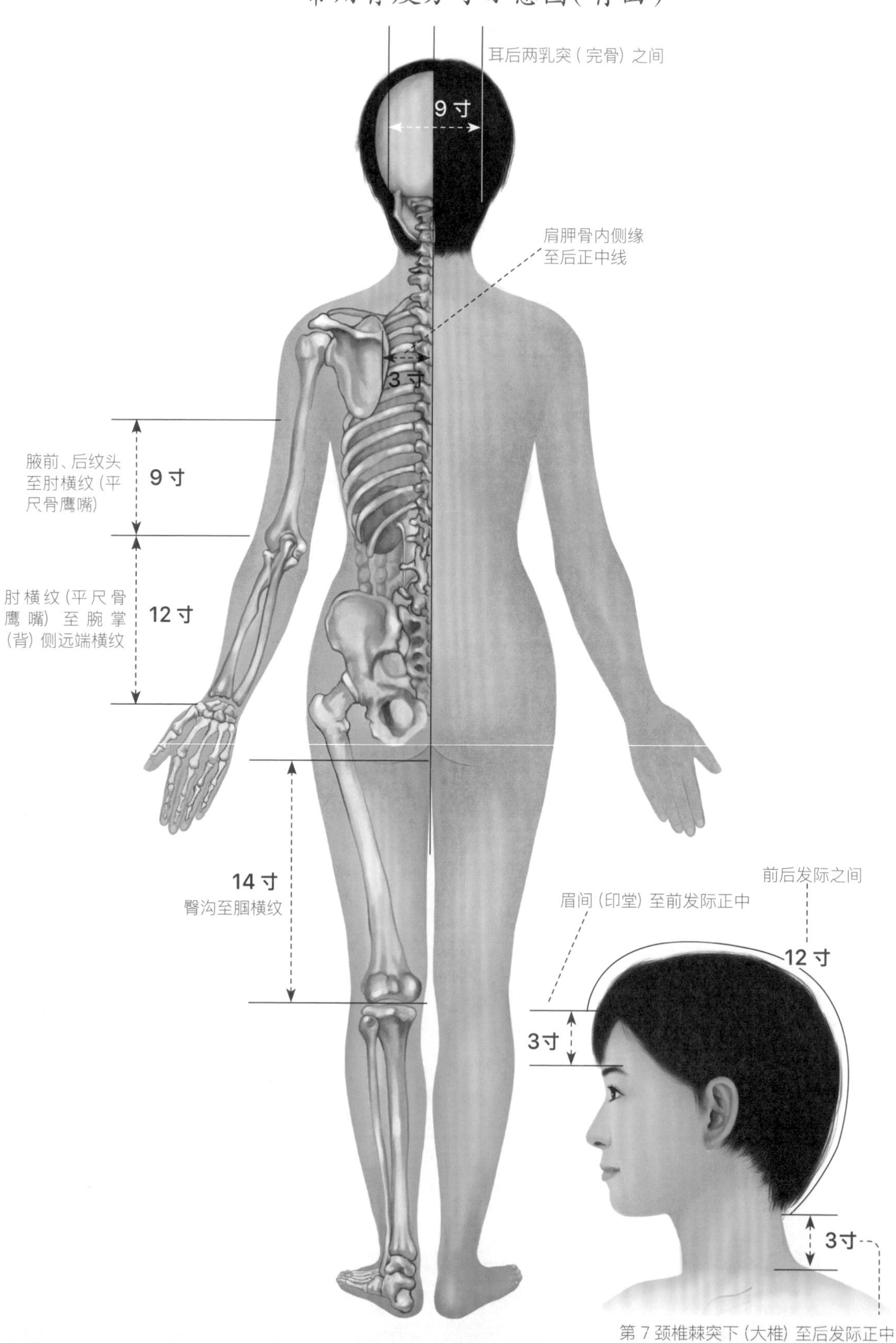

常用骨度分寸示意图(正面)

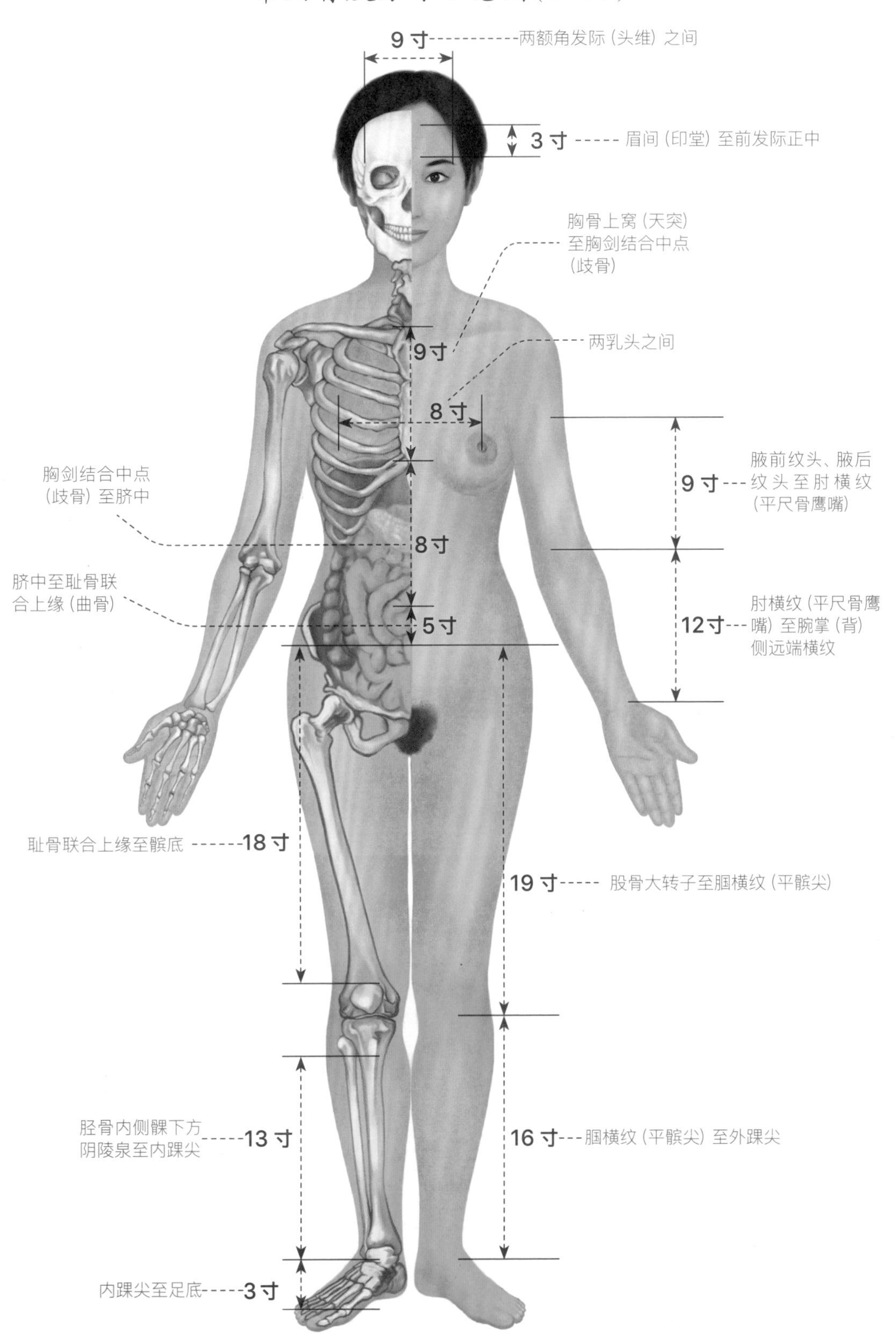

第一章

20 种女性常见病的特效按摩

痛经、月经不调、阴道炎，女人的难言之隐；不孕症、习惯性流产，女人说不出的痛苦；还有更年期的各种心烦、失眠，这些都困扰着女性的健康。因此，本章我们选取了适合按摩防治的 20 种女性常见病、多发病，希望通过简便易行的按摩方法，帮助女性减轻病痛。

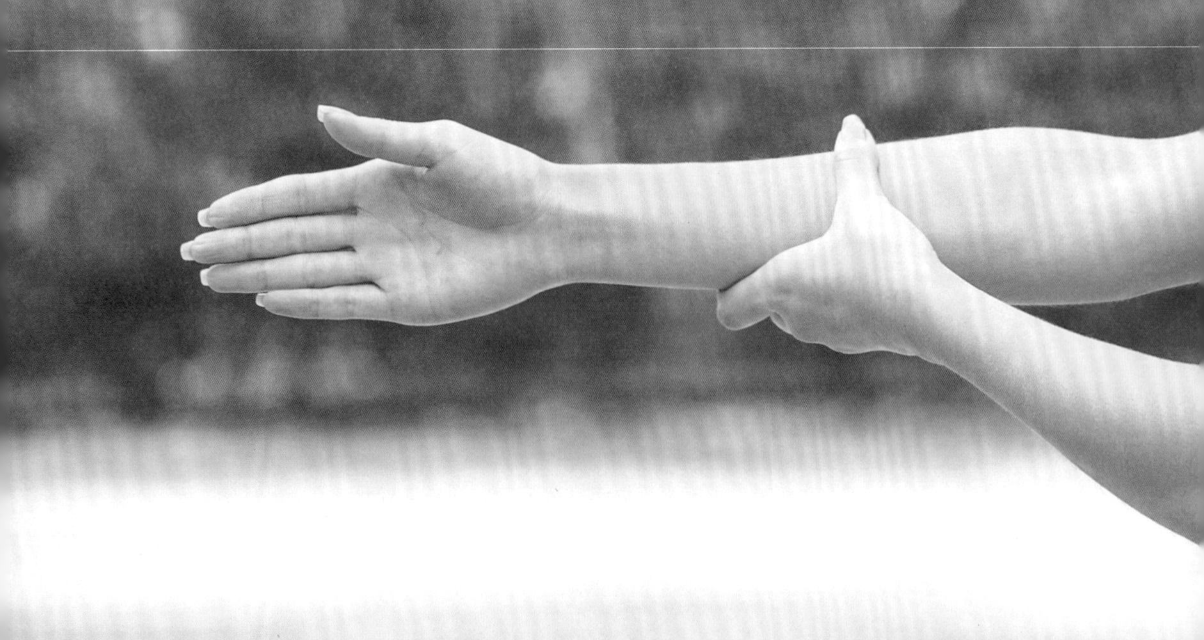

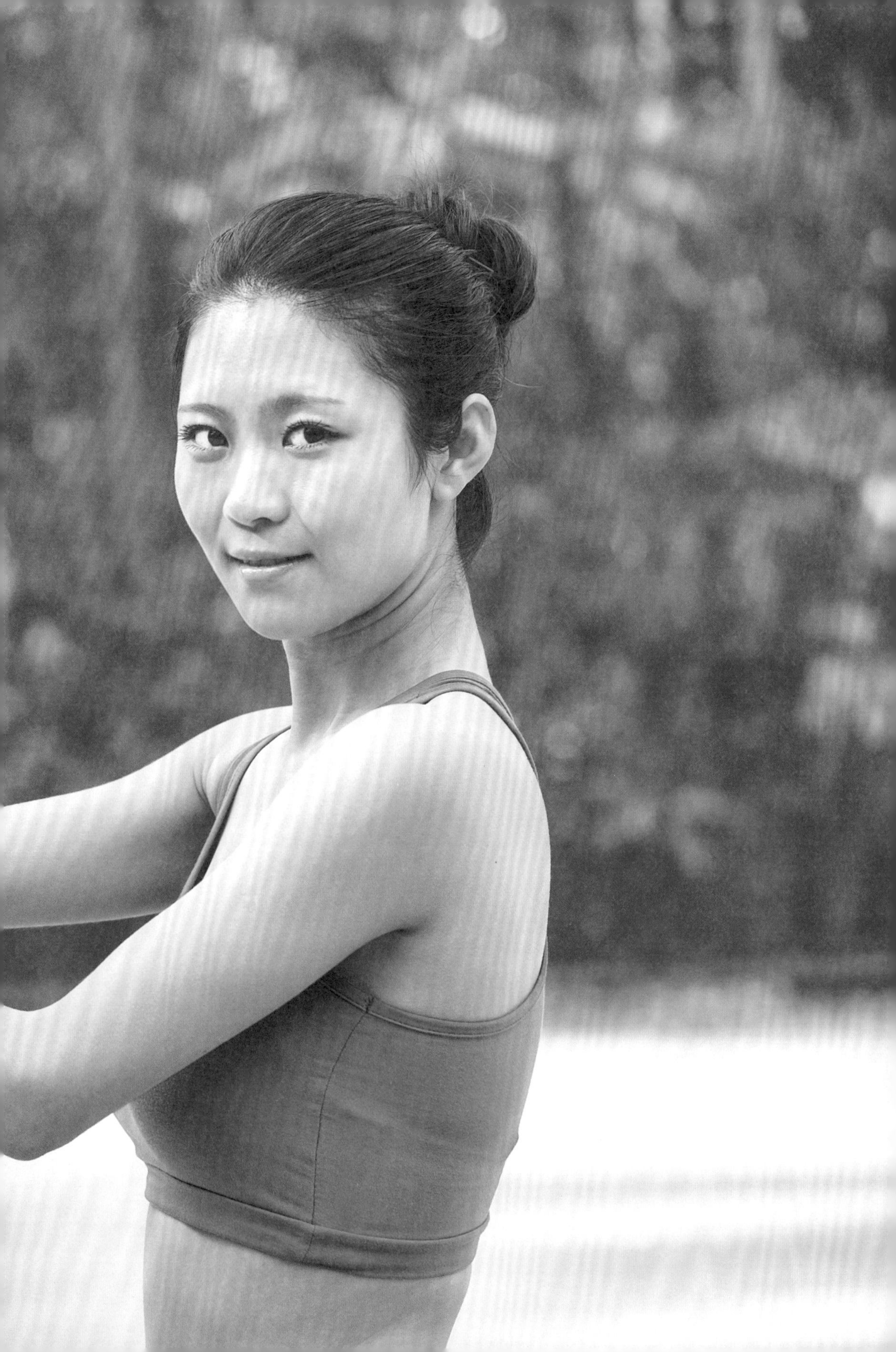

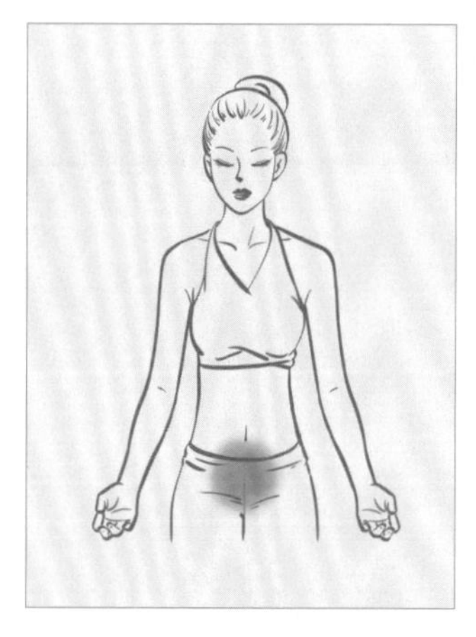

月经不调

【典型症状】周期异常、出血量少、痛经、抑郁。

【按摩疗程】经前1周开始按摩，经期禁按。长期坚持，效果更佳。

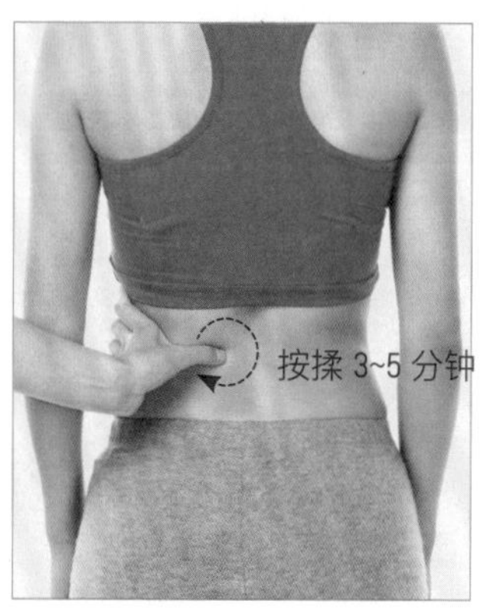

1. 按揉肾俞

用拇指指腹按揉肾俞3~5分钟。

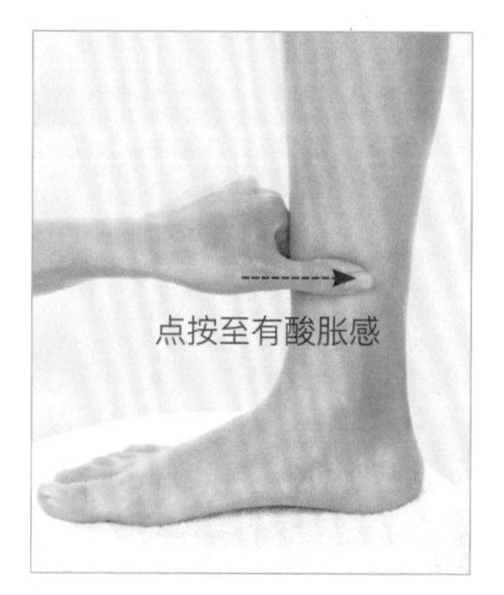

2. 点按三阴交

用拇指指腹点按三阴交1分钟，直到有酸胀感为宜。

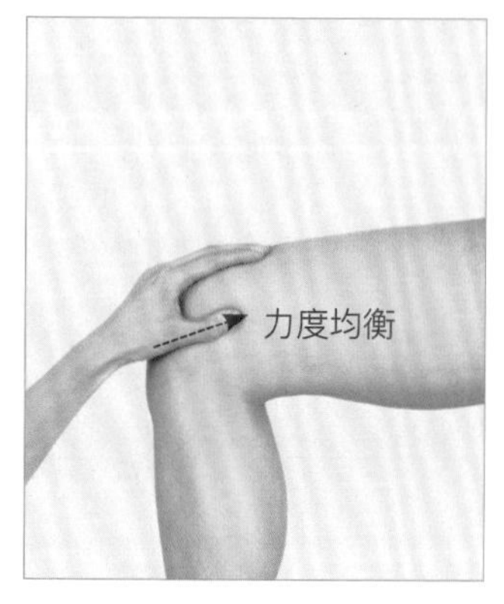

3. 点按血海

用拇指指端点按血海1分钟，力度要均衡。

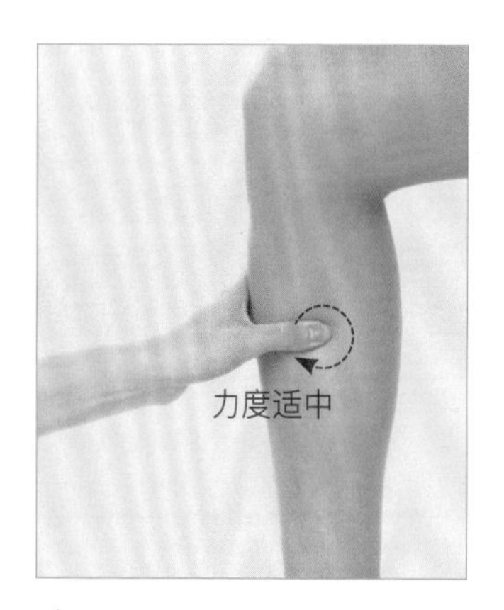

4. 按揉地机

用拇指指腹按揉地机1分钟，力度适中。

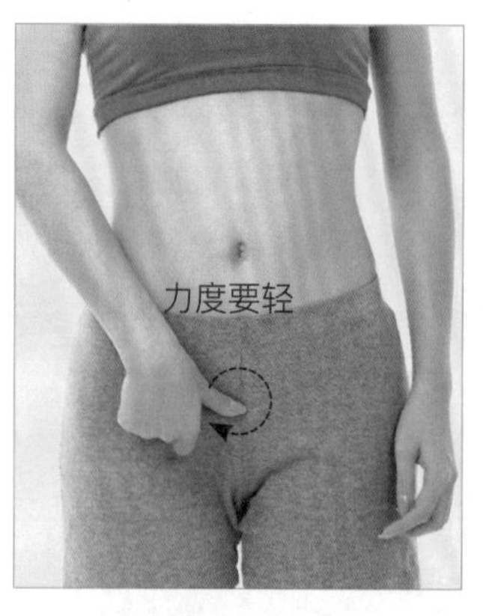

5. 按揉中极

用拇指按揉中极1分钟，力度要轻，以免伤及脏腑。

食疗：月经不调的女性，在坚持按摩的同时还可以搭配食疗方法。首先推荐当归荷包蛋。取鸡蛋2个，当归9克，红糖30克。当归煎水去渣，打入鸡蛋，加入红糖，煮成荷包蛋。早起后空腹食用。

注：圈箭头 按揉、点揉标识，直箭头 ---------▶ 点压、按压标识。

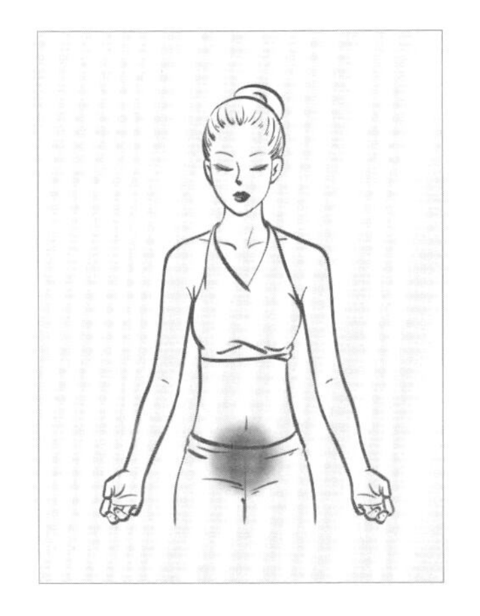

痛经

【典型症状】腹部疼痛、痛及腰骶、手足厥冷。

【按摩疗程】经前 1 周开始按摩，经期禁按。长期坚持，效果更佳。

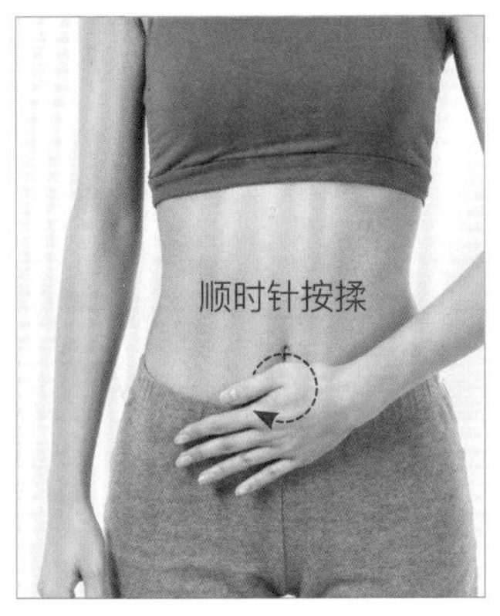

1. 按揉气海

中间四指并拢，用手掌顺时针方向在气海按摩 30 圈。

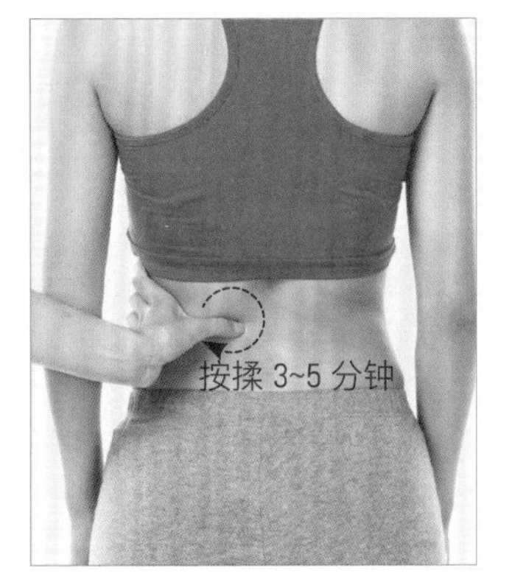

2. 按揉肾俞

用拇指指腹按揉肾俞 3~5 分钟。

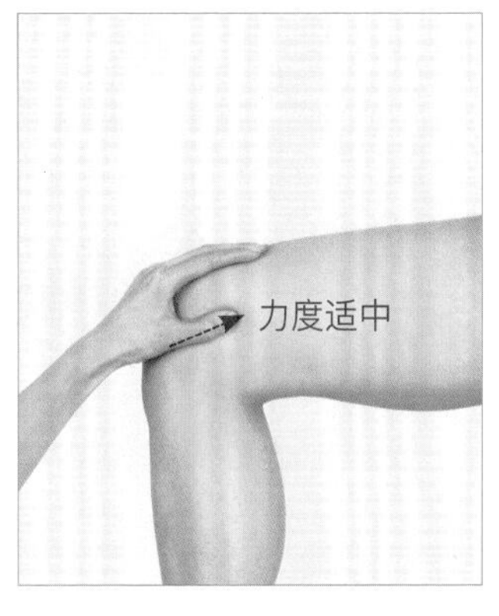

3. 按压血海

用拇指指腹按压血海 2 分钟，力度适中。

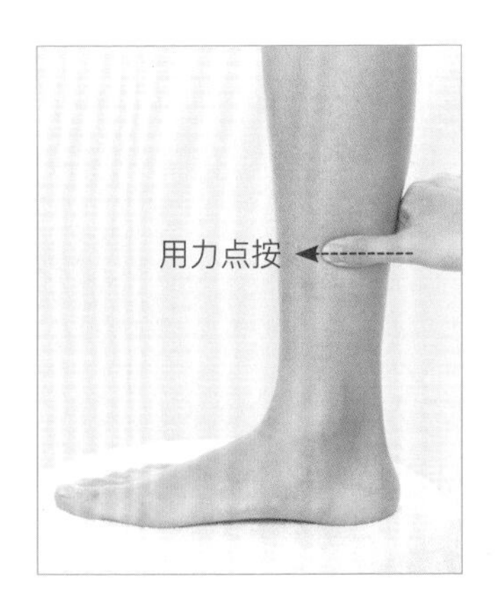

4. 点按蠡沟

以拇指指端用力点按蠡沟 20 次。

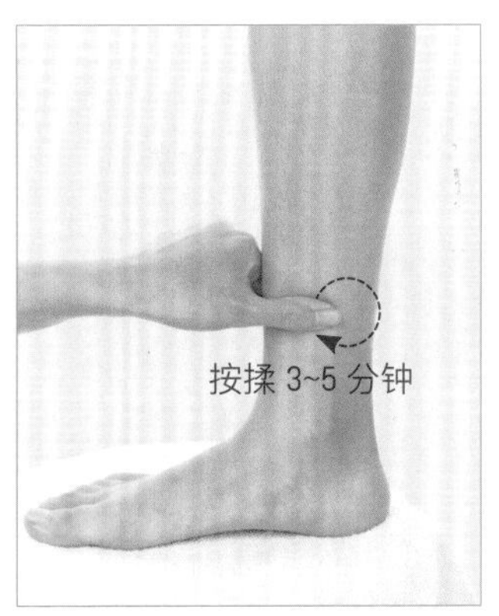

5. 按揉三阴交

用拇指指腹按揉三阴交 3~5 分钟。

食疗：除了按摩穴位之外，平时多吃一些活血补血的食物对缓解痛经有很大的帮助。丝瓜红糖饮就是不错的选择。取丝瓜 50 克，红糖适量。丝瓜洗净，去皮，切块，放入锅中加水煎煮，调入红糖即可。经后 3 天开始服用，经前停服。丝瓜可调经，红糖可补血，此饮能预防痛经。

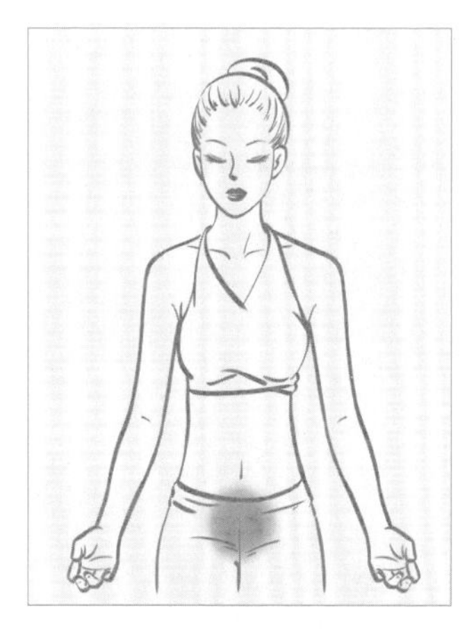

闭经

【典型症状】无月经或停经超过 3 个月、初潮较迟、面色无华。

【按摩疗程】1 个月为 1 个疗程。

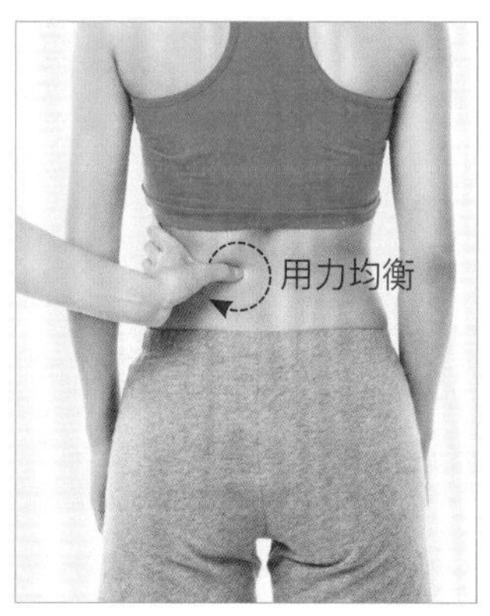

1. 按揉肾俞

用拇指指腹按揉肾俞 3~5 分钟。

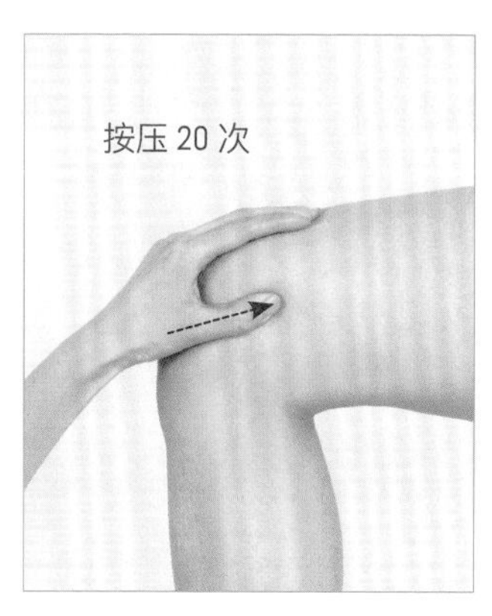

2. 按压血海

用拇指指腹用力均衡地按压血海 20 次。

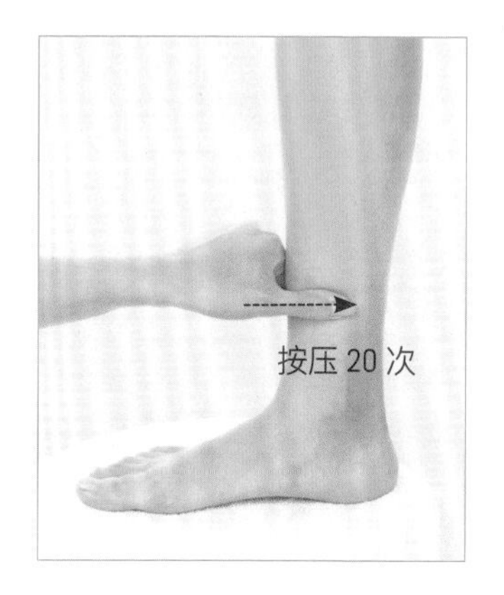

3. 按压三阴交

用拇指指腹按压三阴交 20 次。

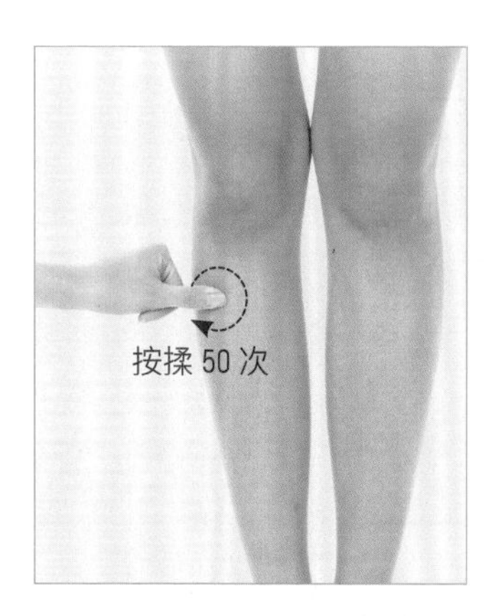

4. 按揉足三里

用拇指指腹按揉足三里 50 次。

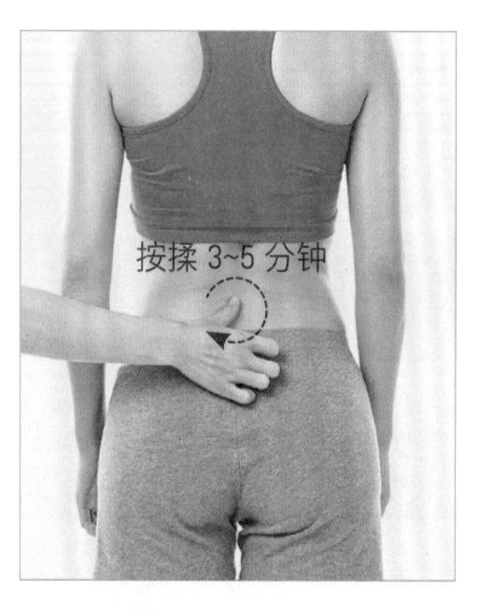

5. 按揉命门

用拇指指腹按揉命门 3~5 分钟。

食疗：闭经的女性首选红花来做食疗，推荐红花糯米粥。取藏红花、当归各 10 克，丹参 15 克，糯米 100 克。将藏红花、当归、丹参放入锅中，煎煮取汁；糯米洗净，浸泡 3 小时，加入煎煮汁液和适量清水，熬煮成粥。藏红花活血化瘀；当归活血补血；丹参活血调经，祛瘀止痛。

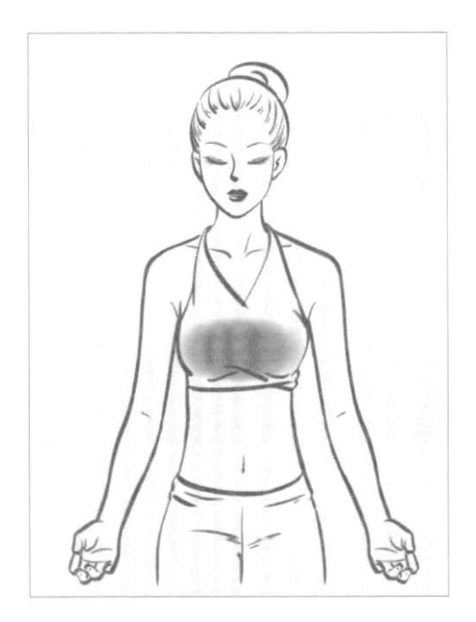

乳腺增生

【典型症状】乳房肿胀、乳腺有肿块、伴有疼痛。

【按摩疗程】由外向内打圈按摩乳房每次 10~15 分钟。每天按摩，直到症状消失为止。

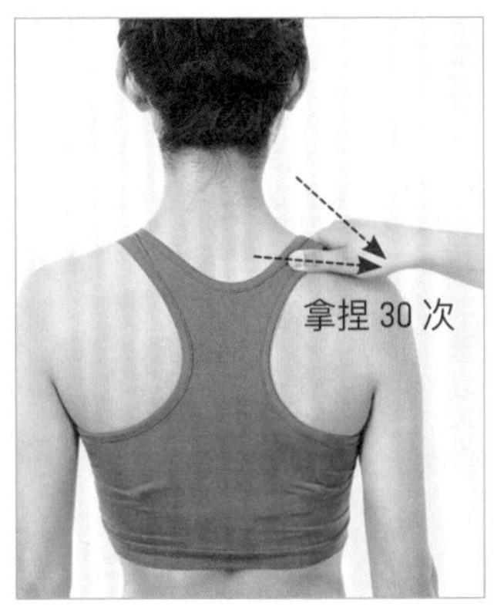

1. 拿捏肩井

用拇指和其余四指拿捏肩井处肌肉 30 次。

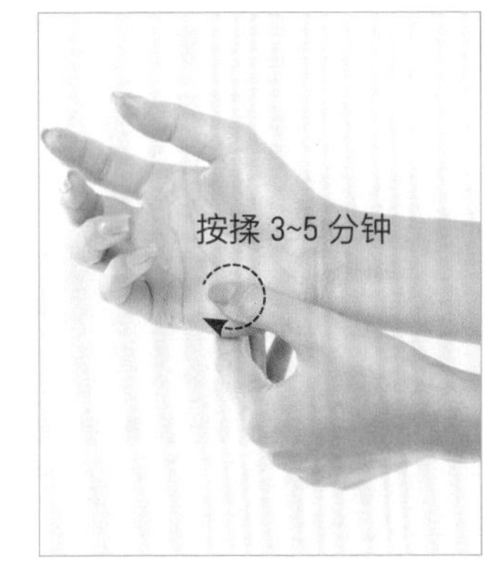

2. 按揉少府

用拇指指腹按揉少府 30~50 次。

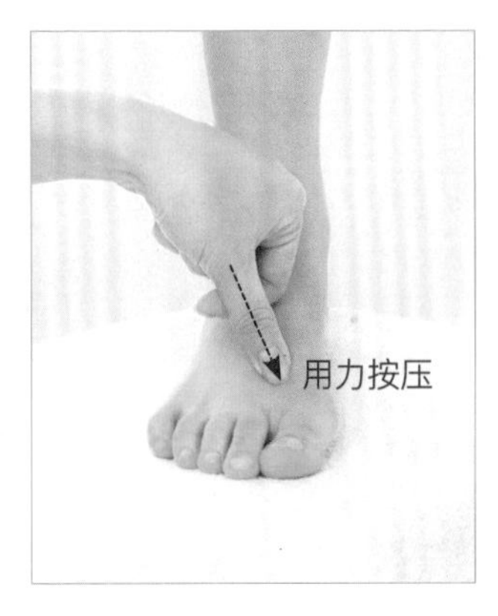

3. 按压太冲

用拇指指端按压太冲 30 次，用力稍重。

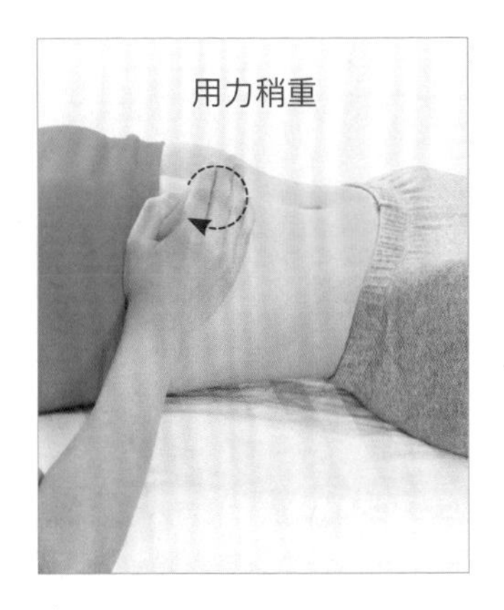

4. 推揉大包

用掌根推揉大包 50~100 次，用力稍重。

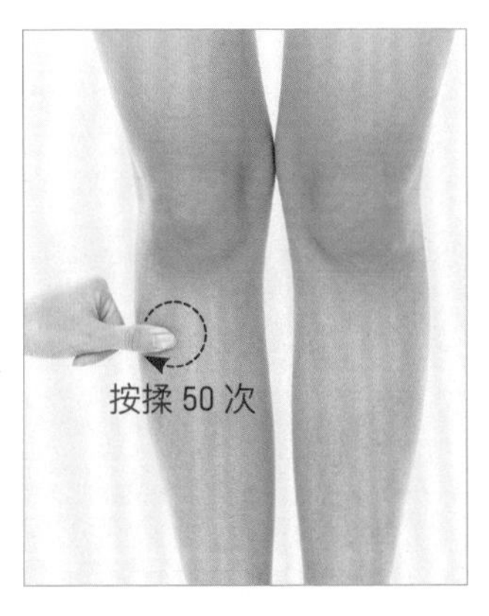

5. 按揉足三里

用拇指指腹按揉足三里 50 次。

食疗：每周吃 1 次海带对缓解乳腺增生很有好处。取海带 100 克，鸡蛋 1 个。海带洗净，切丝，放入锅中，加入适量水，烧开后放入打散的鸡蛋煮熟，加盐和香油调味即可。海带含有大量的碘，可促使卵巢滤泡黄体化，使内分泌失调得到调整，降低女性患乳腺增生的风险。

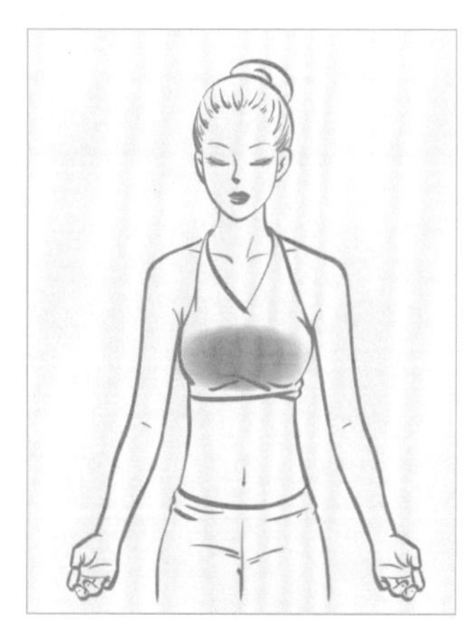

经前乳胀

【典型症状】月经来前 1 周左右，乳房胀痛，严重者不能触碰。

【按摩疗程】经前 1 周开始按摩，经期禁按。

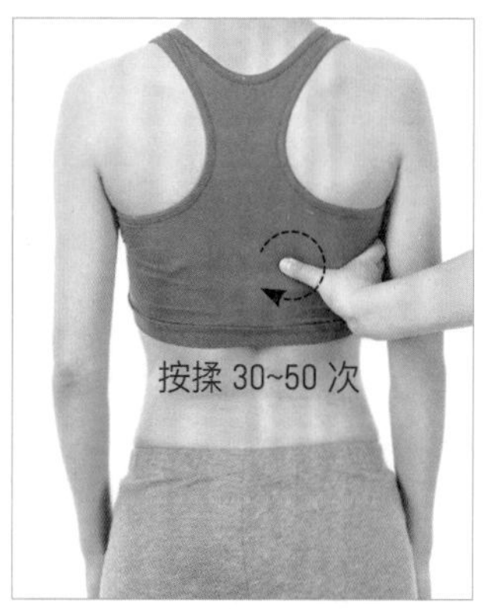

1. 按揉肝俞

用拇指指腹按揉肝俞 30~50 次。

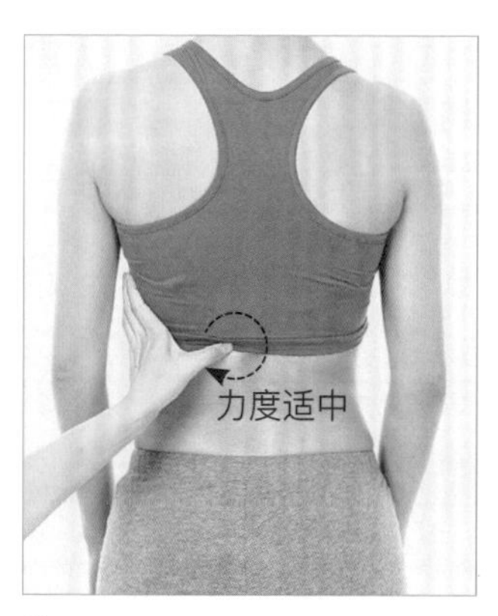

2. 按揉胃俞

用拇指指腹按揉胃俞 30~50 次。

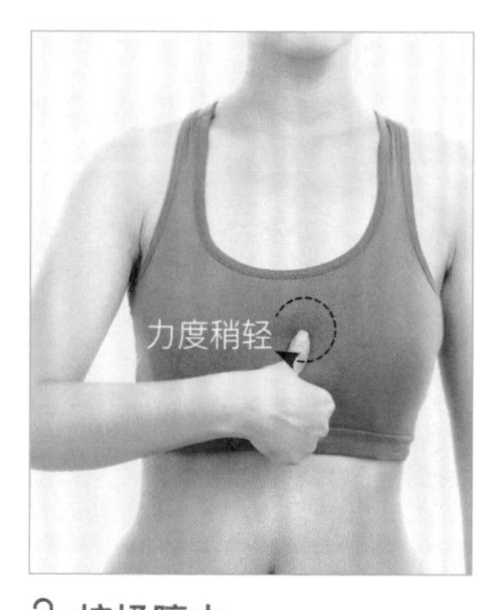

3. 按揉膻中

用拇指按揉膻中 30~50 次。

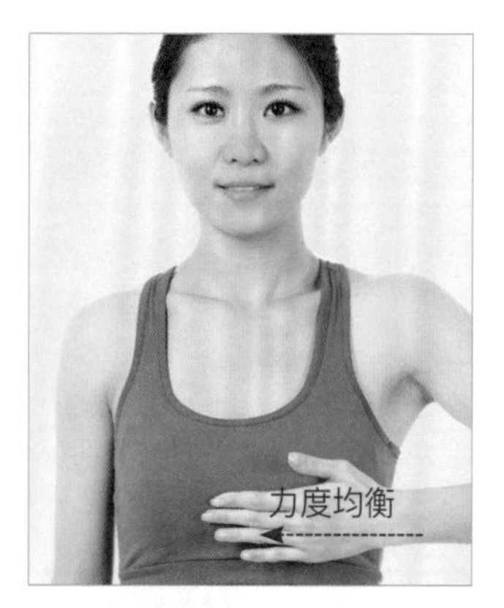

4. 推擦乳根

用手掌推擦乳根 30~50 次。

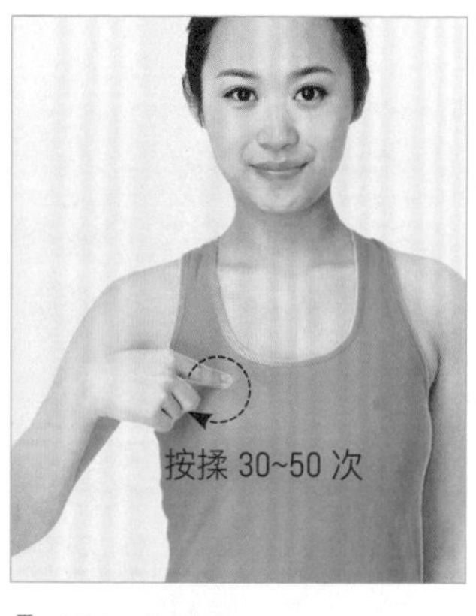

5. 按揉膺窗

用食指指腹按揉膺窗 30~50 次。

食疗：经前乳胀的女性平时注意保持情绪稳定，不穿过紧的乳罩，不要吃辛辣刺激性强的食物。平时可以多喝双花茶。取玫瑰花和月季花各 10 克，用开水冲泡，闷 10 分钟即可饮用。

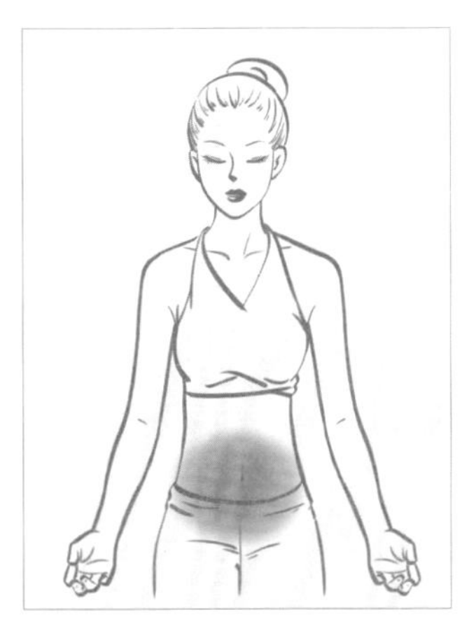

不孕症

【典型症状】婚后夫妇有正常的性生活，未避孕同居 2 年而未受孕的一种病症。

【按摩疗程】坚持按摩，效果更显著。

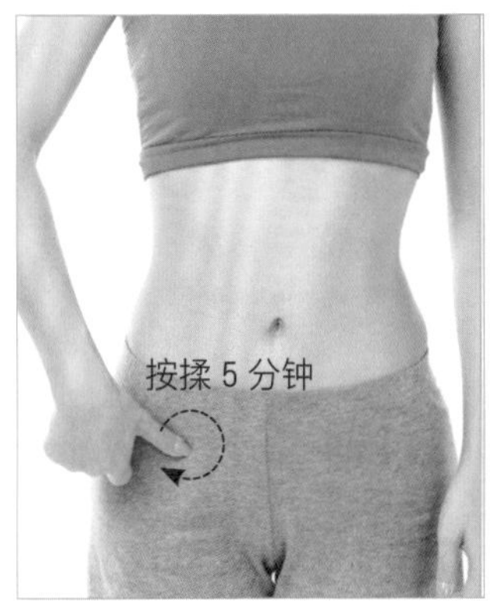

1. 按揉子宫

用拇指指腹按揉子宫 5 分钟。

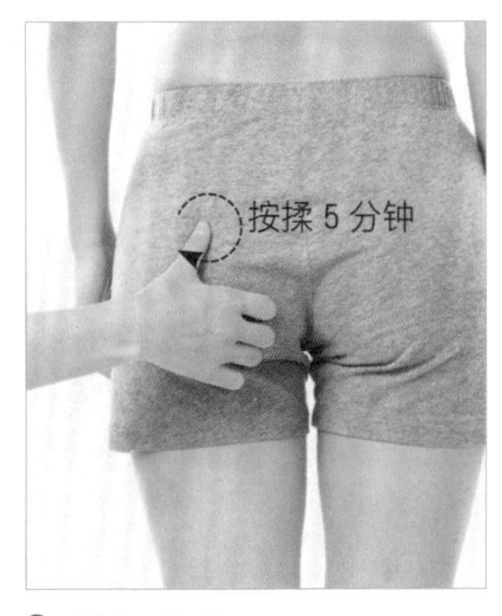

2. 按揉秩边

用拇指指腹按揉秩边 5 分钟。

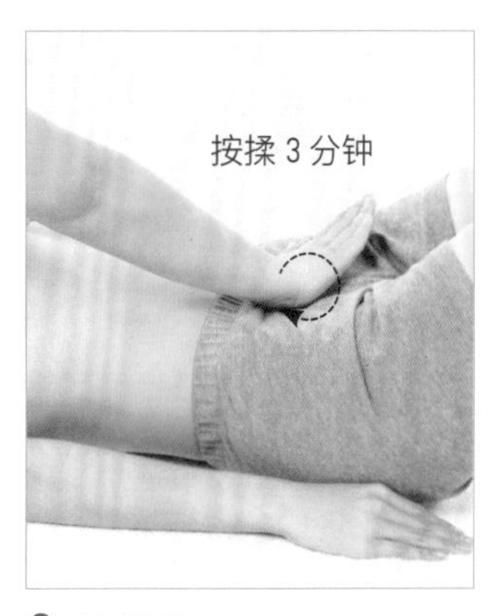

3. 按揉关元

用掌根按揉关元 3 分钟。

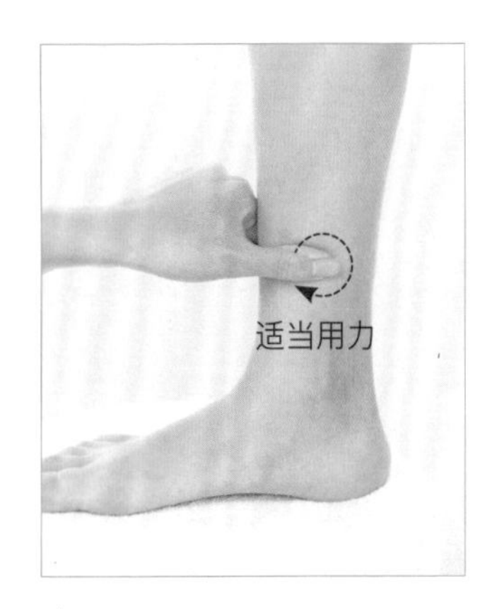

4. 按揉三阴交

用拇指指腹按揉三阴交 1 分钟，适当用力。

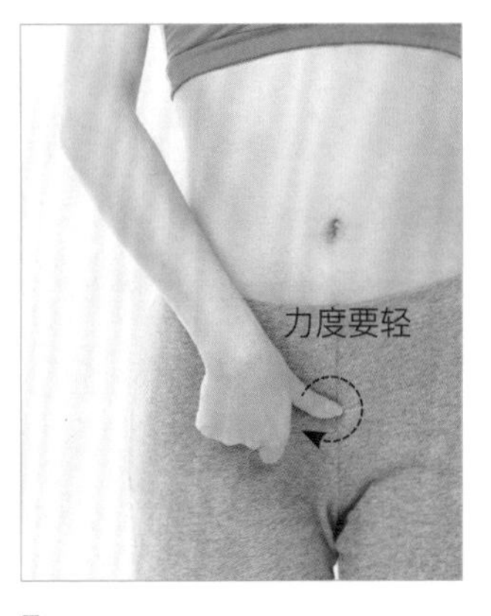

5. 按揉中极

用拇指指腹按揉中极 1 分钟，力度要轻，以免伤及脏腑。

食疗：血瘀的女性患上不孕症最好经常食用当归桃仁粥。取当归、白术各 12 克，桃仁 9 克，大米 50 克。当归、桃仁、白术置砂锅中，加水烧开后再煎 30 分钟，去渣入大米，共煮为粥。此粥具有活血化瘀，温经通络的功效。

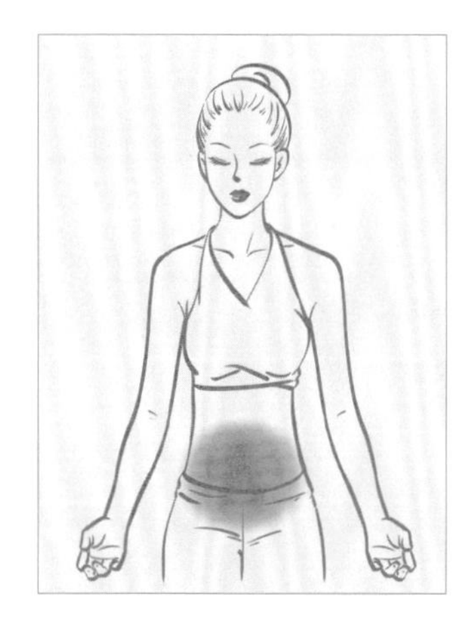

习惯性流产

【典型症状】连续自然流产 3 次及 3 次以上。

【按摩疗程】流产后 15 天开始按摩，3 个月为 1 个疗程。

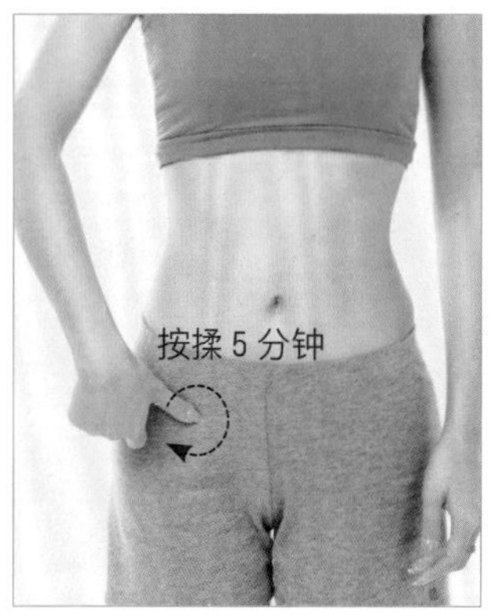

1. 按揉子宫

用拇指指腹按揉子宫 5 分钟。

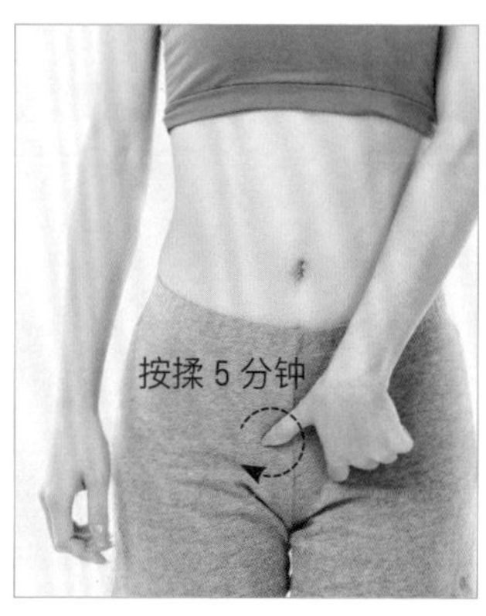

2. 按揉大赫

用拇指指腹按揉大赫 5 分钟。

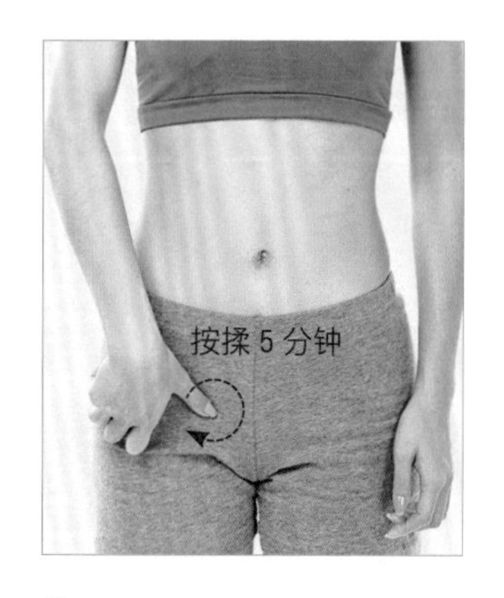

3. 按揉归来

用拇指指腹按揉归来 5 分钟。

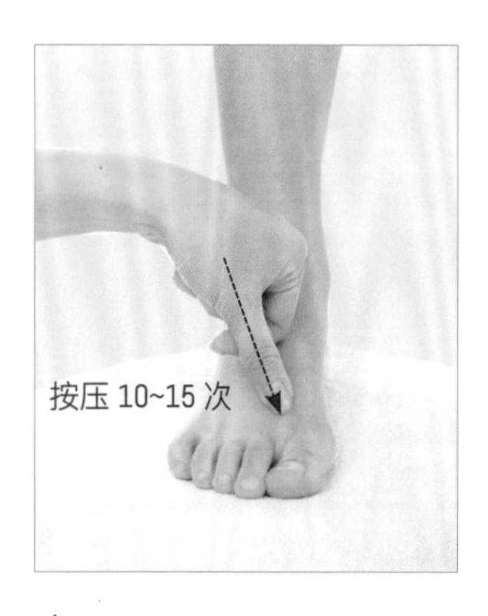

4. 按压太冲

拇指指腹按压太冲 10~15 次。

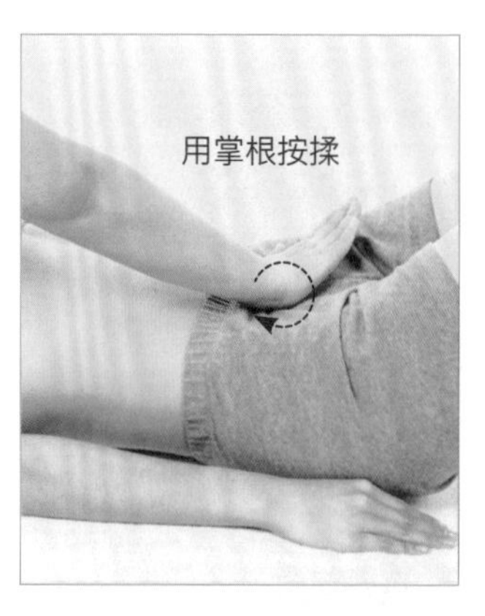

5. 按揉关元

用掌根按揉关元 3 分钟。

食疗：习惯性流产的女性可以经常吃点核桃。中医认为核桃的主要功效为补肾气、益精血，经常吃点核桃不仅能预防流产，还能让肤色红润起来。每天取核桃 20 克，大米 50 克，一起熬粥食用即可。

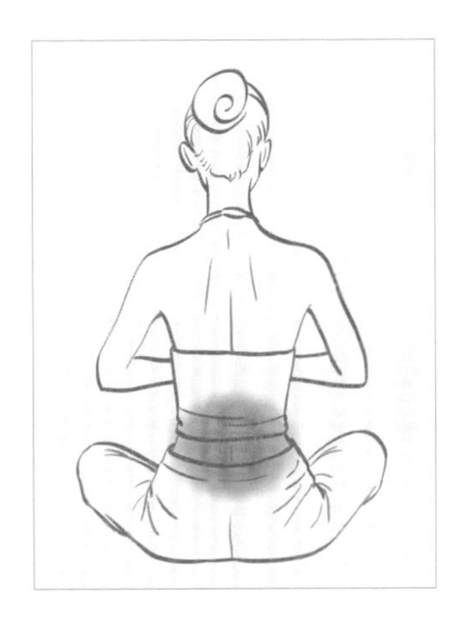

产后腰痛

【典型症状】分娩之后小腹或下腰部隐隐作痛，时痛时好，伴有恶露不尽等。

【按摩疗程】分娩 10 天后开始按摩，7 天为 1 个疗程。

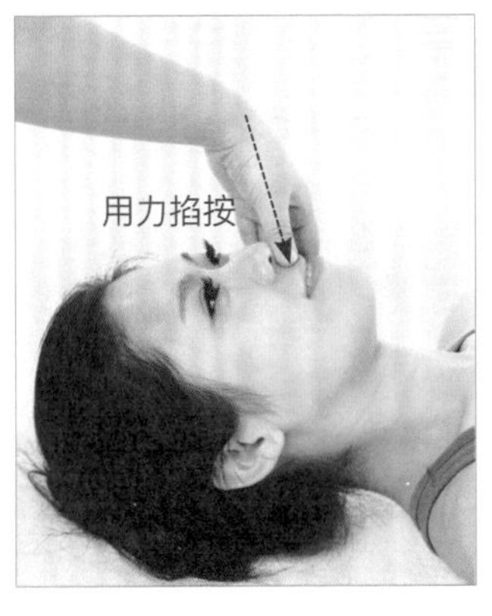

1. 掐按人中

用拇指指腹掐按人中 1 分钟。

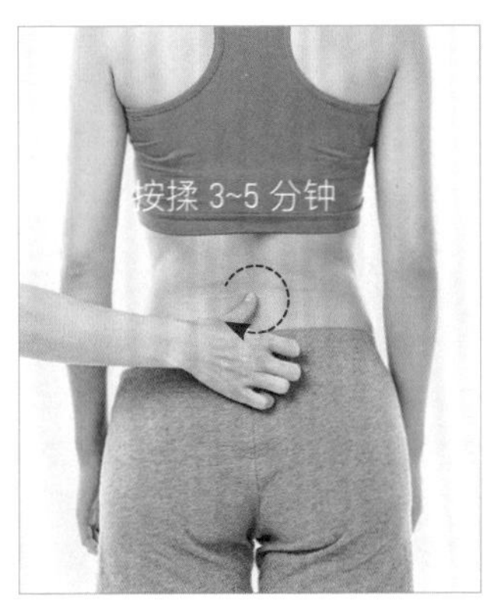

2. 按揉命门

用拇指指腹按揉命门 3~5 分钟。

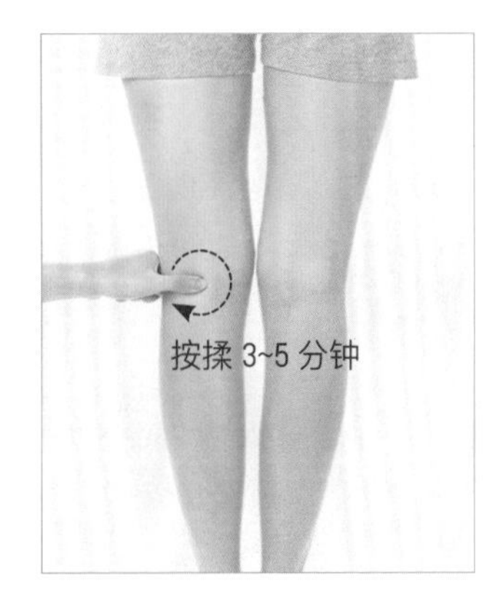

3. 按揉委中

用拇指指腹按揉委中 3~5 分钟。

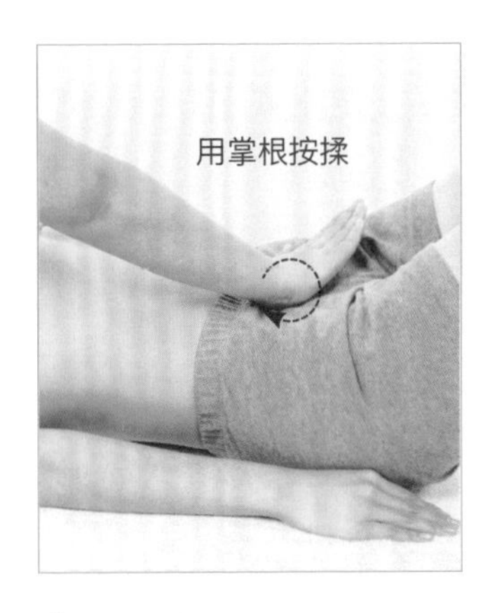

4. 按揉关元

用掌根按揉关元 3 分钟。

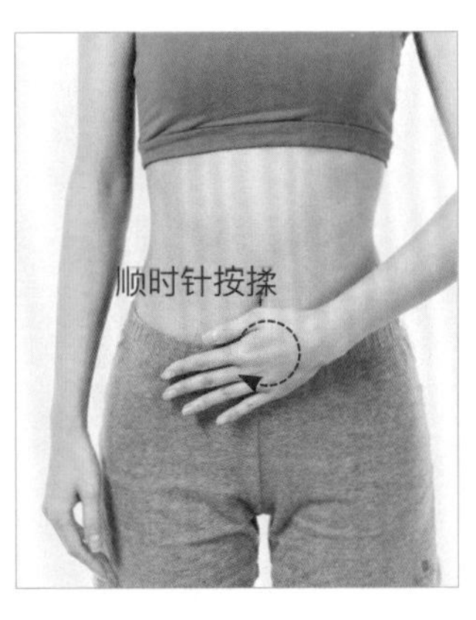

5. 按揉气海

中间四指并拢，用手掌顺时针方向在气海按摩 30 圈。

食疗：产后腰痛的女性要经常吃黑米。黑米具有较好的滋补功效，也非常适合产后虚弱、贫血、肾虚者。取黑米 100 克，银耳 10 克，红枣 10 枚。黑米淘洗干净，提前一晚上浸泡；银耳用清水泡发，撕小朵；红枣洗净，去核，撕小块。三者一同放入高压锅中，加水适量后煮至粥熟即可食用。

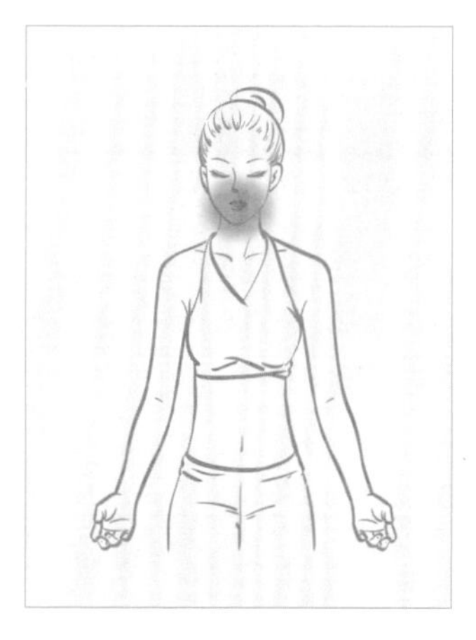

妊娠反应

【典型症状】头晕乏力、食欲缺乏、喜酸食物或厌恶油腻、恶心、晨起呕吐等一系列反应。

【按摩疗程】呕吐时就可以开始按摩，有止吐的作用。

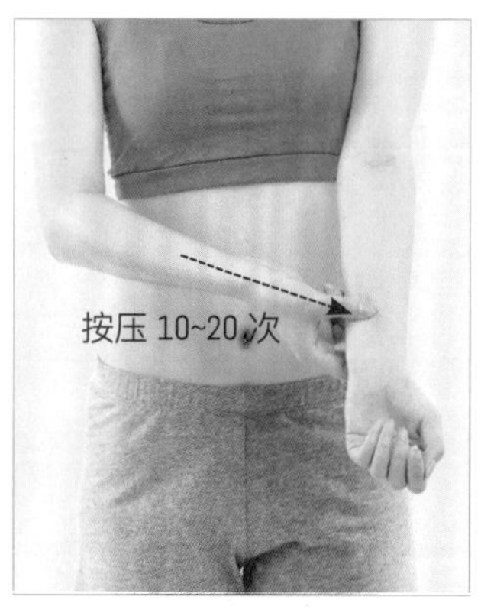

1. 按压内关

用拇指指腹按压内关10~20 次。

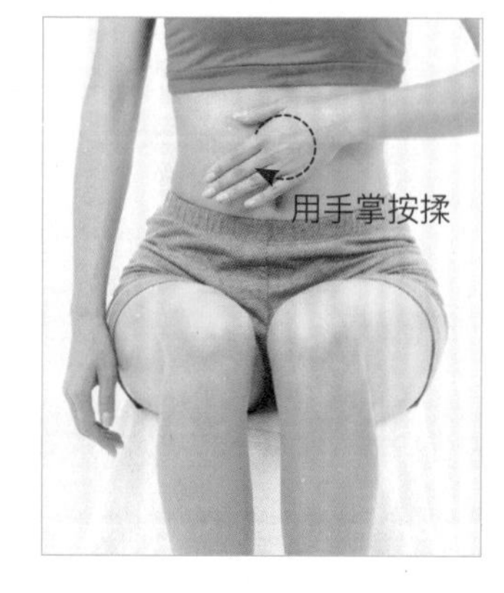

2. 按揉中脘

用手掌按揉中脘 1~3 分钟。

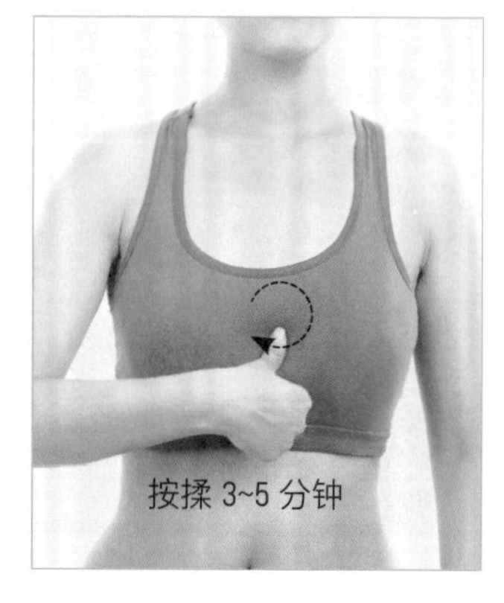

3. 按揉膻中

用拇指按揉膻中 3~5 分钟。

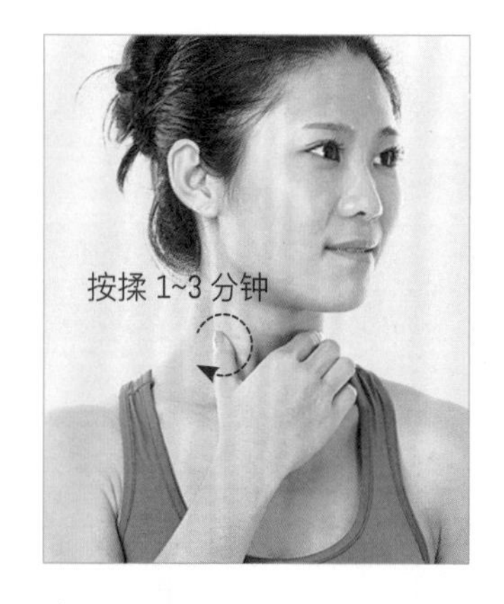

4. 按揉扶突

用拇指指腹按揉扶突 1~3 分钟。

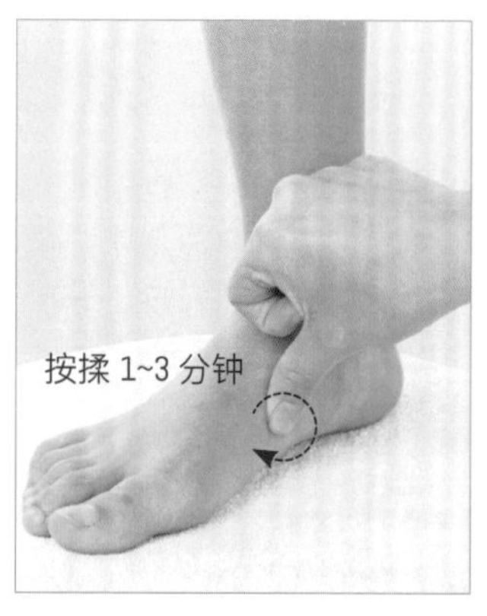

5. 按揉公孙

用拇指指腹按揉公孙 1~3 分钟。

食疗：妊娠反应不是病，一般不必用药物治疗。食物清淡，尽量不吃太咸、油腻或有特殊气味的食物；饼干、面包以及苏打饼干等食物可降低孕吐的不适。吃完干点心后，应该过一段时间后再喝水。

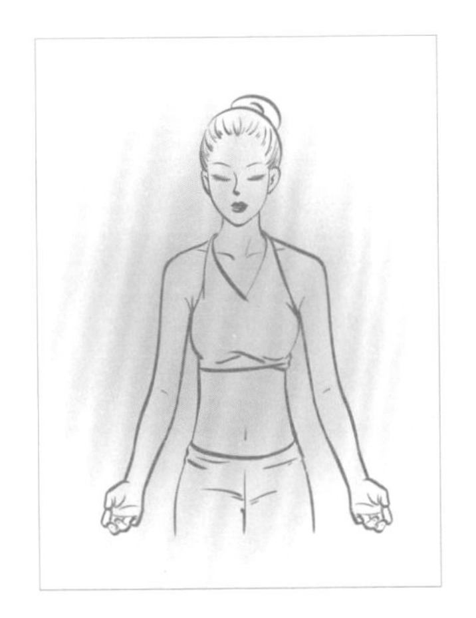

更年期综合征

【典型症状】潮红、自汗、多食、焦虑。

【按摩疗程】15天为1个疗程。

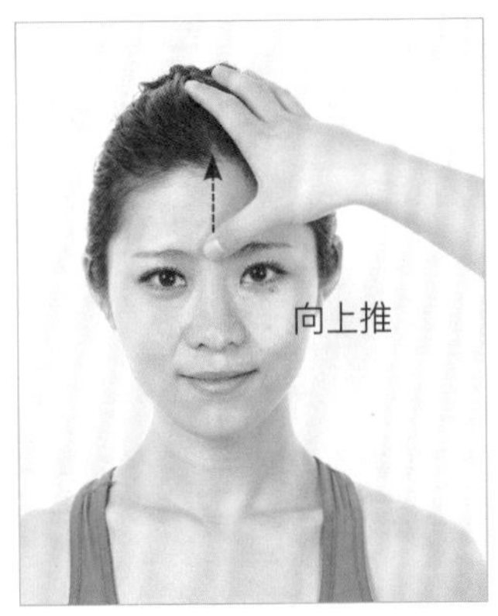

1. 推印堂

用拇指指腹沿印堂向上推，反复做1分钟。

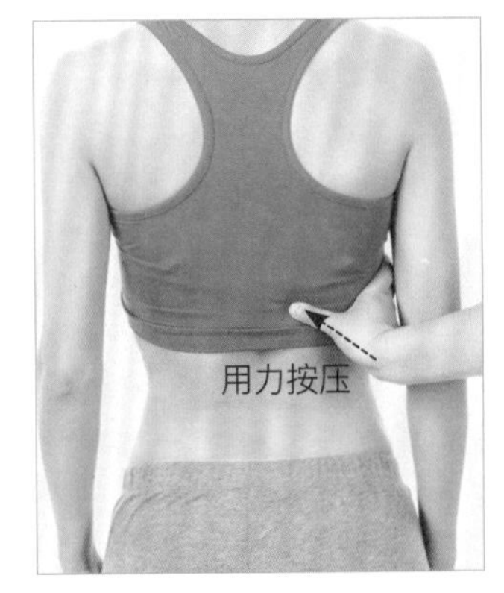

2. 按压脾俞

拇指用力按住脾俞，稍等片刻再猛然放开，反复做1分钟。

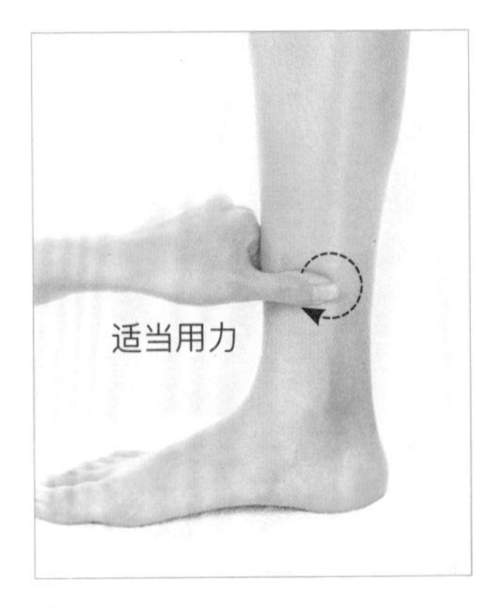

3. 按揉三阴交

用拇指指腹按揉三阴交1分钟，适当用力。

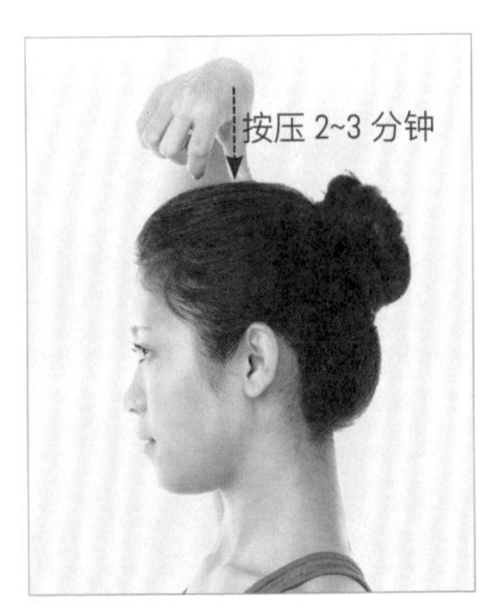

4. 按压百会

用拇指指腹按压百会2~3分钟。

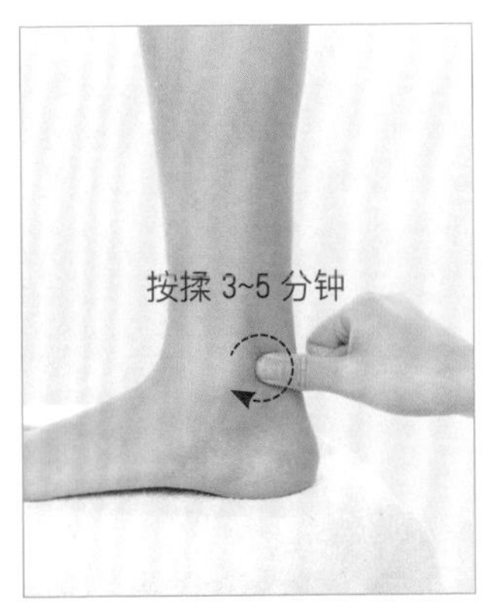

5. 按揉太溪

用拇指指腹按揉太溪3~5分钟。

食疗：更年期的女性可以经常食用枸杞子百合蛋黄羹。取枸杞子30克，鲜百合80克，鸡蛋（取蛋黄）2个，冰糖适量。百合撕瓣，洗净；蛋黄搅匀。将枸杞子、百合加水小火煎煮30分钟后，倒入蛋黄，加冰糖调味即可。适用于更年期综合征之肾阴虚症。

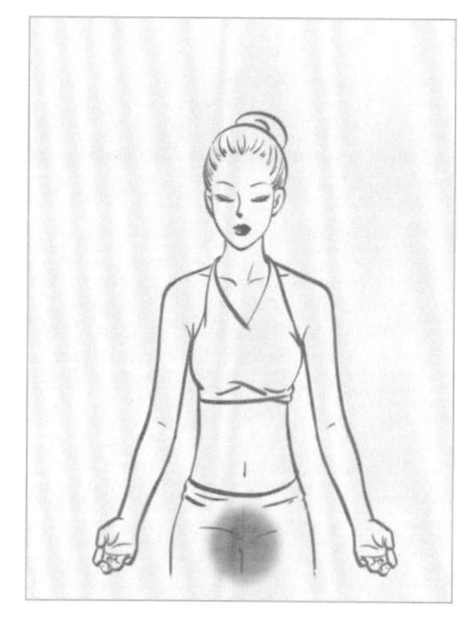

盆腔炎

【典型症状】白带发黄、月经里面血块多、性交后出血、小腹坠痛等。

【按摩疗程】7~10 天为 1 个疗程。

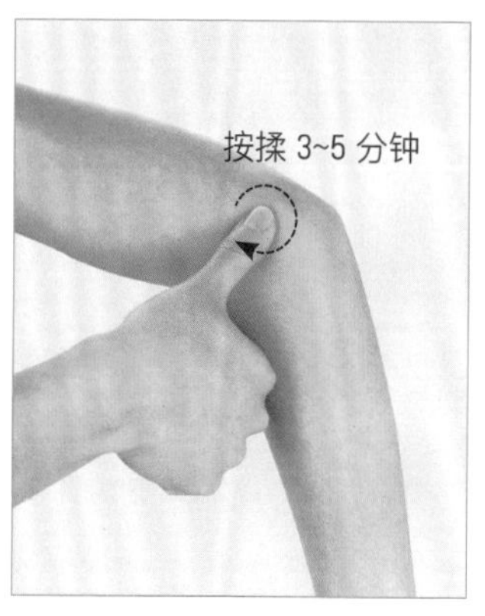

1 按揉曲池

用拇指指腹按揉曲池 3~5 分钟。

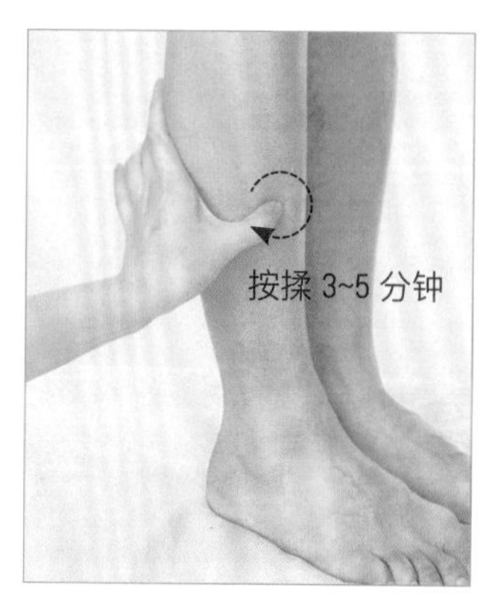

2. 按揉丰隆

用拇指指腹按揉丰隆 3~5 分钟。

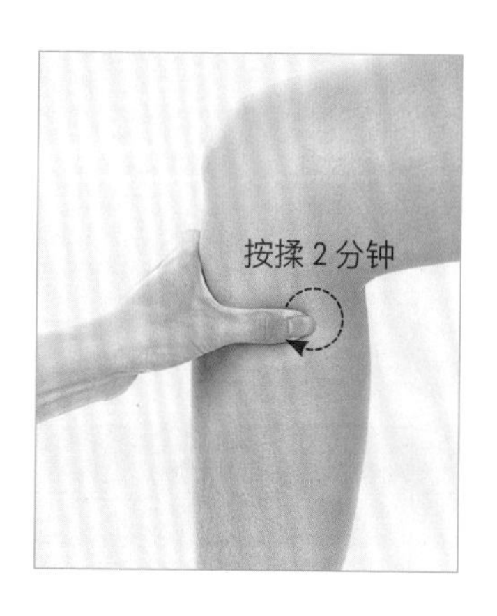

3. 按揉阴陵泉

用拇指按揉阴陵泉 2 分钟。

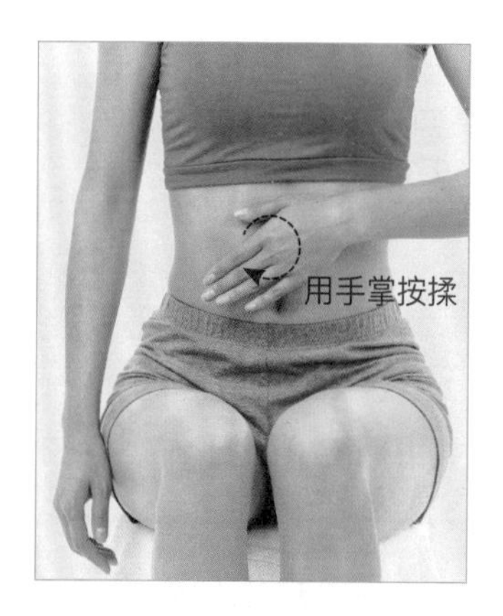

4. 按揉中脘

用手掌按揉中脘 1~3 分钟。

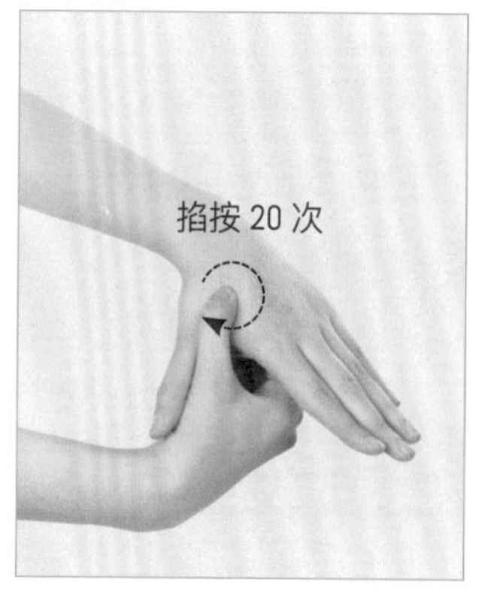

5. 掐按合谷

用拇指指尖掐按合谷 20 次。

食疗：金银花气味芳香，中医认为金银花的主要功效为清热解毒、凉血化瘀，可以治疗热性疾病。盆腔炎患者若是由湿热所导致的，就可以用金银花进行食疗。取金银花 10 克。将金银花放入茶杯中，倒入适量开水，闷 5 分钟左右即可饮用。

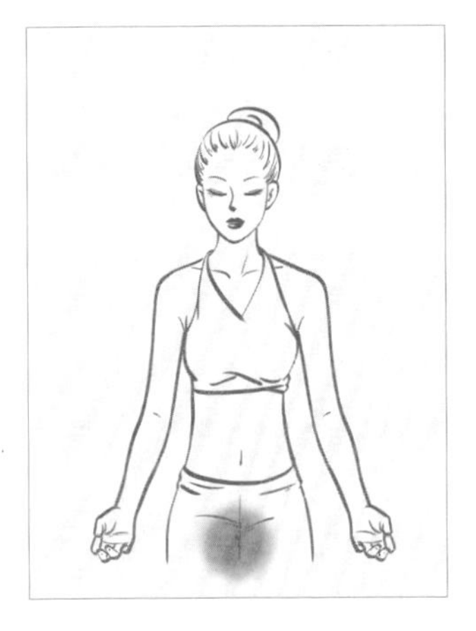

阴道炎

【典型症状】分泌物明显增多，呈稀薄均质状或稀糊状，为灰白色、灰黄色或乳黄色，带有特殊的鱼腥臭味。

【按摩疗程】7~10 天为 1 个疗程。

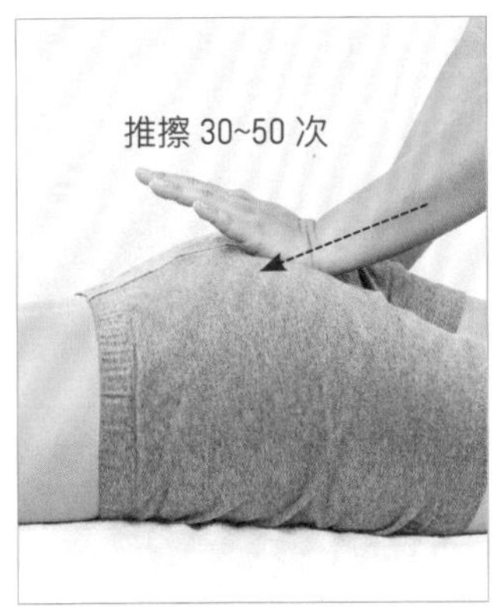

1. 推擦八髎
用掌根推擦八髎 30~50 次。

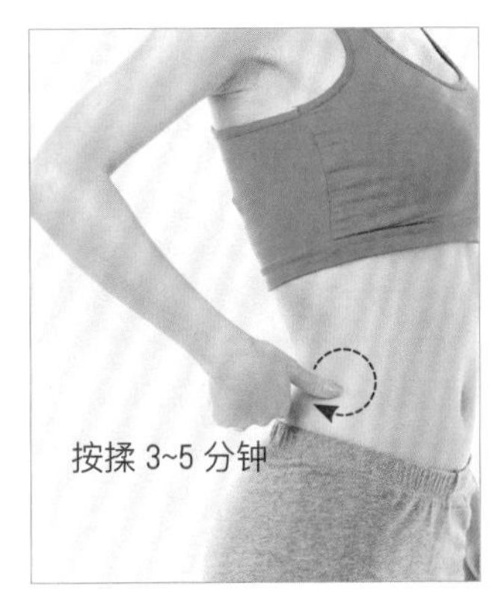

2. 按揉带脉
用拇指按揉带脉 3~5 分钟。

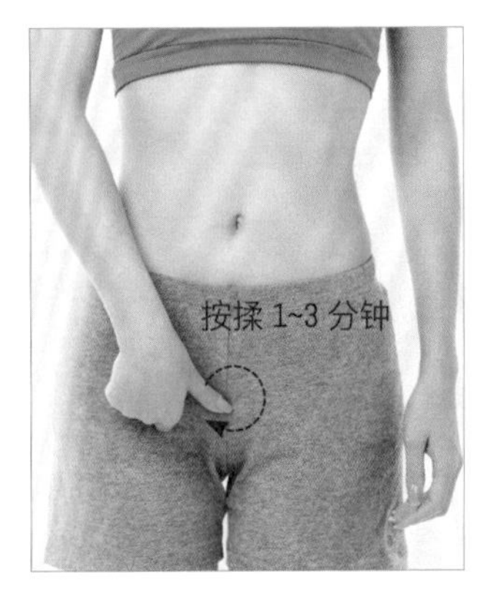

3. 按揉曲骨
用拇指指腹按揉曲骨 1~3 分钟。

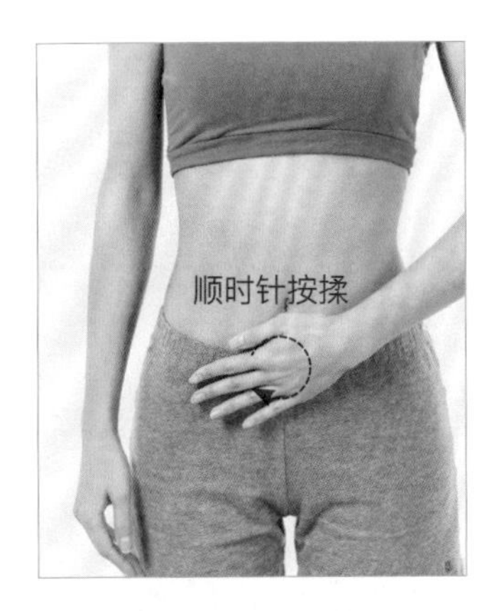

4. 按揉气海
中间四指并拢，用手掌顺时针方向在气海按摩 30 圈。

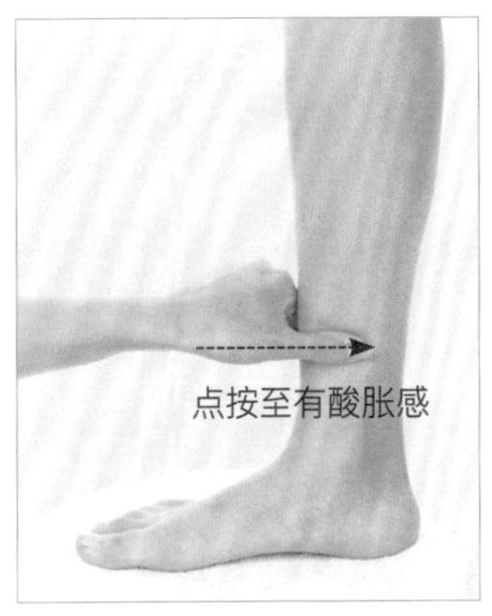

5. 点按三阴交
用拇指指腹点按三阴交 1 分钟，直到有酸胀感为宜。

食疗：取鲜山药 100 克，白扁豆、莲子肉各 30 克，大米 100 克，白糖适量。白扁豆、莲子肉、大米加水煮粥，将成时，加入山药、白糖煮至粥成即可。每天 1 剂，分 2 次服用，可常用。具有健脾补肾、去湿化浊等功效，适用于脾虚型阴道炎。

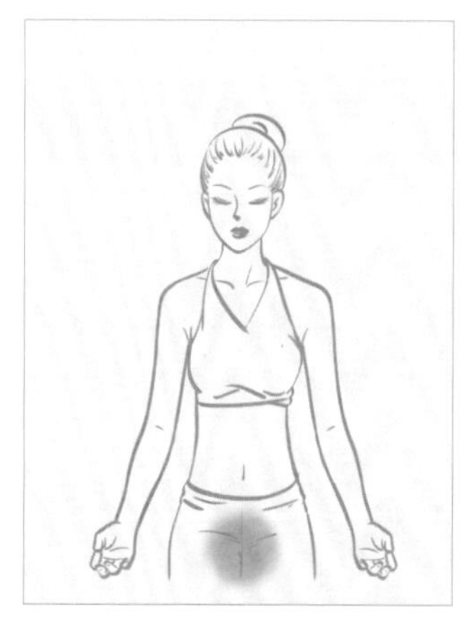

子宫脱垂

【典型症状】子宫从正常位置向下移位，甚至完全脱出于阴道口外。

【按摩疗程】除经期之外，其他时间都可以按摩。

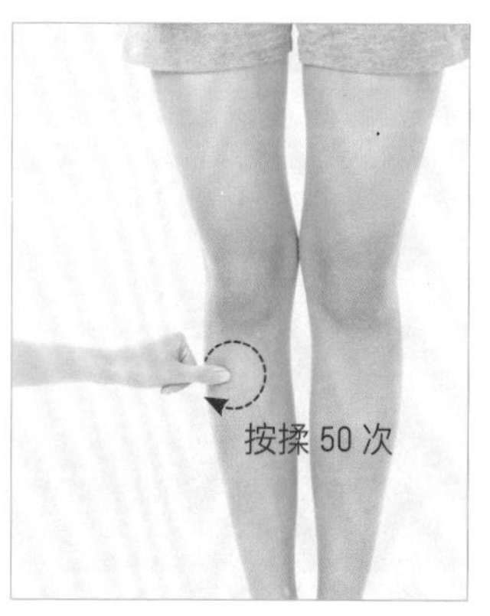

1. 按揉足三里

用拇指指腹按揉足三里 50 次。

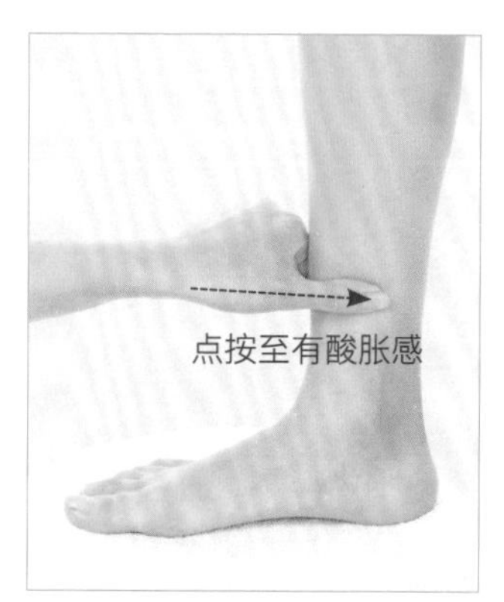

2. 点按三阴交

用拇指指腹点按三阴交 1 分钟，直到有酸胀感为宜。

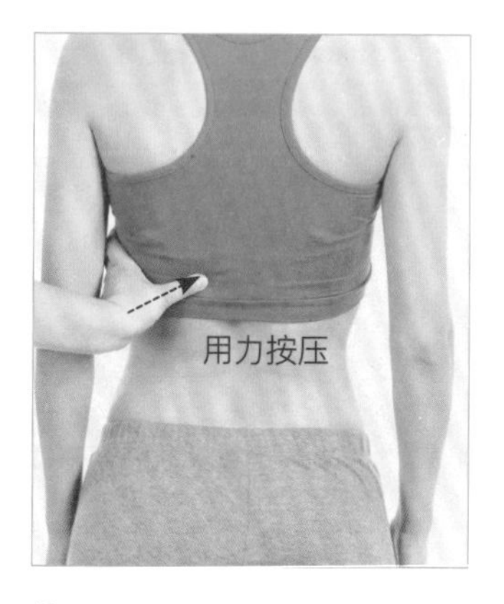

3. 按压脾俞

拇指指腹用力按住脾俞，稍等片刻再猛然放开，反复 1 分钟。

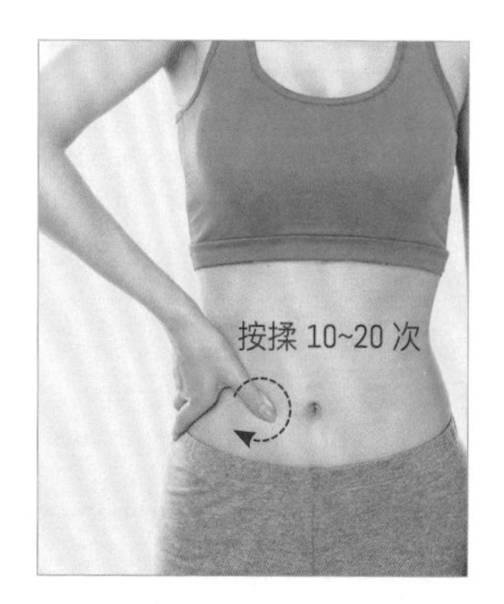

4. 按揉天枢

拇指指腹按揉天枢 10~20 次。

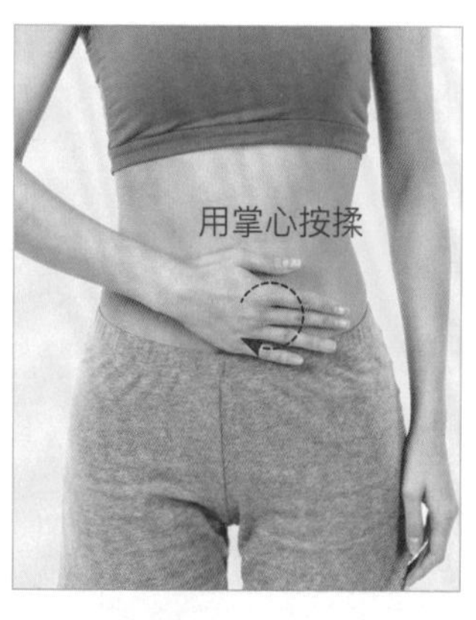

5. 按揉神阙

用掌心缓缓地按揉腹部的神阙 3~5 分钟。

食疗：中医认为子宫脱垂与气虚关系密切。子宫脱垂患者不妨考虑用能补气的黄芪进行食疗。取黄芪 30 克，乌鸡 1 只，盐适量。将乌鸡去内脏，洗净后入沸水中氽一下。黄芪用纱布包好，装入鸡肚内，入锅加水及盐适量，炖至乌鸡烂熟即可。

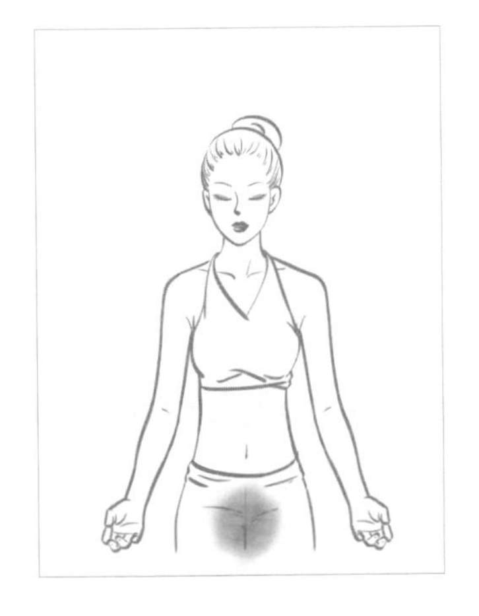

多囊卵巢综合征

【典型症状】卵泡不成熟、月经紊乱、发胖、体毛多等。

【按摩疗程】坚持按揉 2~3 个月为 1 个疗程。

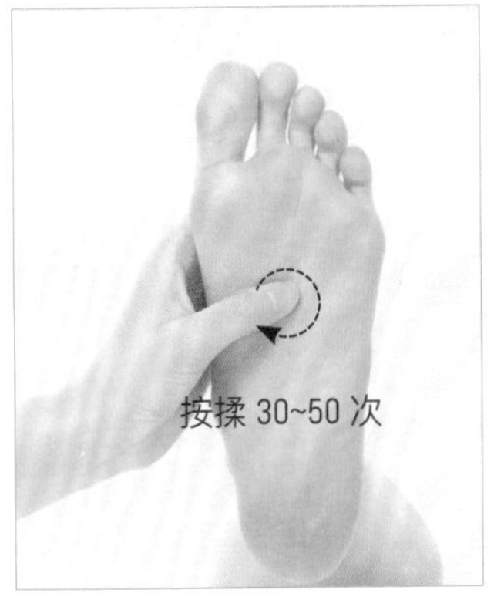

1. 按揉涌泉

用拇指按揉涌泉 30~50 次。

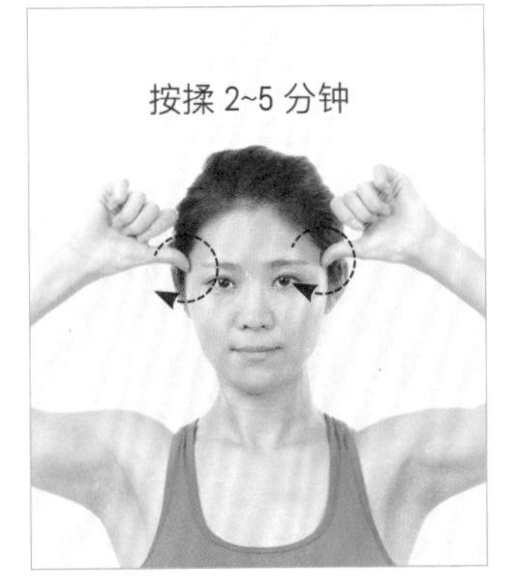

2. 按揉太阳

用拇指按揉太阳 2~5 分钟。

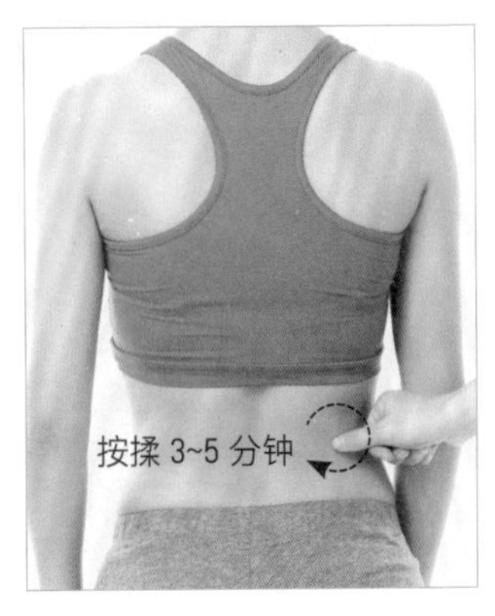

3. 按揉腰眼

用拇指按揉腰眼 3~5 分钟。

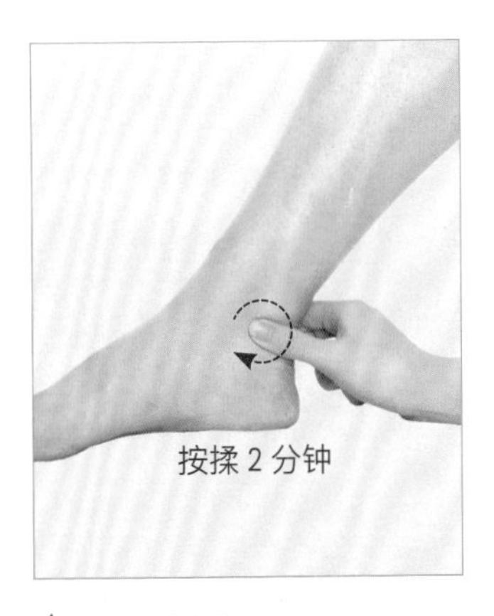

4. 按揉太溪

用拇指按揉太溪 2 分钟。

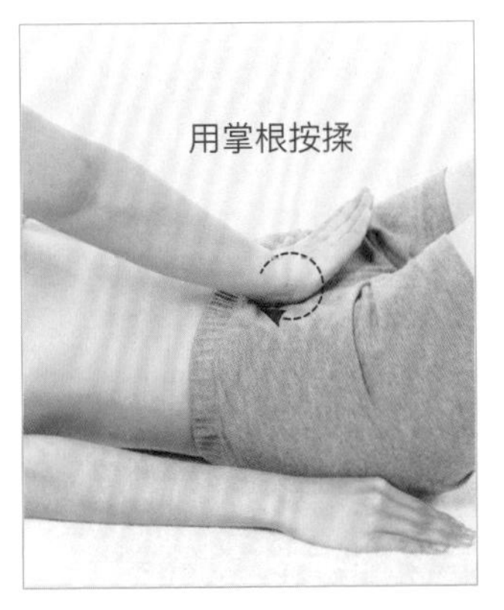

5. 按揉关元

用掌根按揉关元 3 分钟。

食疗：用何首乌药膳来补肾。通过补肾强身以增强肾主生殖的功能。取何首乌 10 克，红枣 10 枚，党参 15 克，大米 100 克。把大米淘洗干净，红枣洗净；把何首乌烘干，打成细粉；党参切片。将准备好的原料都放入砂锅中，大火烧开，小火熬到粥熟即可。

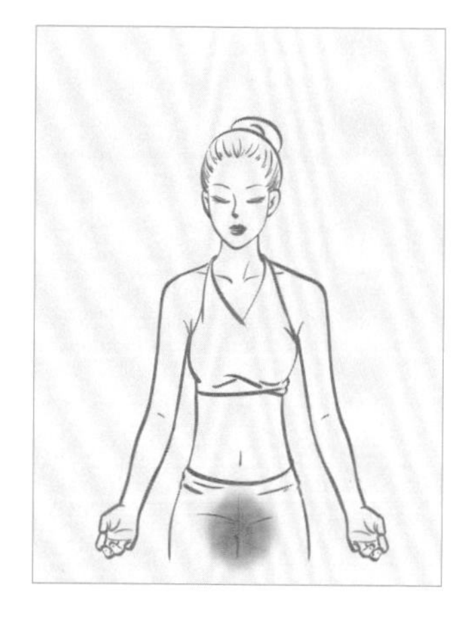

带下病

【典型症状】带下量多，黏稠如脓或清稀如水，杂见五色，有腥臭气味等。

【按摩疗程】经期结束后开始按摩，1 个月为 1 个疗程。

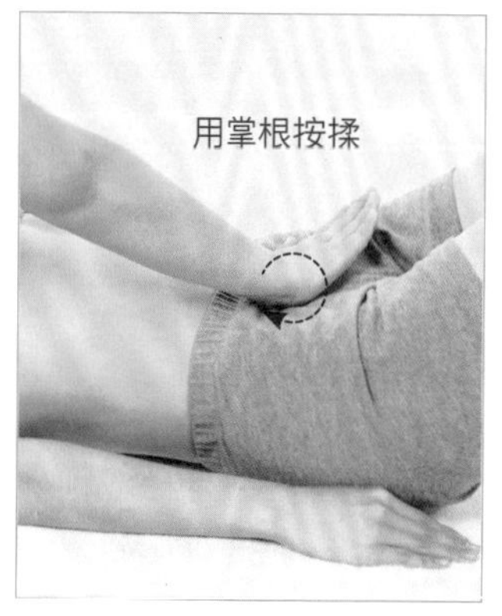

1. 按揉关元

用掌根按揉关元 3 分钟。

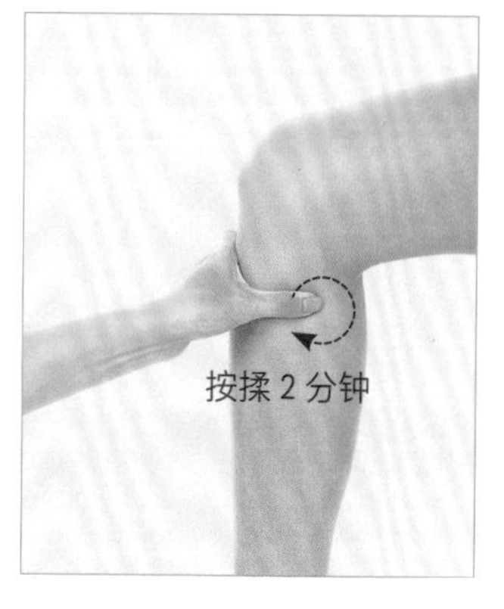

2. 按揉阴陵泉

用拇指按揉阴陵泉 2 分钟。

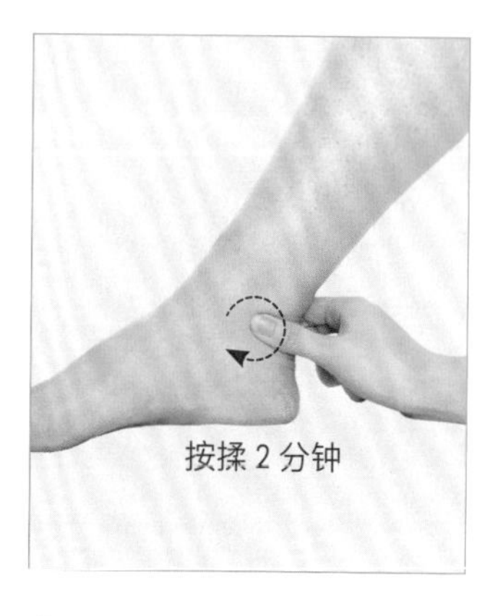

3. 按揉太溪

用拇指按揉太溪 2 分钟。

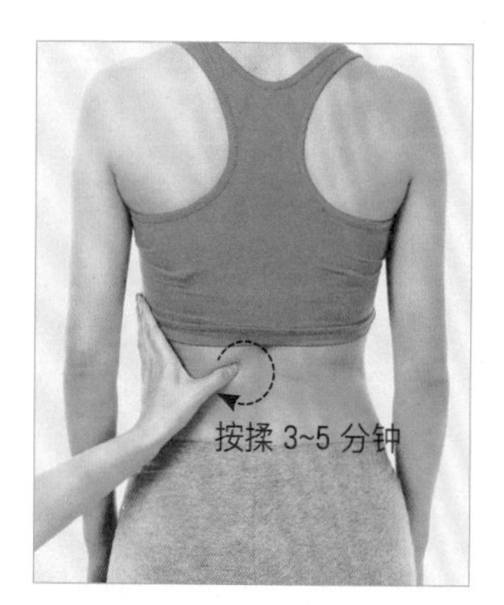

4 按揉三焦俞

用拇指指腹按揉三焦俞 3~5 分钟。

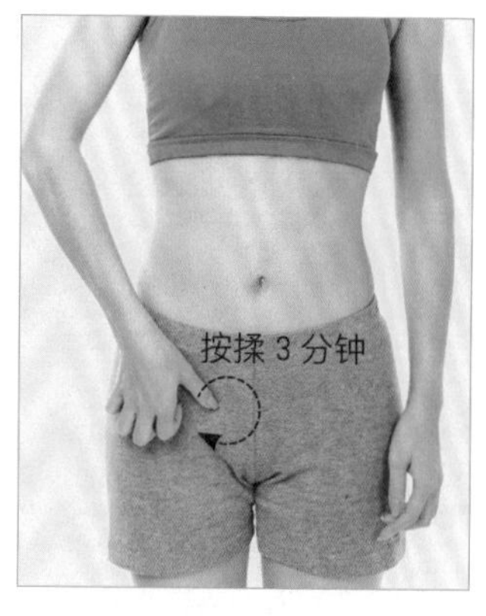

5. 按揉水道

用拇指指腹按揉水道 3 分钟。

食疗：患有带下病的女性可以经常食用蚌肉米酒汤。取蚌肉 150 克，米酒、姜汁、盐各适量。蚌肉洗净；油锅烧至七成热，放入蚌肉，调入米酒、姜汁，加适量清水同煮至熟，加盐调味即可。吃蚌肉喝汤。此汤适用于阴虚内热、月经过多、白带异常等症。

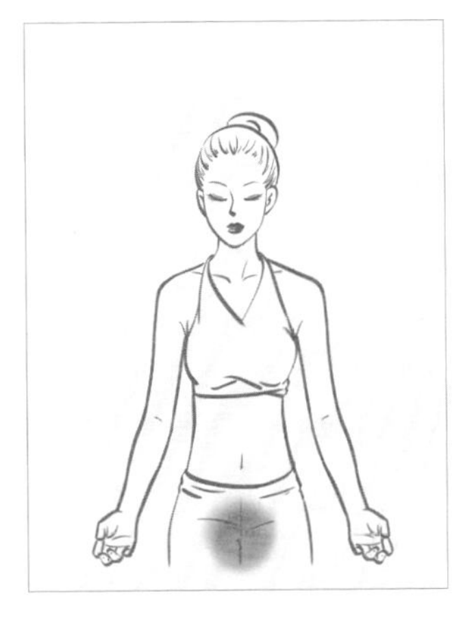

卵巢早衰

【典型症状】身体潮热、停经早、卵子数量少等。

【按摩疗程】1个月为1个疗程。长期按摩，效果更佳。

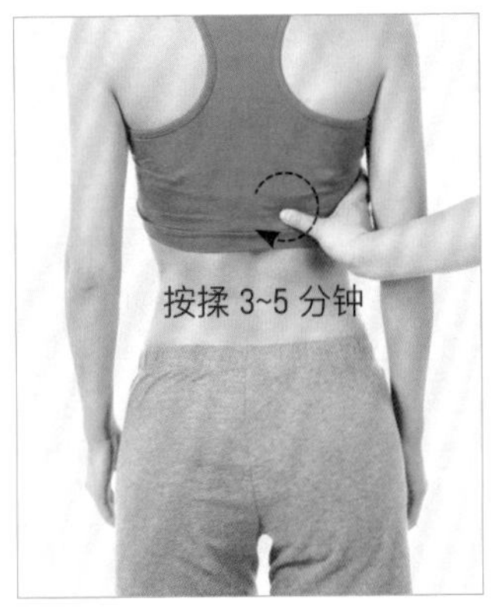

1. 按揉脾俞

用拇指指腹按揉脾俞3~5分钟。

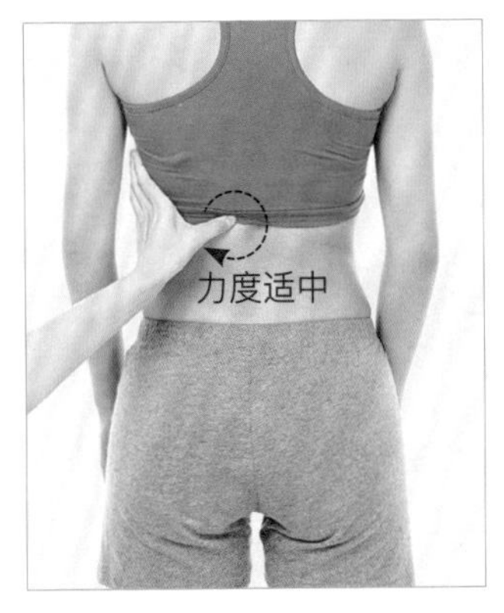

2. 按揉胃俞

用拇指指腹按揉胃俞3~5分钟。

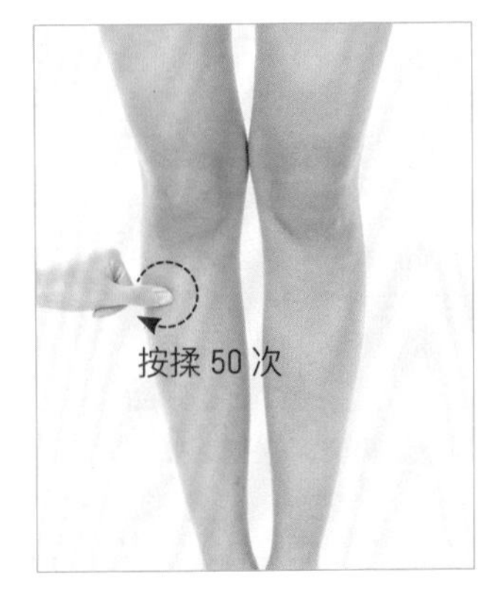

3. 按揉足三里

用拇指指腹按揉足三里50次。

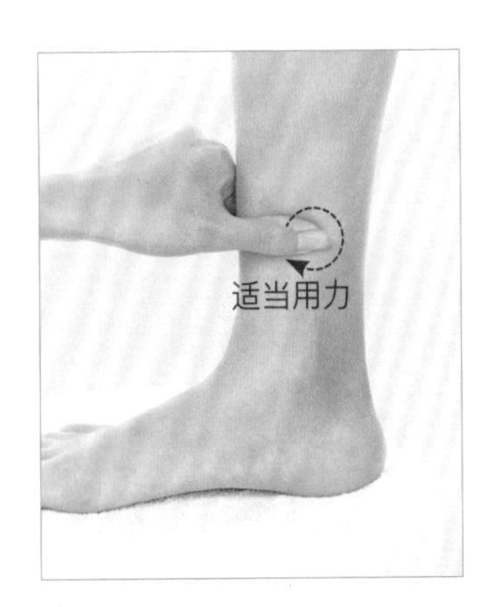

4. 按揉三阴交

用拇指指腹按揉三阴交3~5分钟。

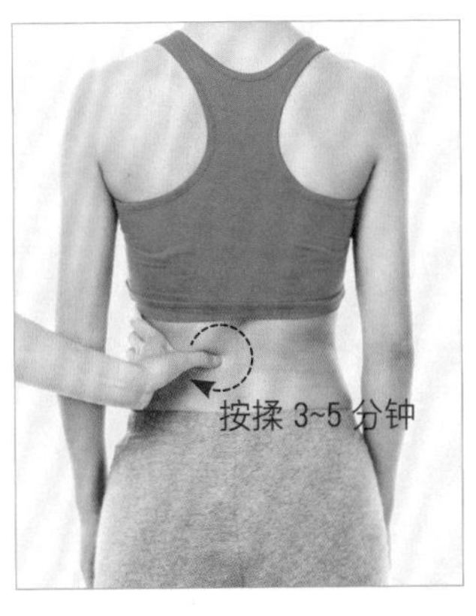

5. 按揉肾俞

用拇指指腹按揉肾俞3~5分钟。

食疗：防止卵巢早衰的关键是补好气血，平时可以多吃牛肉。取牛肉50克，大米100克，鸡蛋1个，生姜丝、黄酒、盐、葱花各适量。牛肉洗净，切丝，用生姜丝、蛋清、黄酒腌制片刻；大米洗净，加足水，大火烧开后转小火煮10分钟。牛肉全部倒入米粥内同煮45分钟，调入盐，撒上葱花即可。

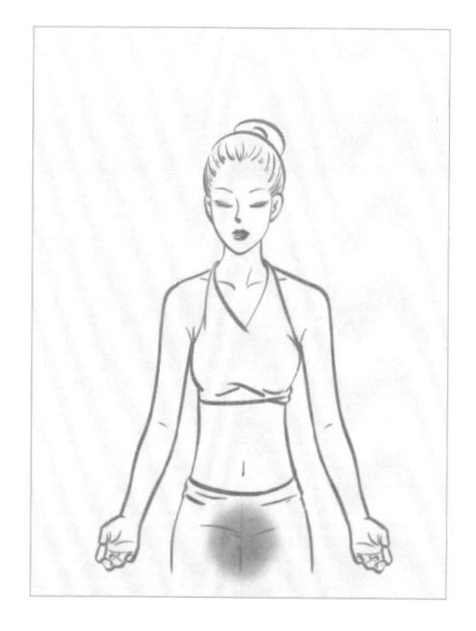

女性性冷淡

【典型症状】缺乏性的兴趣和性活动的要求，持续至少 3 个月。

【按摩疗程】不可操之过急，应持之以恒，只要坚持 1~2 个月，完全有治愈的可能。

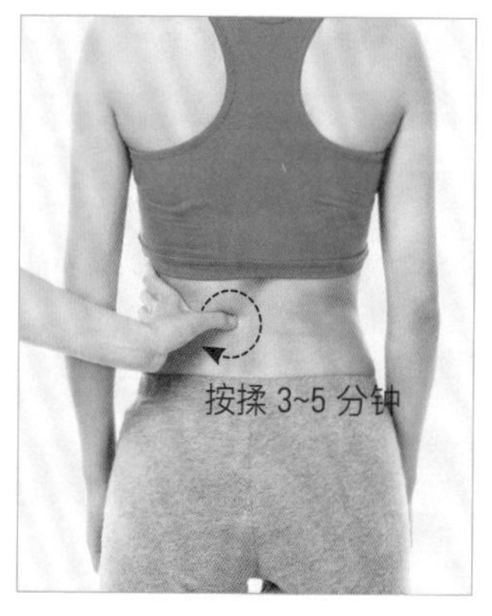

1. 按揉肾俞

用拇指指腹按揉肾俞 3~5 分钟。

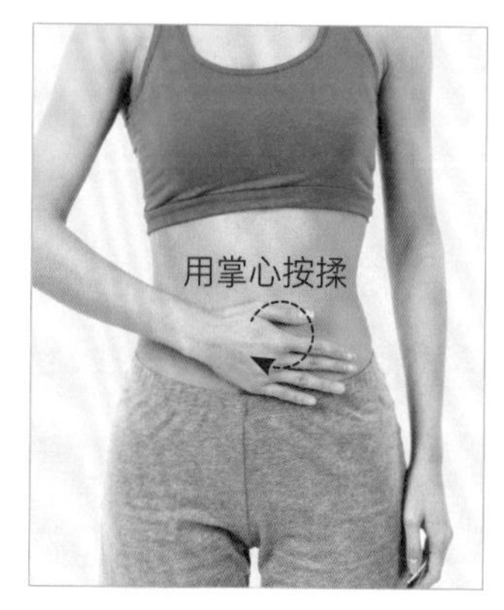

2. 按揉神阙

用掌心缓缓地按揉腹部的神阙 3~5 分钟。

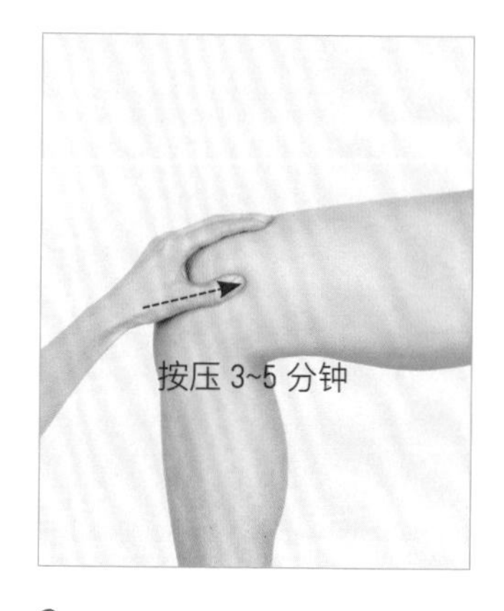

3. 按压血海

用拇指指腹轻轻按压血海 30~50 次。

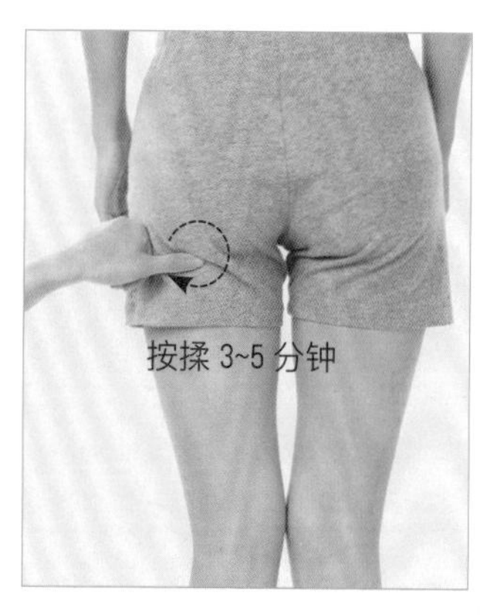

4. 按揉承扶

用拇指指腹按揉承扶 3~5 分钟。

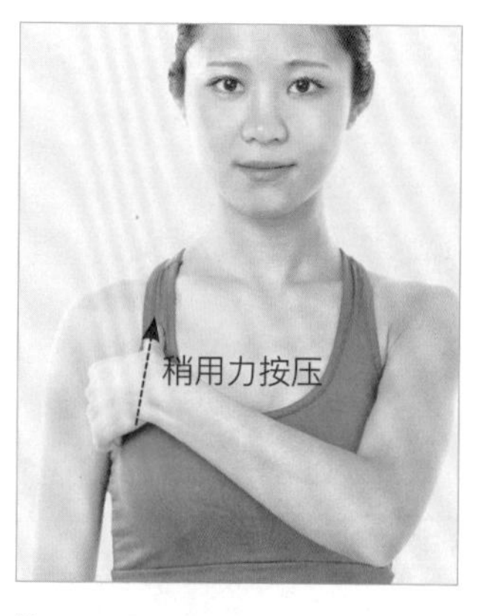

5. 按压中府

用拇指指腹稍用力按压中府 10~20 次。

食疗：性冷淡的女性可以经常食用附子炖猪腰。取制附子 6 克，猪腰 2 个。猪腰洗净切开，去掉白膜，切碎；将猪腰与制附子一起煮熟，加盐调味，喝汤吃猪腰。每天 1 次，连用 10 天。

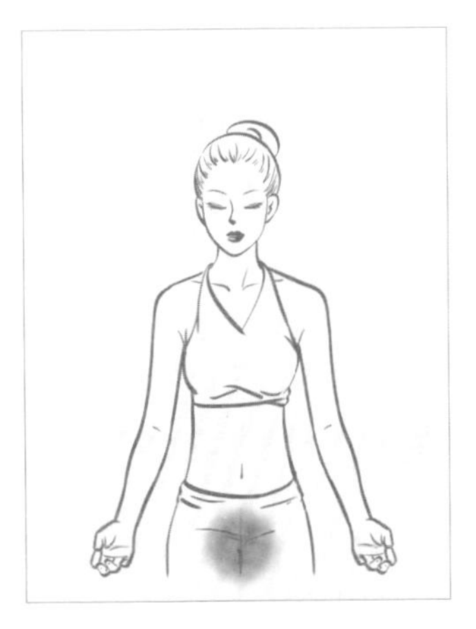

子宫肌瘤

【典型症状】子宫出血、腹部包块、腰腹疼痛、白带增多、小便频急、大便不畅等。

【按摩疗程】除了经期都可以按摩。

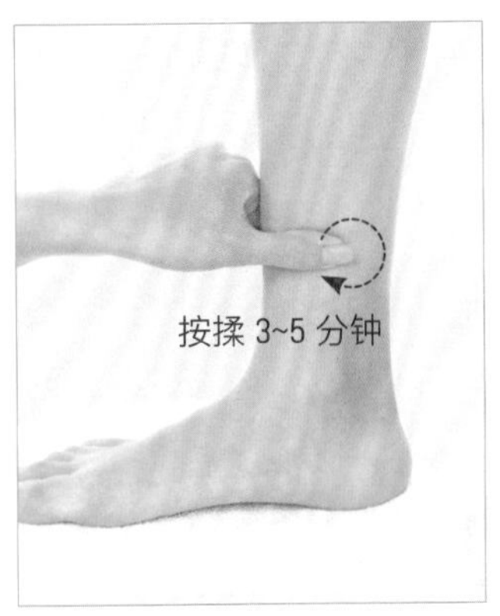

1. 按揉三阴交

用拇指指腹按揉三阴交 3~5 分钟。

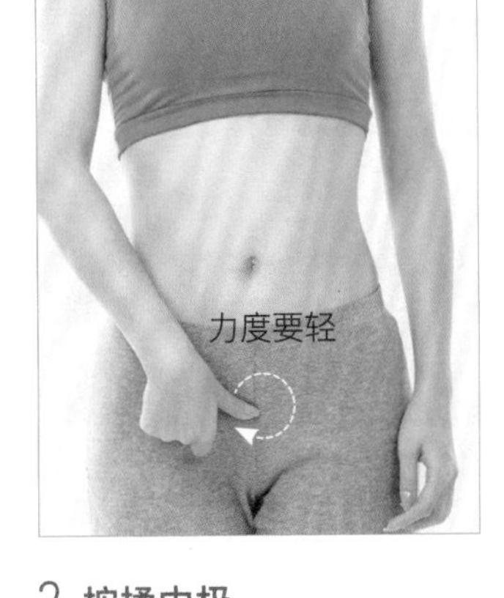

2. 按揉中极

用拇指指腹按揉中极 1 分钟，力度要轻，以免伤及脏腑。

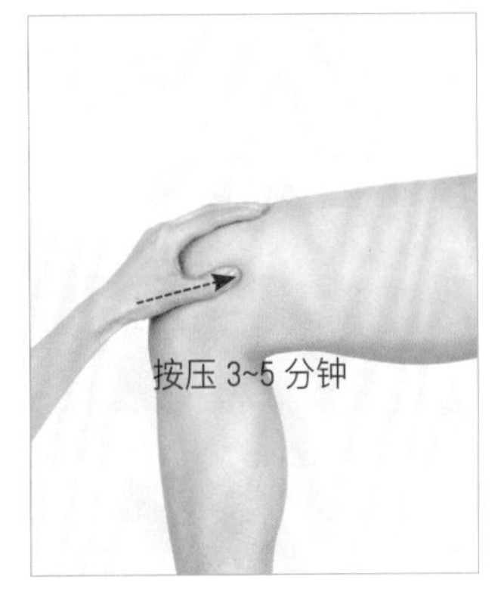

3. 按压血海

用拇指指腹按压血海 3~5 分钟。

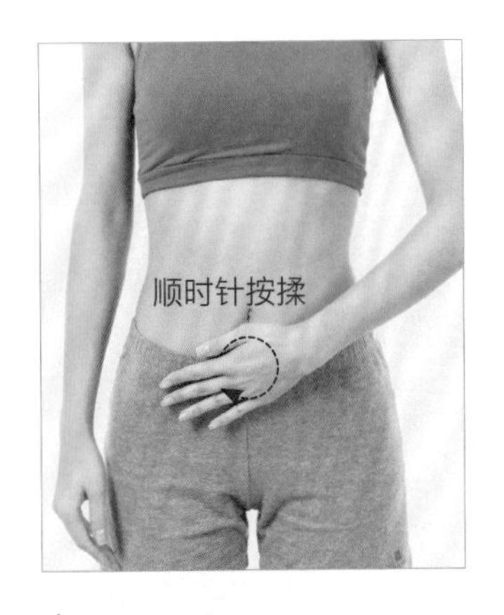

4. 按揉气海

中间四指并拢，用手掌顺时针方向在气海按摩 30 圈。

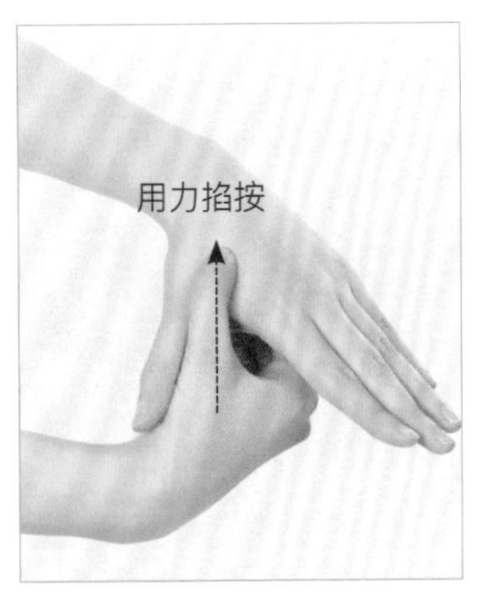

5 掐按合谷

用拇指指尖掐按合谷 20 次。

食疗：中医认为导致子宫肌瘤的原因是正气不足、气滞血瘀，可以从辅正气、活血化瘀着手进行食疗调理。取桃仁、山楂各 9 克，大米 100 克。山楂和桃仁一同放入砂锅中，加适量清水，大火烧开，小火煮 20 分钟，取汁。大米淘洗干净，加适量清水和药汁一同煮粥即可。月经量大的女性不宜食用。

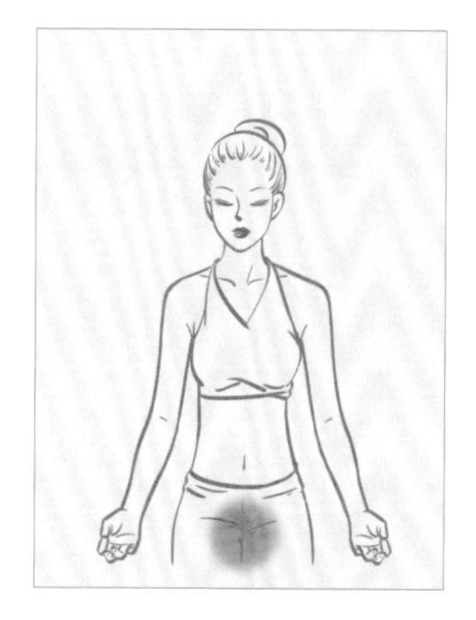

卵巢囊肿

【典型症状】心悸气喘、腰酸、小腹下坠、大便不畅、尿频尿急、舌有瘀点等。

【按摩疗程】3个月为1个疗程。月经期禁按。

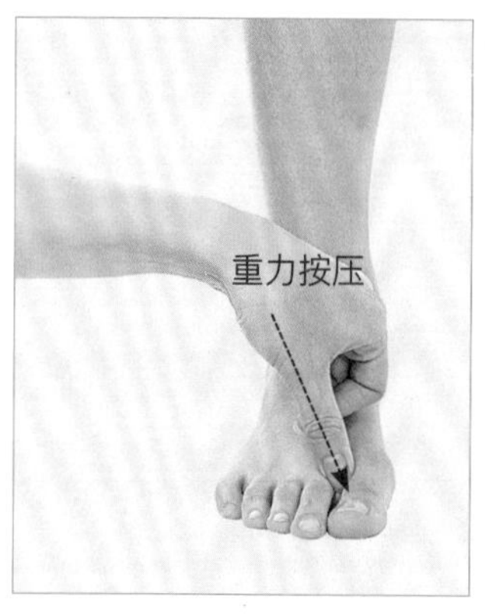

1. 按压行间

用拇指指腹重力按压行间10~20次。

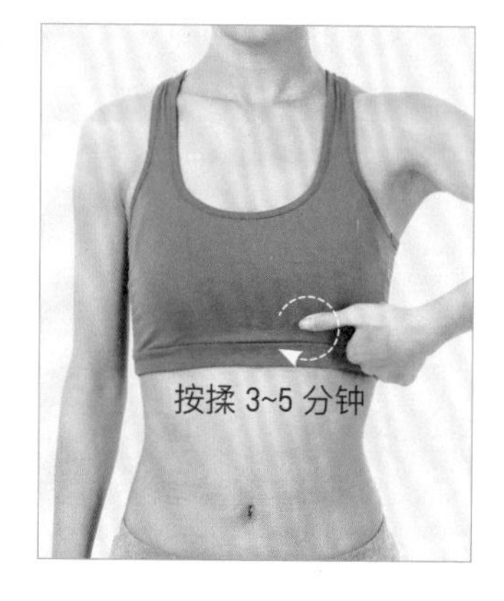

2. 按揉期门

用拇指指腹按揉期门3~5分钟。

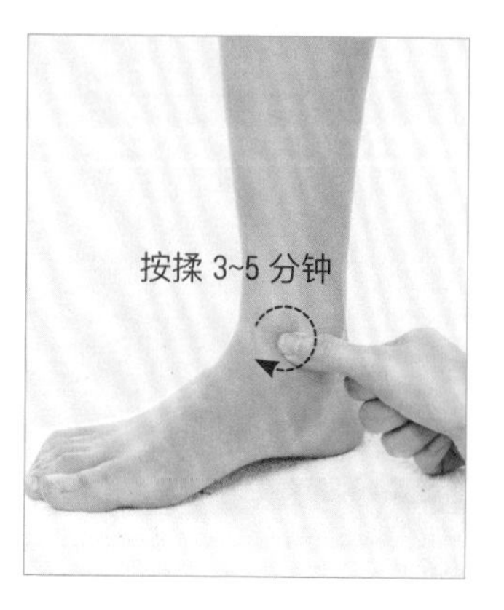

3. 按揉中封

用拇指指腹按揉中封3~5分钟。

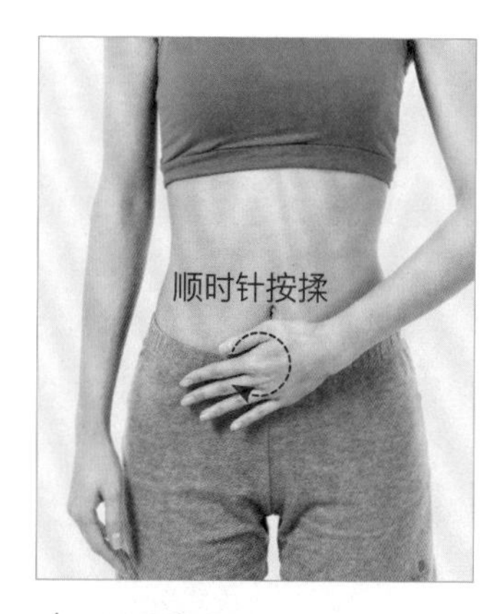

4. 按揉气海

中间四指并拢，用手掌顺时针方向在气海按摩30圈。

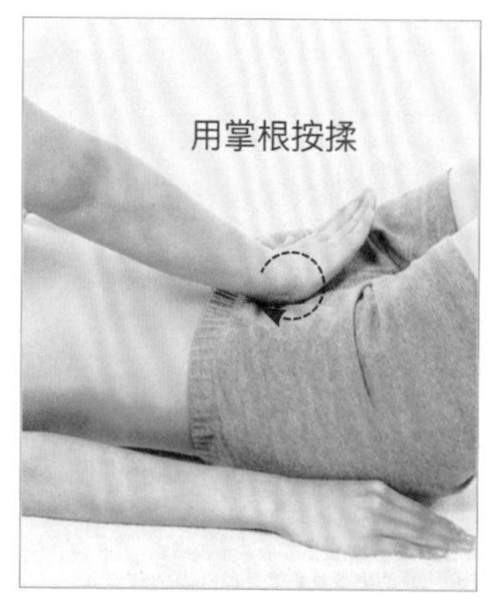

5. 按揉关元

用掌根按揉关元3分钟。

食疗：卵巢囊肿的女性可以经常吃点柚子。柚子有理气散结的功效，有助于促进囊肿的好转。取冰糖100克，柚子肉500克，蜂蜜、枸杞子各适量。将柚子的果肉掰碎，和冰糖、枸杞子放入锅中，加适量水同煮。大火烧开改小火，熬至黏稠，晾凉，放入蜂蜜搅拌均匀。饮用时温水冲泡即可。

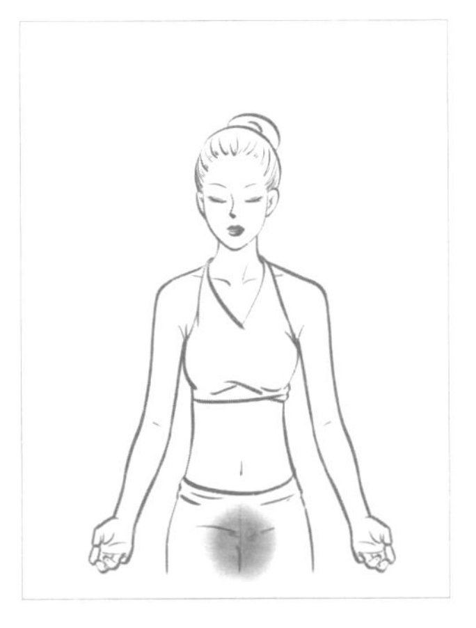

宫颈癌

【典型症状】中晚期患者一般会出现出血量增多、白带恶臭、白带增多、小腹发凉、小腹坠痛等症。

【按摩疗程】1个月为1个疗程。长期坚持，多有裨益。

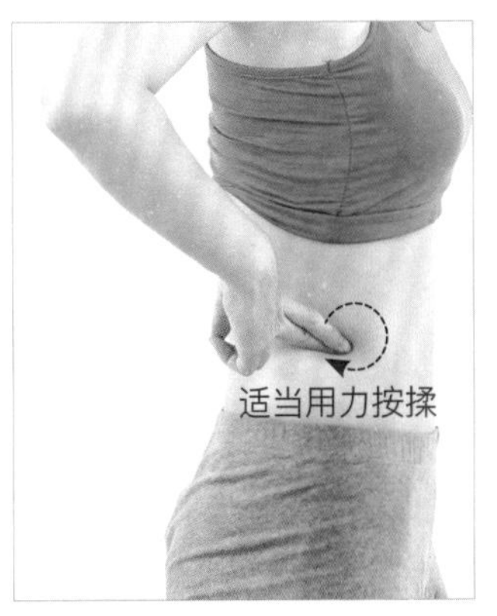

1. 按揉章门

将食指叠在中指上，用中指按揉章门 3~5 分钟。

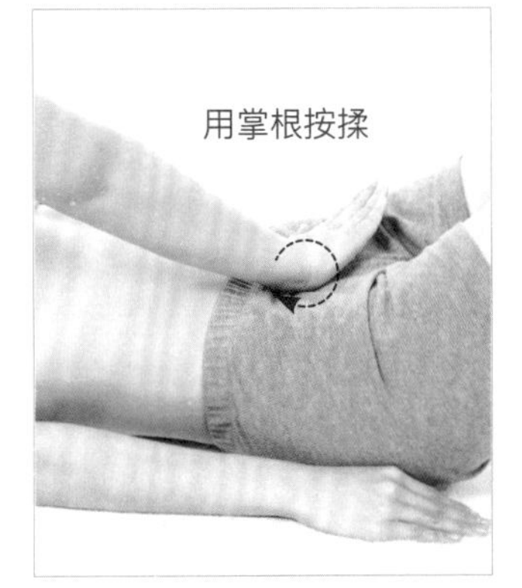

2. 按揉关元

用掌根按揉关元 3 分钟。

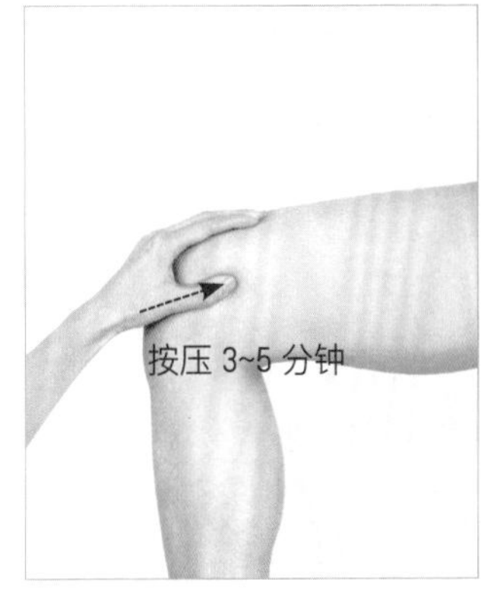

3. 按压血海

用拇指指腹按压血海 3~5 分钟。

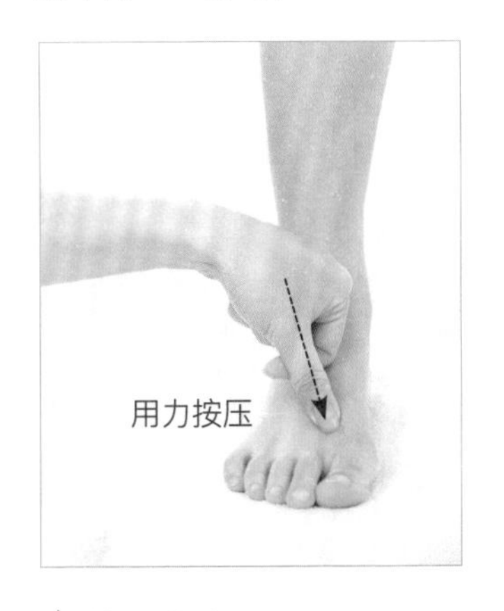

4. 按压太冲

用拇指指腹用力按压太冲 10~15 次。

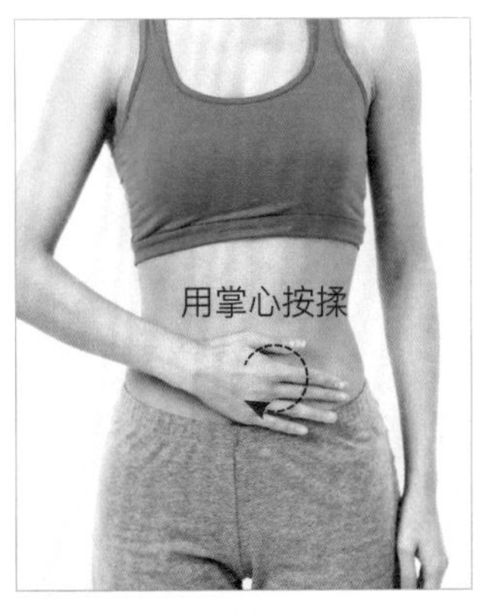

5. 按揉神阙

用掌心缓缓地按揉腹部的神阙 3~5 分钟。

食疗：用莲藕炖汤补血止血。宫颈癌到了中晚期，患者会出现出血量增多，这将导致贫血。可以用莲藕煮汤喝。取玉米 1 个，莲藕半个（藕节保留），盐适量。玉米洗净，切段；藕节洗净，切块。将准备好的原料都放到砂锅中，加适量水，大火烧开，小火煲 40 分钟，加盐调味即可。

第二章
手太阴肺经

手太阴肺经是十二经脉循行的起始经脉，经脉的循行与肺脏相连，并向下与大肠经相联络。所以，肺经与大肠经是相表里的经络。肺脏在五脏六腑中位置最高，呈圆锥形，其叶下垂，很像战国时期马车的伞盖，因此有“五脏六腑之华盖”之称。

穴位名称

中府 LU1：胸闷咳嗽中府收

云门 LU2：胸痛肩痛全拿下

天府 LU3：鼻炎的克星

侠白 LU4：缓解肋间神经痛

尺泽 LU5：清肺泄热

孔最 LU6：治疗咯血的特效穴

列缺 LU7：偏、正头痛都不怕

经渠 LU8：赶走咳嗽的困扰

太渊 LU9：让气血通畅

鱼际 LU10：失声莫担心

少商 LU11：感冒咽痛不再烦

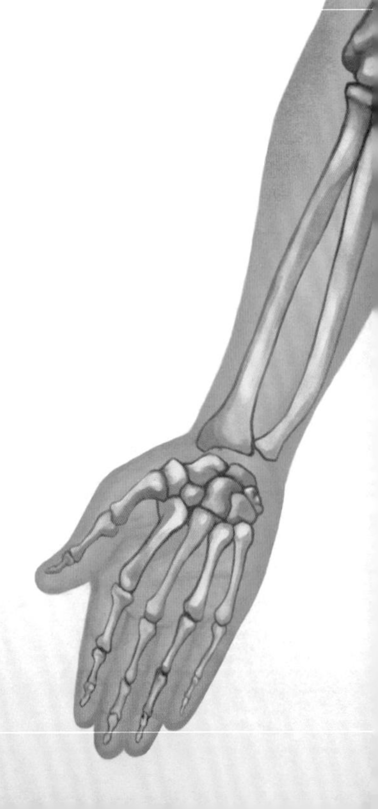

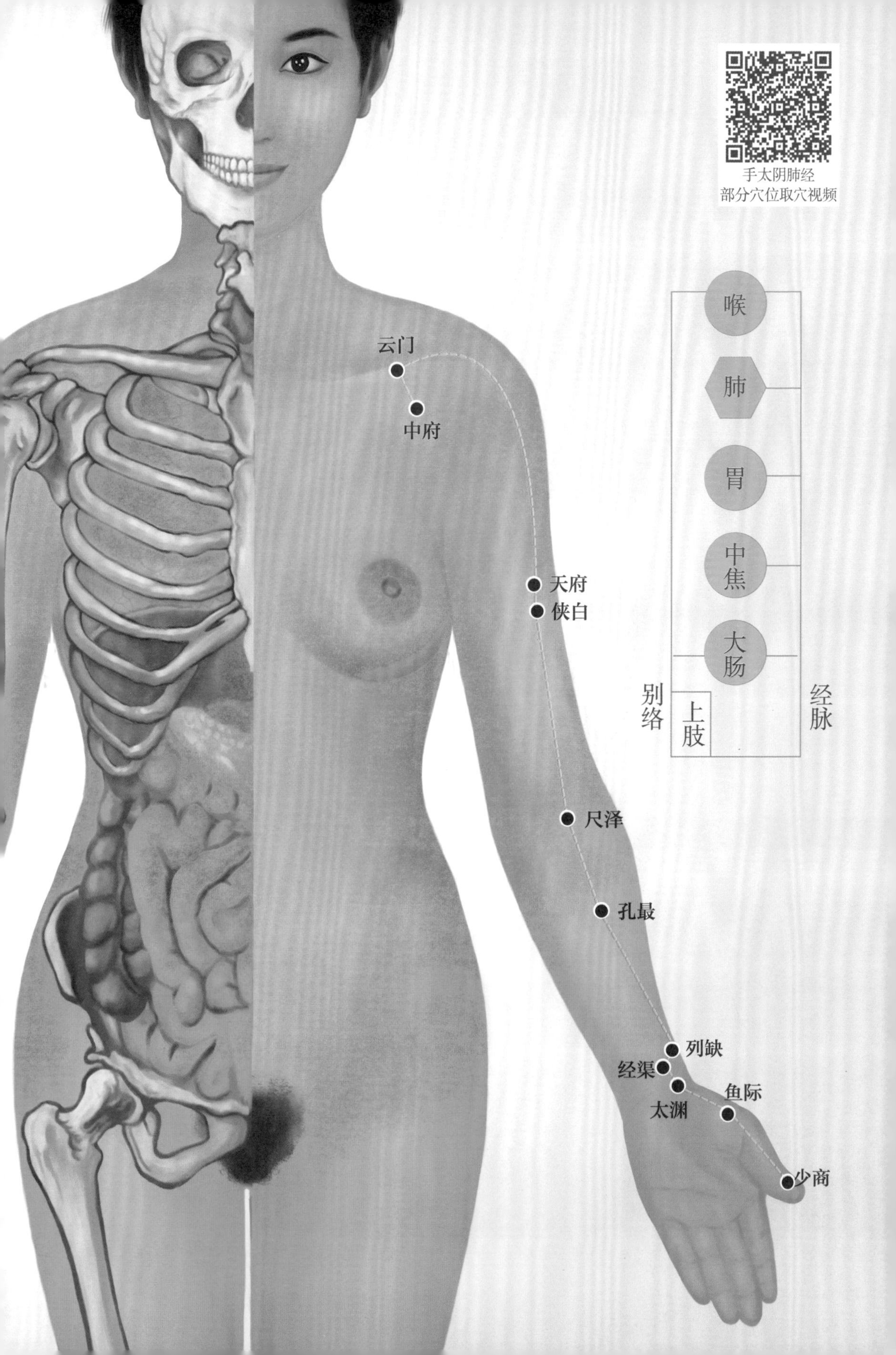
手太阴肺经
部分穴位取穴视频
云门
中府
天府
侠白
尺泽
孔最
列缺
经渠
太渊
鱼际
少商
喉
肺
胃
中焦
大肠
上肢
别络
经脉

中府 LU1

主治：肺炎、哮喘、胸痛、肺结核、支气管扩张、咳嗽、气喘。

定位：在胸部，横平第1肋间隙，锁骨下窝外侧，前正中线旁开6寸。锁骨外侧端下方有一凹陷，该处再向下1横指即是。

云门 LU2

主治：咳嗽、气喘、胸痛、肩痛、肩关节内侧痛、胁痛。

定位：在胸部，锁骨下窝凹陷中，前正中线旁开6寸。

天府 LU3

主治：咳嗽、气喘、鼻塞、上臂内侧疼痛、鼻炎。

定位：在臂前部，腋前纹头下3寸，肱二头肌桡侧缘处。臂向前平举，俯头。鼻尖接触上臂内侧处即是。

中府祛痘

脸上长痘，酒渣鼻，都可能与肺热有关，清洁手部，用拇指指腹轻轻按揉中府，经常按摩，症状可以得到缓解。

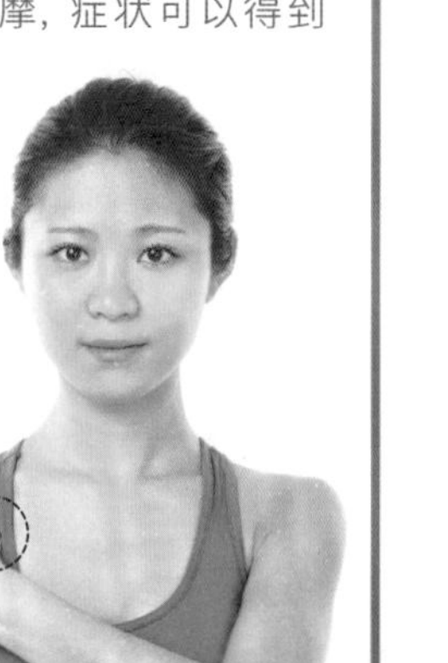

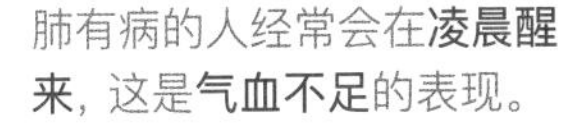

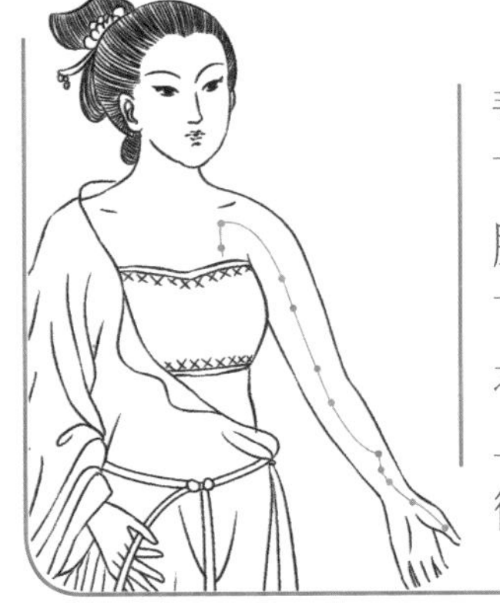

手太阴之脉，起于中焦，下络大肠，还循胃口，上膈属肺。从肺系横出腋下，下循臑内行少阴、心主之前，下肘中，循臂内上骨下廉，入寸口，上鱼，循鱼际，出大指之端。

侠白 LU4

主治：咳嗽、气喘、干呕、肋间神经痛。

定位：在臂前部，腋前纹头下 4 寸，肱二头肌桡侧缘处。先找到天府，向下 1 横指处即是。

孔最 LU6

主治：气管炎、咳嗽、咯血、咽喉肿痛、肘臂痛、痔疮。

定位：在前臂内侧面，腕掌侧远端横纹上 7 寸，仰掌向上，找到太渊和尺泽，二者连线中点上 1 横指处即是。

尺泽 LU5

主治：气管炎、咳嗽、咯血、咽喉肿痛、过敏、湿疹、肘臂痉挛疼痛、膝关节疼痛。

定位：在肘部，肘横纹上，肱二头肌腱桡侧缘凹陷中。屈肘时，触及肌腱，其外侧缘即是。

肌肤缺水

肌肤缺水，就会出现脱皮、干燥，产生皱纹，平时用拇指指腹按揉尺泽，以有酸胀感为宜，经常按摩，可改善肌肤缺水状况；用艾条艾灸孔最，长期坚持，也能起到补水作用。

尽量**不要选择**在寅时拍打或按摩肺经，以免**影响睡眠质量**，反而造成精力下降。

列缺 LU7

主治：咳嗽、气喘，偏正头痛，咽喉痛，落枕。

定位：腕掌侧远端横纹上1.5寸，肱桡伸肌腱与拇长展肌腱之间。两手虎口相交，一手食指压在另一手桡骨茎突上，食指指尖到达处即是。

鱼际 LU10

主治：清热利咽。咳嗽、哮喘、咯血、发热、咽喉肿痛、失音、腹泻、拇指根部疼痛、心悸。

定位：在手外侧，第1掌骨桡侧中点赤白肉际处。一手轻握另一手手背，弯曲拇指，指尖垂直下按第1掌骨中点肉际处即是。

经渠 LU8

主治：宣肺平喘。主治咳嗽、气喘、咽喉肿痛、牙痛、无脉症。

定位：在前臂内侧面，腕掌侧远端横纹上1寸，桡骨茎突与桡动脉之间。伸手，掌心向上，用一手给另一手把脉，中指所在位置即是。

太渊 LU9

主治：通调血脉，止咳化痰。主治脉管炎、肺炎、心动过速、神经性皮炎。

定位：在腕部横纹上，拇长展肌腱尺侧凹陷中。掌心向上，腕横纹外侧摸到桡动脉，其外侧即是。

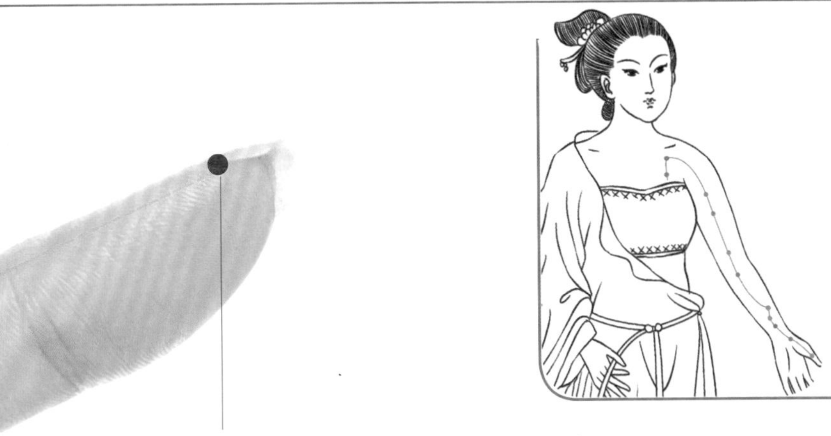

太渊为中医切脉处，还是“八会穴”之一，所谓“八会穴”，指的是脏、腑、气、血、筋、脉、骨、髓，这八者之气聚会的部位。

少商 LU11

主治：泄热开窍，通利咽喉，苏厥开窍。咳嗽、咽喉肿痛、慢性咽炎、扁桃体炎、脑卒中昏迷、小儿惊风、热病、中暑、感冒。

定位：在手指，拇指末节桡侧，指甲根角侧上方 0.1 寸(指寸)。一手拇指伸直，另一手拇指、食指轻握，拇指弯曲掐按伸直的拇指指甲角边缘处即是。

按揉鱼际抗衰老

每天中午 11 点左右，用拇指按揉鱼际 5~10 分钟，肌肤会变得水嫩嫩的，不容易衰老，不起皱纹。

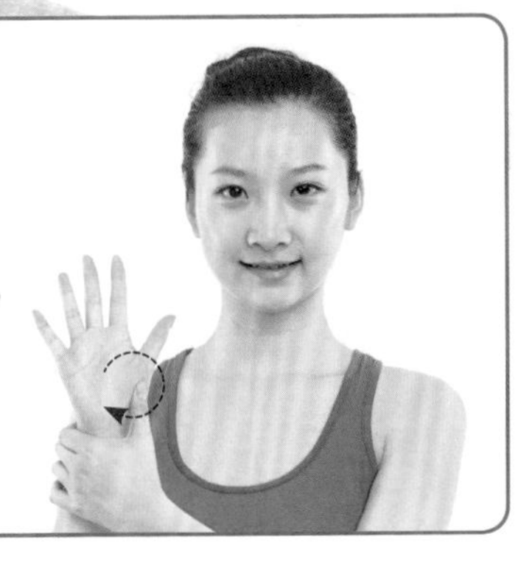

感冒咳嗽

先天体质较差的女性总是容易感冒咳嗽，整天给人病怏怏的感觉，要想改善这种状况，只要每天按揉经渠 20~30 分钟，不仅能减少感冒的次数，还可以增强体质，令人变得精神奕奕。

第三章 手阳明大肠经

手阳明大肠经在食指与手太阴肺经衔接，联系的脏腑器官有口、下齿、鼻，属大肠，络肺，在鼻旁与足阳明胃经相接。大肠经对淋巴系统有自然保护功能，经常刺激可增强人体免疫力，防治淋巴结核病，因此它可说是人体淋巴系统的保护神。

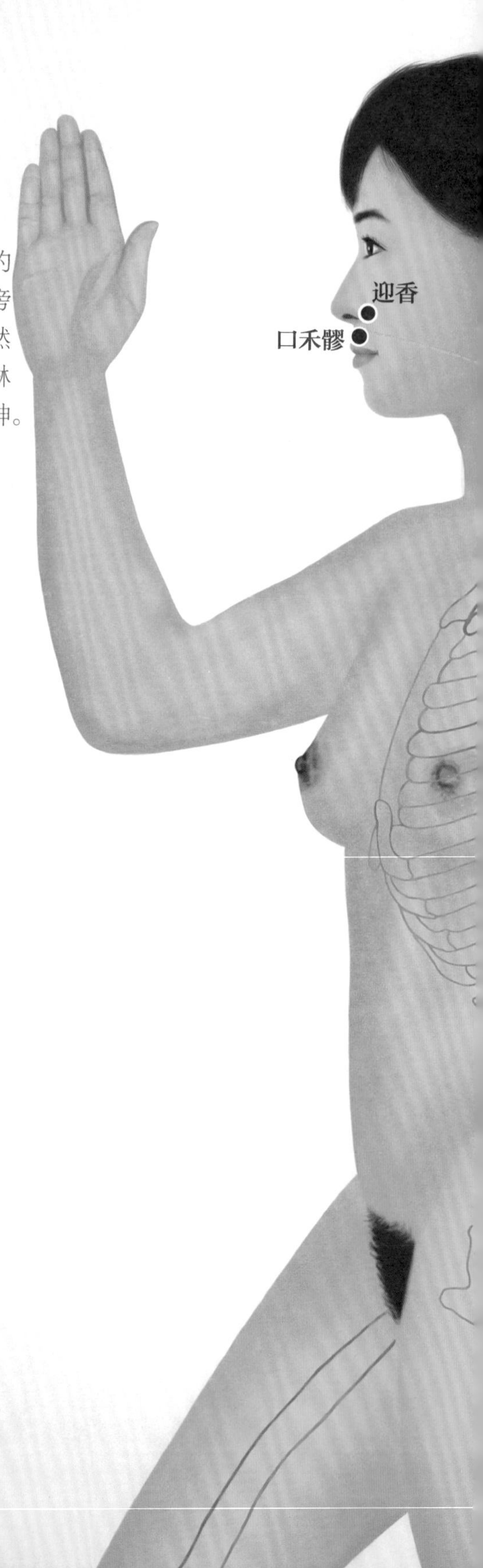

穴位名称

商阳 LI1：调节肠胃功能

二间 LI2：腹胀找二间

三间 LI3：止痛治痔疮

合谷 LI4：昏迷不用怕，合谷唤醒他

阳溪 LI5：头痛眼疾一扫光

偏历 LI6：防止脑卒中

温溜 LI7：快速止鼻血

下廉 LI8：手臂的保护神

上廉 LI9：清肠毒，治便秘

手三里 LI10：常按增强免疫力

曲池 LI11：感冒发热不用愁

肘髎 LI12：肘部疾病的克星

手五里 LI13：护肘利腕

臂臑 LI14：眼睛的保健师

肩髃 LI15：预防“五十肩”

巨骨 LI16：缓解肩臂疼痛

天鼎 LI17：治疗扁桃体炎

扶突 LI18：咳嗽气喘找扶突

口禾髎 LI19：抛掉鼻疾的烦恼

迎香 LI20：治疗鼻疾的第一选择

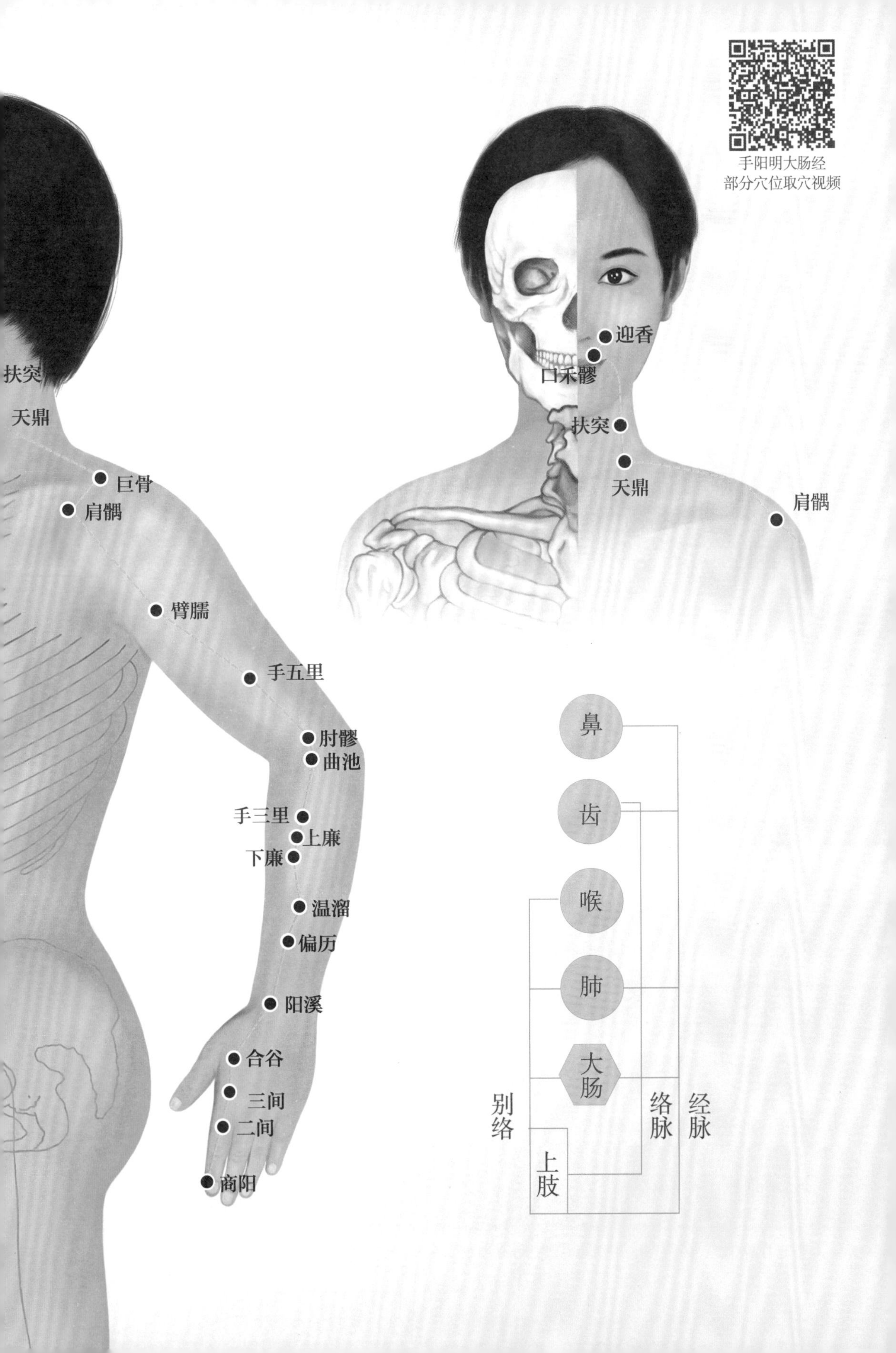
手阳明大肠经
部分穴位取穴视频
迎香
口禾髎
扶突
天鼎
肩髃
扶突
天鼎
巨骨
肩髃
臂臑
手五里
肘髎
曲池
手三里
上廉
下廉
温溜
偏历
阳溪
合谷
三间
二间
商阳
鼻
齿
喉
肺
大肠
上肢
别络
络脉
经脉

便秘长痘痘

女性长期便秘，势必会导致脸上的痘痘此起彼伏，除了吃香蕉，多喝水之外，每天用力掐按三间 30~50 次，5~7 天不仅可以令症状减轻，还会使肌肤更加水嫩。

商阳 LI1

主治：清热解表，苏厥开窍。主治咽喉肿痛、昏厥、呕吐、扁桃体炎、便秘。

定位：在食指末节桡侧，指甲根角侧上方 0.1 寸。食指末节指甲根角，靠拇指侧的位置。

二间 LI2

主治：清热泄火，解表，利咽。主治牙痛、咽喉肿痛、鼻出血、目痛、腹胀。

定位：在手指，第 2 掌指关节桡侧远端赤白肉际处。自然弯曲食指，第 2 掌指关节前缘，靠拇指侧，触之有凹陷处即是。

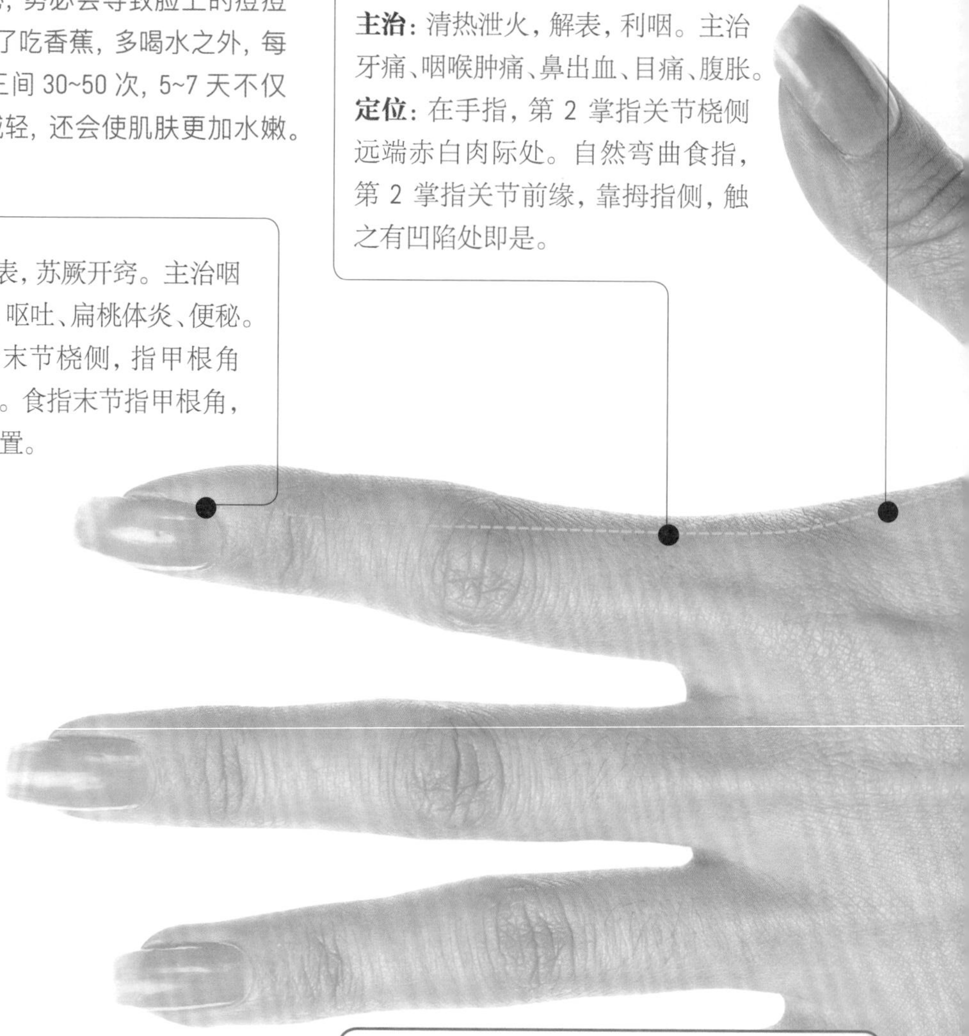

合谷 LI4

主治：镇静止痛，疏经通络，清热解表。主治外感发热、头痛目眩、鼻塞、牙痛、便秘、月经不调、荨麻疹、昏迷、脑卒中、三叉神经痛、过敏性鼻炎、咽喉肿痛、口腔溃疡、黄褐斑、高血压、高脂血症。

定位：在手背，第 1、第 2 掌骨之间，约平第 2 掌骨中点处。轻握拳，拇、食指指尖轻触，另一手握拳外，拇指指腹垂直下压即是。

艾灸合谷安神

采用温和灸，手执艾条，对准合谷距皮肤 3 厘米左右处施灸，以感到温热为度。每周 1 次，有镇静安神、调气镇痛的作用。

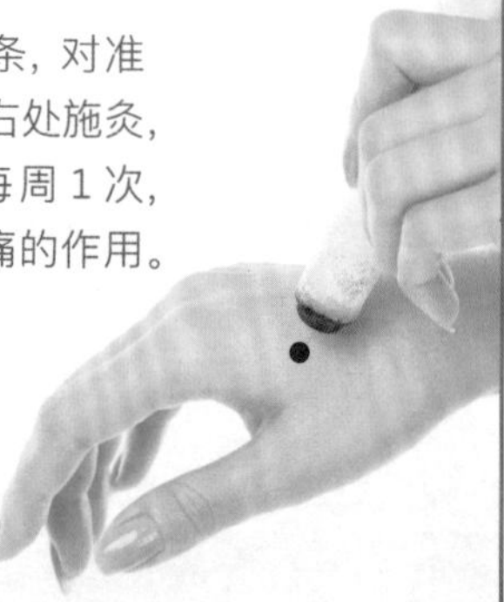

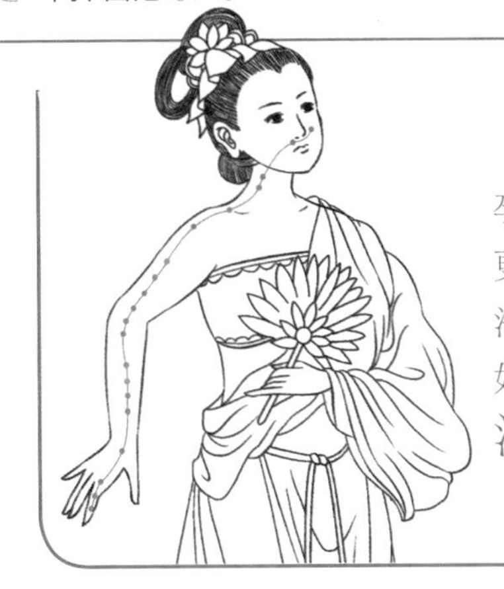

孕妇不宜按摩合谷，更不可用针灸的方法。有文献记载，孕妇针刺合谷可能导致流产。

三间 LI3

主治：泄热止痛，利咽。主治牙痛、咽喉肿痛、身热胸闷、痔疮、哮喘。

定位：在手背，第2掌指关节桡侧近端凹陷中。微握拳，食指第2掌指关节后缘，触之有凹陷处即是。

阳溪 LI5

主治：清热散风，通利关节。主治头痛、耳鸣、耳聋、牙痛、目赤肿痛。

定位：在腕部，腕背侧远端横纹桡侧，桡骨茎突远端，解剖学“鼻烟窝”凹陷中。手掌侧放，拇指伸直向上翘起，腕背桡侧有一凹陷处即是。

偏历 LI6

主治：清热利尿，通经活络。主治耳聋、耳鸣、鼻出血、目赤、牙痛、肠鸣、腹痛。

定位：在前臂，腕背侧远端横纹上3寸，阳溪与曲池连线上。两手虎口垂直交叉，中指端落于前臂背面处有一凹陷处即是。

温溜 LI7

主治：清热理气。主治寒热头痛、面赤面肿、口舌痛、肩背疼痛。

定位：在前臂，腕横纹上5寸，阳溪与曲池连线上。先确定阳溪和曲池的位置，两穴连线的中点处即是。

拍打刺激大肠经可以通便，这是保养大肠的最佳方法，应沿大肠经的循行路线拍打，**每天拍打 1 次**。

肘髎 LI12

主治：舒筋活络。主治肩臂肘疼痛、上肢麻木、拘挛。

定位：在肘部，肱骨外上髁上缘，髁上嵴的前缘。先找到曲池，向上量取 1 横指处即是。

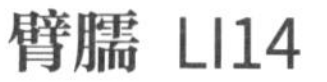

臂臑 LI14

主治：清热明目，通络止痛。主治眼部疾病、手臂肿痛、上肢不遂、肩周炎。

定位：在臂部，曲池上 7 寸，三角肌下端。屈肘紧握拳，使三角肌隆起，三角肌下端偏内侧，按压有酸胀感处即是。

手五里 LI13

主治：理气散结，疏经活络。主治肩周炎、手臂肿痛、上肢不遂、疟疾。

定位：在臂部，肘横纹上 3 寸，曲池与肩髃连线上。手臂外侧曲池上 4 横指处即是。

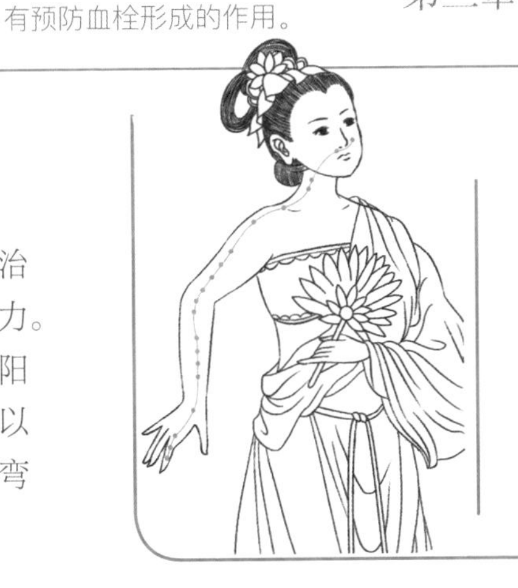

大肠经不畅，会导致食指、手背、上肢、后肩等经络循行部位的疼痛、酸、胀、麻等。

下廉 LI8

主治：调理肠胃，通经活络。主治眩晕、腹痛、上肢不遂、手肘肩无力。

定位：在前臂，肘横纹下 4 寸，阳溪与曲池连线上。侧腕屈肘，以手掌按另一手臂，拇指位于肘弯处，小指所在位置即是。

上廉 LI9

主治：调理肠胃，通经活络。主治腹痛、腹胀、肠鸣、上肢肿痛、上肢不遂。

定位：在前臂，肘横纹下 3 寸，阳溪与曲池连线上。先找到阳溪、曲池，两者连线中点向上量取约 4 横指处即是。

手三里 LI10

主治：调理肠胃，清热明目。主治腹痛、腹泻、肩周炎、上肢不遂、牙痛。

定位：在前臂，肘横纹下 2 寸，阳溪与曲池连线上。先找到阳溪、曲池，两者连线上曲池下约 3 横指处即是。

曲池 LI11

主治：清热和营，祛风通络。主治感冒、外感发热、咳嗽、气喘、腹痛、脂肪肝、手臂肿痛、痤疮、皮肤瘙痒、湿疹、白癜风、半身不遂。

定位：在肘部，尺泽与肱骨外上髁连线的中点处。屈肘成直角，先找到肘横纹终点，再找到肱骨外上髁，两者连线中点处即是。

雀斑

雀斑是散布在脸上的一些浅褐色的小斑点，特别影响女性的形象。我们可以采用温和灸合谷和曲池的方法来达到调理脾肾、疏通经络的目的。如果能长期坚持下去，可以淡化甚至消除雀斑。

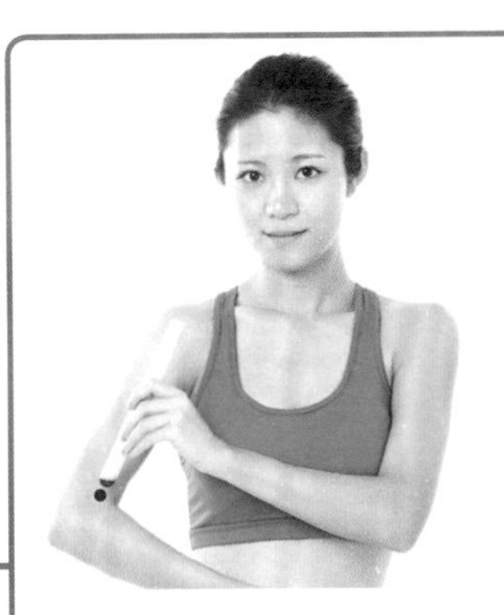

艾灸曲池去火

采用温和灸，手执艾条，对准曲池距皮肤 3 厘米左右处施灸，以感到温热为度。每天灸一两次，每次灸 10~15 分钟，有清热去火的作用。

肩周炎

美美的香肩谁都羡慕，但要是不注意保暖，受风受寒就很容易得肩周炎，这时可以请家人或是自己按摩肩部的肩髃和肩贞就可以改善肩部疼痛不适。

按摩天鼎治咳嗽

用拇指指腹按揉天鼎3~5分钟，可以有效治疗咳嗽、咽喉肿痛、扁桃体炎等。这是因为按摩天鼎可以向头面部传送大肠经的气化之气。

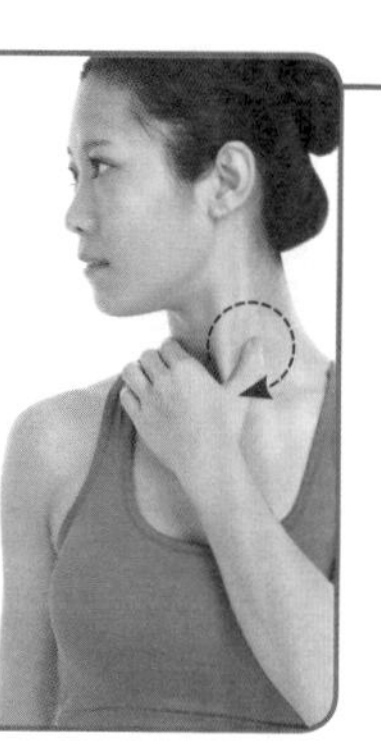

天鼎 LI17

主治：利喉清咽，理气散结。主治咳嗽、气喘、咽喉肿痛、扁桃体炎、梅核气、瘿瘤（甲状腺肿瘤）。

定位：在颈部，横平环状软骨，胸锁乳突肌后缘，扶突直下1寸处。先找到扶突，再找到锁骨上窝中央，两者连线中点处即是。

巨骨 LI16

主治：通络止痛，滑利关节。主治肩背及上臂疼痛、手臂挛急、半身不遂。

定位：在肩部，锁骨肩峰端与肩胛冈之间凹陷中。沿着锁骨向外摸至肩峰端，再找背部肩胛冈，两者之间凹陷处即是。

肩髃 LI15

主治：疏经活络，疏散风热。主治肩臂疼痛、肩周炎、肩痛、上肢不遂。

定位：在肩峰前下方，当肩峰与肱骨大结节之间凹陷处。正坐，屈肘抬臂与肩同高，另一手中指按压肩尖下，肩前呈现凹陷处即是。

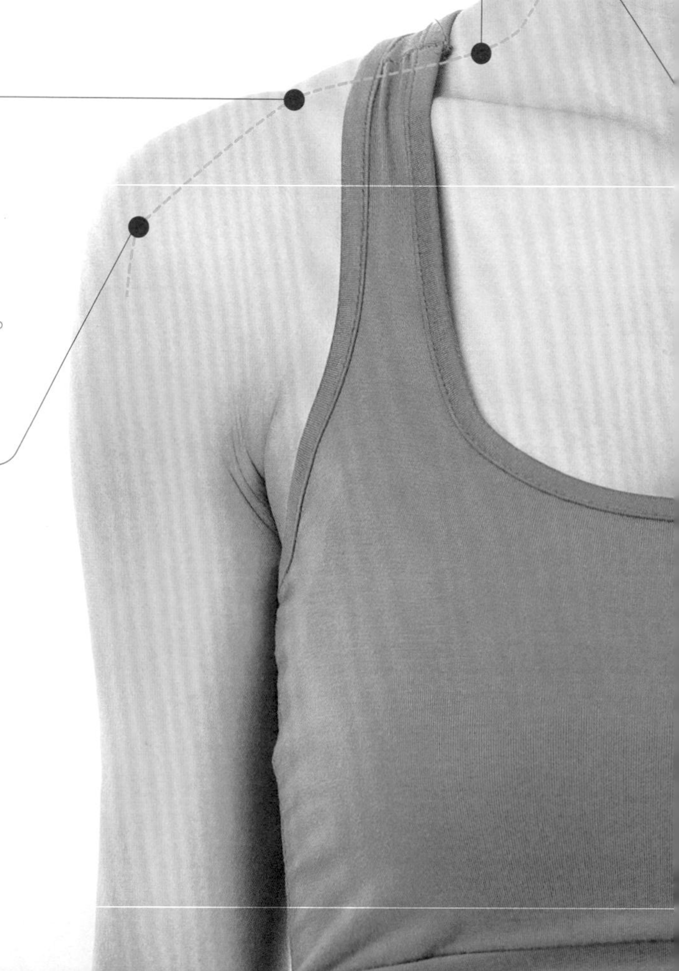

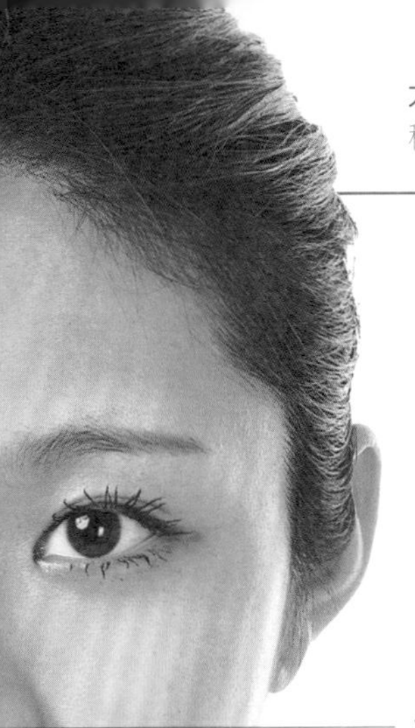

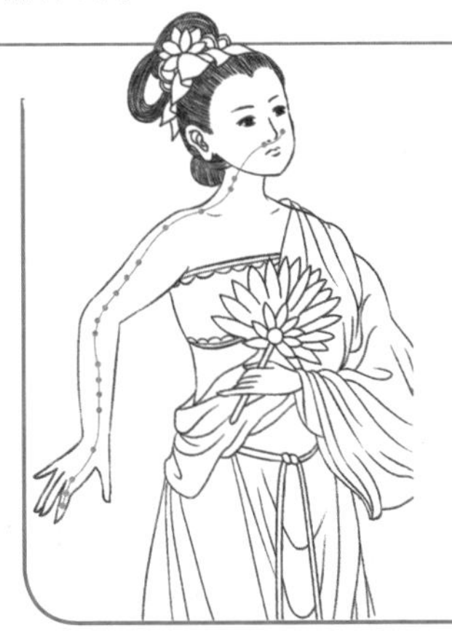

肺与大肠相表里。肺将充足的新鲜血液布满全身，紧接着促使大肠进入兴奋状态，完成吸收食物中的水分和营养、排出渣滓的过程。

迎香 LI20

主治：祛风通窍，理气止痛。主治鼻塞、鼻炎、鼻出血、面神经麻痹、黄褐斑、酒渣鼻。

定位：在面部，鼻翼外缘中点，鼻唇沟中。双手轻握拳，食指和中指并拢，中指指尖贴鼻翼两侧，食指指尖处即是。

口禾髎 LI19

主治：祛风清热，牵正通窍。主治鼻塞流涕、鼻出血。

定位：在面部，横平人中沟上 1/3 与下 2/3 交点，鼻孔外缘直下。鼻孔外缘直下，平鼻唇沟上 1/3 水沟处即是。

扶突 LI18

主治：利咽消肿，理气降逆。主治咳嗽、气喘、咽喉肿痛、打嗝。

定位：在胸锁乳突肌区，横平喉结，当胸锁乳突肌的前、后缘中间。拇指弯曲，其余四指并拢，手心向内，小指放喉结旁，食指所在处即是。

第四章

足阳明胃经

足阳明胃经在鼻旁与手阳明大肠经衔接，联系的脏腑器官有鼻、目、上齿、口唇、喉咙和乳房，属胃，络脾，在足大趾与足太阴脾经相接。胃是气血生成的地方，而气血是人体最基本的保障，所以，胃经是人体的后天之本，想健康长寿，想通体康泰，就不要忘了打通胃经，让它时时保持通畅旺盛。

承泣 ST1：根除黑眼圈
四白 ST2：眼保健操的主穴
巨髎 ST3：主治面神经麻痹
地仓 ST4：抚平口周皱纹
大迎 ST5：牙痛是病也不怕
颊车 ST6：预防面部皱纹
下关 ST7：治疗牙痛与耳鸣
头维 ST8：治疗面肌痉挛
人迎 ST9：双向调节血压
水突 ST10：治疗慢性咽炎
气舍 ST11：保养肺脏，预防感冒
缺盆 ST12：咳嗽、喘息不再愁
气户 ST13：止打嗝好帮手
库房 ST14：气喘按按它
屋翳 ST15：开胸顺气消炎症
膺窗 ST16：胸部保健穴
乳中 ST17：祛除目瘤，一个不留
乳根 ST18：让乳房更健康
不容 ST19：对付胃疾
承满 ST20：治疗胃痛胃炎
梁门 ST21：预防胃下垂
关门 ST22：胃肠不适就找它
太乙 ST23：恶心烦躁按太乙
滑肉门 ST24：身材美丽的诀窍
天枢 ST25：腹泻便秘全搞定
外陵 ST26：缓解下腹疼痛
大巨 ST27：小便不利就找它
水道 ST28：关爱女人的保健穴
归来 ST29：对付女性生殖问题
气冲 ST30：女性生殖问题就找它
髀关 ST31：改善下肢麻木
伏兔 ST32：解除膝冷腰胯疼
阴市 ST33：降血糖好帮手
梁丘 ST34：对付顽固胃痛最有效
犊鼻 ST35：治疗膝关节炎
足三里 ST36：天然营养补品
上巨虚 ST37：艾灸可治胃肠病
条口 ST38：让肠胃更强健
下巨虚 ST39：主治胃肠病
丰隆 ST40：常刮痧可除湿化痰
解溪 ST41：促进血液循环
冲阳 ST42：除腹胀，增食欲
陷谷 ST43：治慢性胃炎胃下垂
内庭 ST44：治理口腔上火最有效
厉兑 ST45：快速止吐

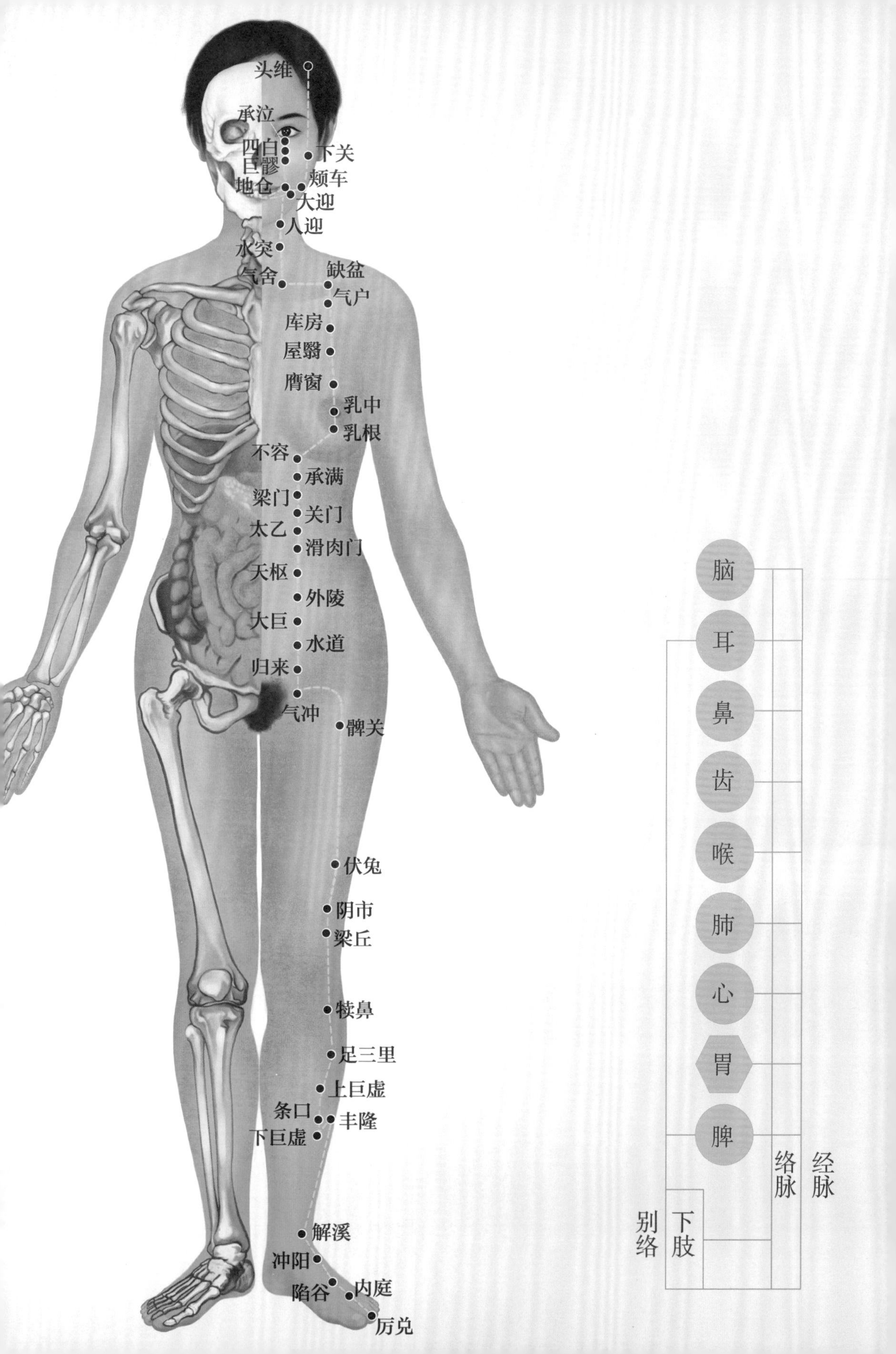

头维
承泣
四白
巨髎
地仓
下关
颊车
大迎
人迎
水突
气舍
缺盆
气户
库房
屋翳
膺窗
乳中
乳根
不容
承满
梁门
关门
太乙
滑肉门
天枢
外陵
大巨
水道
归来
气冲
髀关
伏兔
阴市
梁丘
犊鼻
足三里
上巨虚
条口
丰隆
下巨虚
解溪
冲阳
陷谷
内庭
厉兑
脑
耳
鼻
齿
喉
肺
心
胃
脾
下肢
别络
络脉
经脉

辰《黄帝内经》中说，**辰时 (7:00~9:00)** 经脉气血循行流注至胃经。

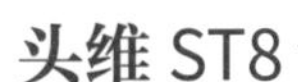

头维 ST8

主治：清头明目，止痛镇痉。主治面肌痉挛，偏正头痛，迎风流泪，目眩，口眼㖞斜。

定位：在头部，额角发际直上 0.5 寸，头正中线旁开 4.5 寸处。在头部，额角发际直上半横指，头正中线旁开约 6 横指。

下关 ST7

主治：消肿止痛，聪耳通络。主治牙痛、口眼㖞斜、面痛、耳鸣。

定位：在面部，颧弓下缘中央与下颌切迹之间凹陷处。闭口，食指和中指并拢，食指贴于耳垂旁，中指指腹处即是。

颊车 ST6

主治：祛风清热，开关通络。主治口眼㖞斜、牙关紧闭、牙痛、面部痉挛。

定位：在面部，下颌角前上方 1 横指（中指）。上下牙关咬紧时，会隆起一个咬肌高点，按之有凹陷处即是。

大迎 ST5

主治：祛风通络，消肿止痛。主治口角㖞斜、失音、颊肿、牙痛。

定位：在面部，下颌角前方，咬肌附着部前缘凹陷中，面动脉搏动处。正坐，闭口鼓气，下颌角前下方有一凹陷，下端按之有搏动感处即是。

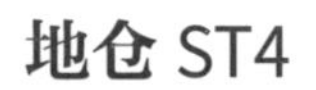

地仓 ST4

主治：祛风止痛，舒筋活络。主治口眼㖞斜、牙痛、流涎、眼睑跳动不止。

定位：在面部，当口角旁开 0.4 寸（指寸）。轻闭口，举两手，用食指指甲垂直下压唇角外侧两旁即是。

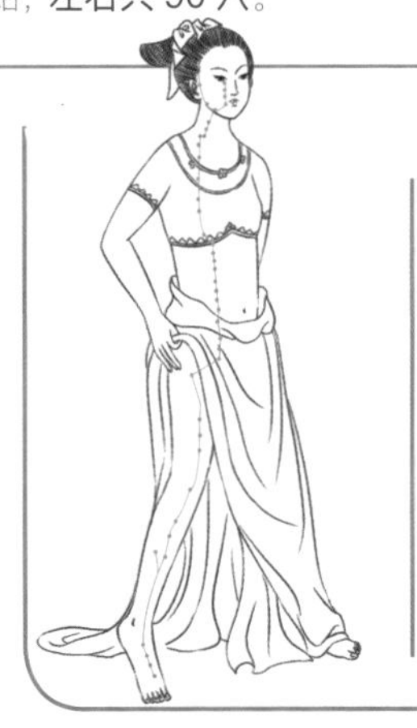

对于胃经，可采取拍打刺激的方式梳理经络气血，脸上重点穴位可用食指或中指揉按 1 分钟，掌握拍打力度；腿部可适当加重，每天 3 次，每次 5~10 分钟即可。

承泣 ST1

主治：散风清热，明目止泪。主治目赤肿痛、视物模糊、白内障、口眼㖞斜。

定位：在面部，眼球与眶下缘之间，瞳孔直下。食指和中指伸直并拢，中指贴于鼻侧，食指指尖位于下眼眶边缘处即是。

四白 ST2

主治：祛风明目，通经活络。主治近视、目赤痛痒、迎风流泪、白内障、面瘫。

定位：在面部，双眼平视时，瞳孔直下，当眶下孔凹陷处。食指和中指伸直并拢，中指指腹贴于两侧鼻翼，食指指尖所按凹陷处即是。

巨髎 ST3

主治：祛风通络，明目退翳。主治口眼㖞斜、鼻出血、牙痛、面痛、面神经麻痹。

定位：在面部，瞳孔直下，横平鼻翼下缘，颧弓下缘凹陷处。直视前方，沿瞳孔直下垂直线向下，与鼻翼下缘水平线交点凹陷处即是。

偏头痛

按摩头维、曲鬓、风府和列缺对于偏头痛有明显的改善作用。方法很简单，采用刮痧的方法效果最显著，偏头痛发作时开始刮拭，每穴 1~3 分钟即可。

按揉四白治近视

用中指指腹轻轻地按揉面部的四白，每天 1~3 次，每次 3~5 分钟，可以帮助预防近视。

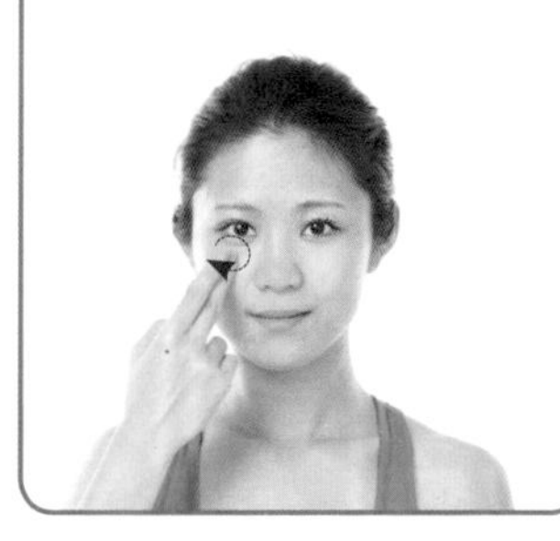

早餐可安排温和养胃的食物，如**稀粥**、**豆浆**等。

按摩人迎治气逆

胸闷、咳嗽、气逆总是让人喘不过气来，这时只要按揉颈部的人迎就可以很快缓解，按揉时力度一定要轻。

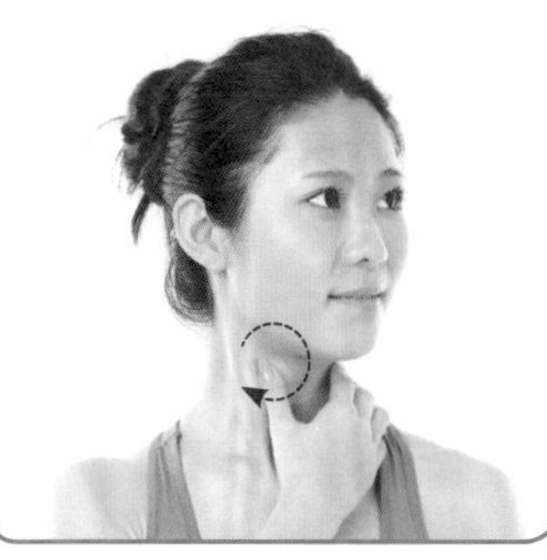

人迎 ST9

主治：利咽散结，理气降逆。主治胸满气逆、咽喉肿痛、食欲缺乏、高血压。

定位：在颈部，横平喉结，胸锁乳突肌前缘，颈总动脉搏动处。正坐，头微侧，从喉结往外侧量约 2 横指，可感胸锁乳突肌前缘颈部动脉搏动处即是。

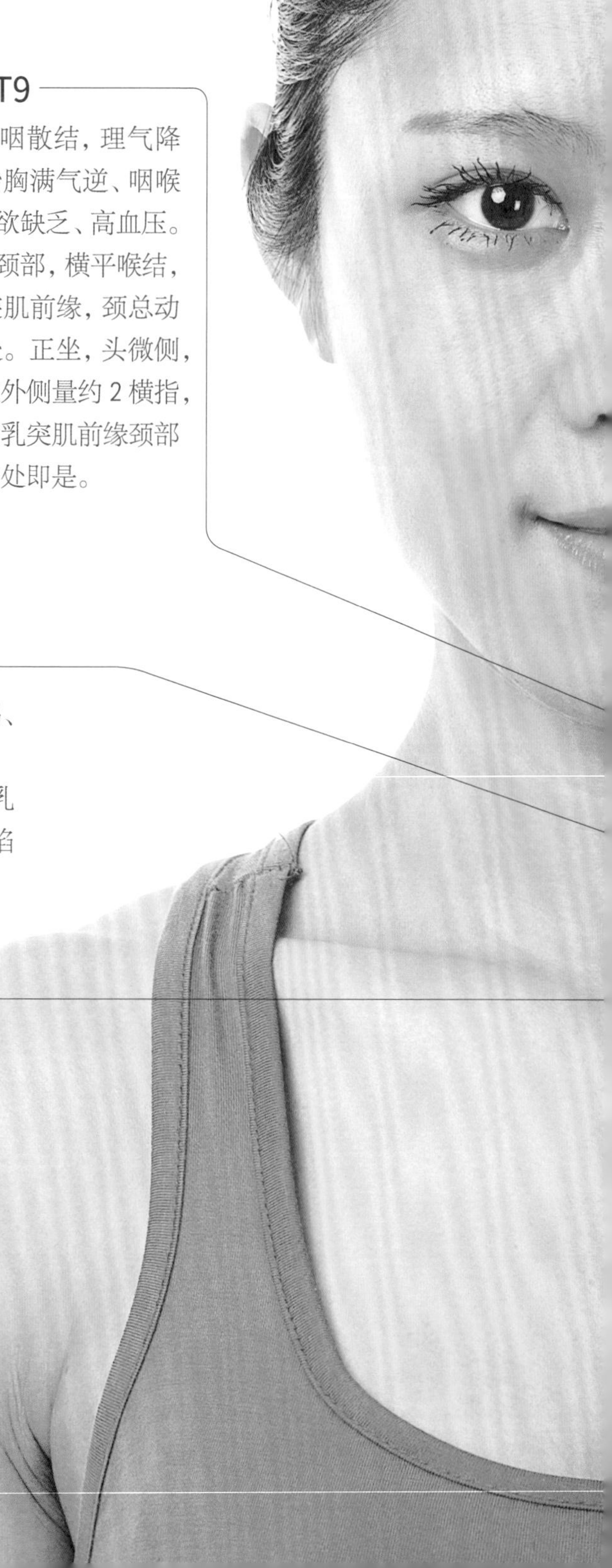

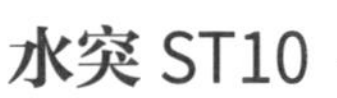

水突 ST10

主治：清热利咽，降逆平喘。主治呼吸喘鸣、咽喉肿痛、慢性咽炎、打嗝。

定位：在颈部，胸锁乳突肌的前缘，当胸锁乳突肌的胸骨头与锁骨头和锁骨所构成的凹陷处。找到人迎、气舍，两者连线中点处即是。

气舍 ST11

主治：宣肺定喘，理气散结。主治咽喉肿痛、打嗝、瘿瘤(甲状腺肿瘤)。

定位：在胸锁乳突肌区，锁骨上小窝，锁骨内侧端上缘，胸锁乳突肌的胸骨头与锁骨头中间的凹陷中。先找到人迎，直下，锁骨上缘处即是。

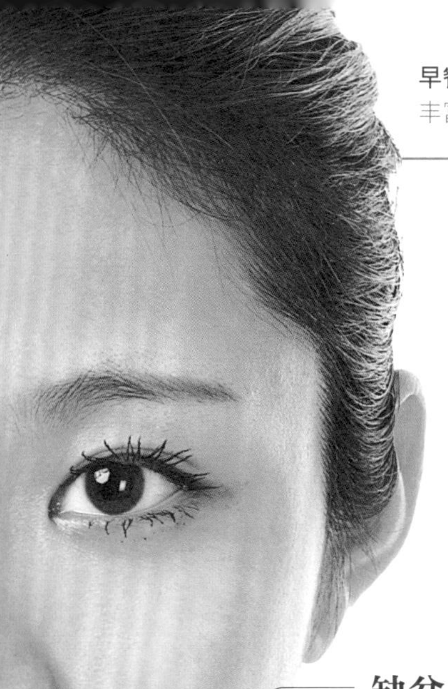

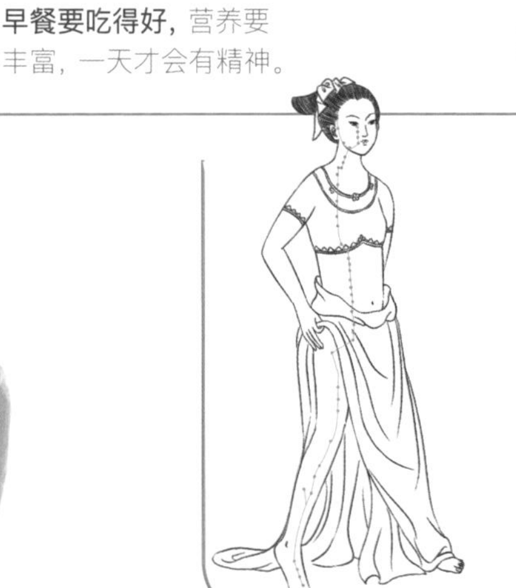

过于燥热的食品容易引起胃火盛，出现嘴唇干裂、唇疮等问题。但也要尽量避免会胃寒，以免影响保养效果。

缺盆 ST12

主治：宽胸利膈，止咳平喘。主治咳嗽、哮喘、胸痛、咽喉肿痛、慢性咽炎。

定位：在颈外侧部，前正中线旁开4寸，锁骨上缘凹陷中。正坐，乳中线直上锁骨上方有一凹陷，凹陷中点按有酸胀处即是。

咽喉肿痛

用拇指指腹按揉水突、廉泉和列缺可以治疗因上火所致的咽喉肿痛。按摩的同时还可以用温水冲泡蜂蜜饮用，有消肿止痛的作用。

气户 ST13

主治：理气宽胸，止咳平喘。主治打嗝上气、呼吸喘鸣、咽喉肿痛。

定位：在胸部，锁骨下缘，前正中线旁开4寸。正坐仰靠，乳中线与锁骨下缘相交的凹陷，按压有酸胀感处即是。

库房 ST14

主治：理气宽胸，清热化痰。主治胸满气逆、气喘、胸胁胀痛、咳嗽。

定位：在胸部，第1肋间隙，前正中线旁开4寸。正坐或仰卧，从乳头沿垂直线向上推第3个肋间隙，按压有酸胀感处即是。

胃经亢进时症状：体热、腹胀、打嗝、便秘、胃痉挛性疼痛、胃酸过多、唇干裂。

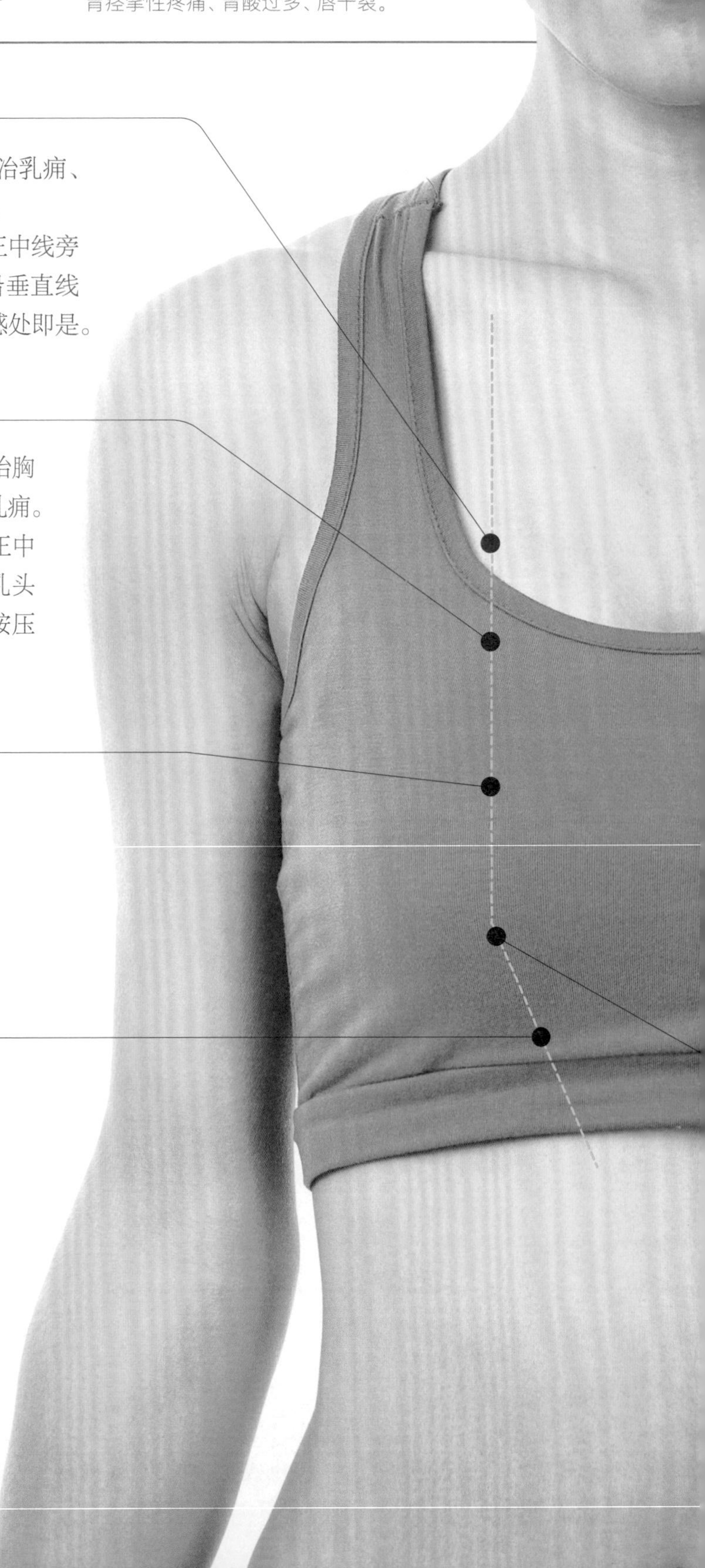

屋翳 ST15

主治：消痈止痒，止咳化痰。主治乳痈、乳腺增生、胸满气逆、咳嗽喘息。

定位：在胸部，第 2 肋间隙，前正中线旁开 4 寸。正坐或仰卧，从乳头沿垂直线向上推2个肋间隙，按压有酸胀感处即是。

膺窗 ST16

主治：止咳宁嗽，消肿清热。主治胸满气逆、呼吸喘鸣、咳嗽喘息、乳痈。

定位：在胸部，第 3 肋间隙，前正中线旁开 4 寸。正坐或仰卧，从乳头沿垂直线向上推 1 个肋间隙，按压有酸胀感处即是。

乳中 ST17

主治：调气醒神。主治癫痫、产后乳少、乳痈。

定位：在胸部，乳头中央。

不容 ST19

主治：调中和胃，理气止痛。主治腹胀、胃痛、呕吐、食欲缺乏。

定位：在上腹部，脐中上 6 寸，前正中线旁开 2 寸。仰卧，先取中脘穴，再取中脘与胸剑联合的中点作水平线，再取锁骨中线与前正中线之间的中点作垂直线，其交叉点按压有酸胀感处即是。

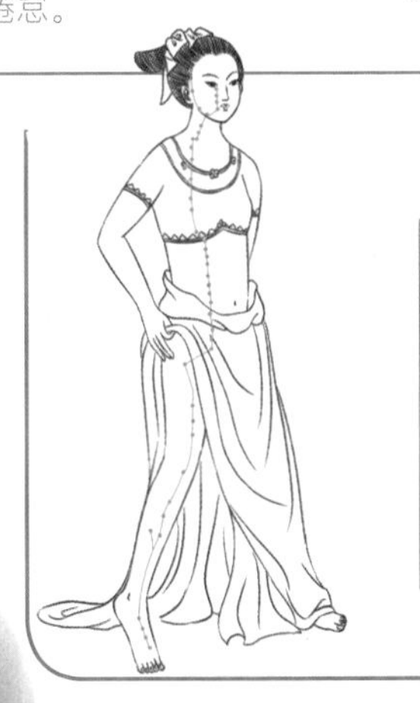

想要减肥的女性，可以每天早上醒来后搓大腿上的胃经 50 下，这样做可以促进胃肠道的蠕动，能促进排便。

乳腺增生

乳腺增生的女性每周吃 1 次海带对缓解乳腺增生很有好处。再选取膺窗和乳根进行艾灸，效果更加明显。每天或隔天灸 1 次，每次灸 10 分钟，10 次为 1 个疗程。

按摩乳根能下奶

刚生产完的妈妈要是不下奶的话，可以按摩乳根。先将手掌搓热，然后用温热的手掌按揉乳房下边的乳根 3~5 分钟，每隔 1 小时按摩 1 次，很快就会下奶了。

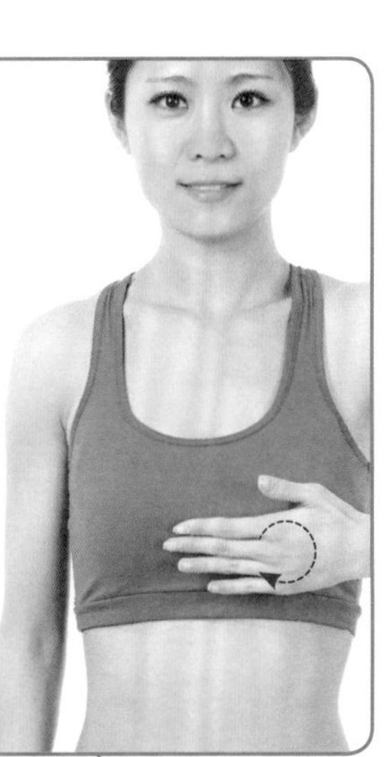

乳根 ST18

主治：宣肺止咳，宽胸增乳。主治胸痛、胸闷、咳喘、乳汁不足、乳房肿痛。

定位：在胸部，第 5 肋间隙，前正中线旁开 4 寸。

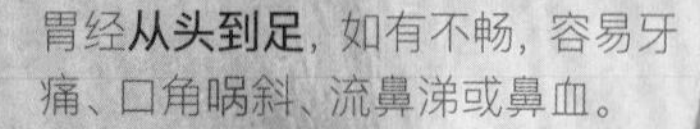

呕吐

外出乘车时，呕吐发作，不要着急，用拇指指腹稍稍用力按压承满和内关就可以有效止吐。

承满 ST20

主治：理气和胃，降逆止呕。主治胃痛、呕吐、腹胀、胃十二指肠溃疡。

定位：在上腹部，脐中上 5 寸，前正中线旁开 2 寸。仰卧，先找到不容，垂直向下量 1 横指，按压有酸胀感处即是。

梁门 ST21

主治：和胃理气，健脾调中。主治胃痛、呕吐、腹胀、食欲缺乏、便溏、呕血。

定位：在上腹部，脐中上 4 寸，前正中线旁开 2 寸。仰卧，取肚脐与胸剑联合连线的中点，再水平旁开 3 横指处即是。

关门 ST22

主治：调理肠胃，利水消肿。主治胃痛、呕吐、腹胀、食欲缺乏、便秘、遗尿。

定位：在上腹部，脐中上 3 寸，前正中线旁开 2 寸。仰卧，从肚脐沿前正中线向上量 4 横指，再水平旁开 3 横指处即是。

太乙 ST23

主治：清心安神，化痰和胃。主治癫狂、吐舌、胃痛、呕吐、腹胀、食欲缺乏。

定位：在上腹部，脐中上 2 寸，前正中线旁开 2 寸。仰卧，取中脘与脐之中点，再水平旁开 3 横指处即是。

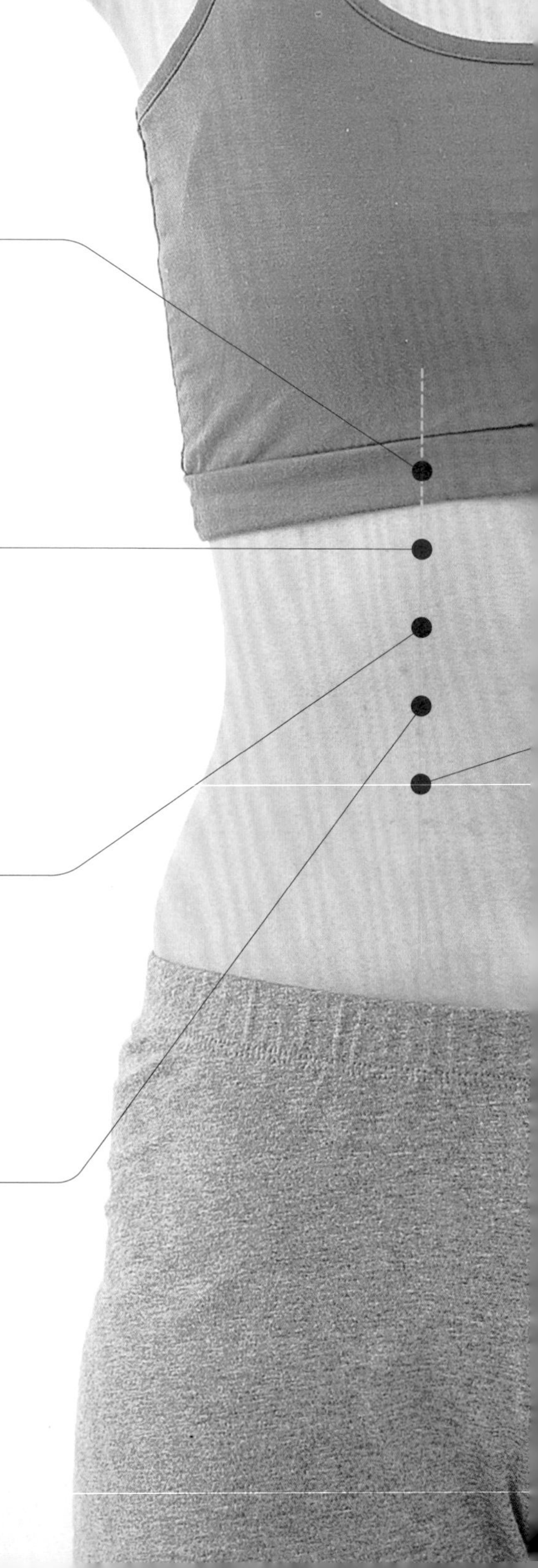

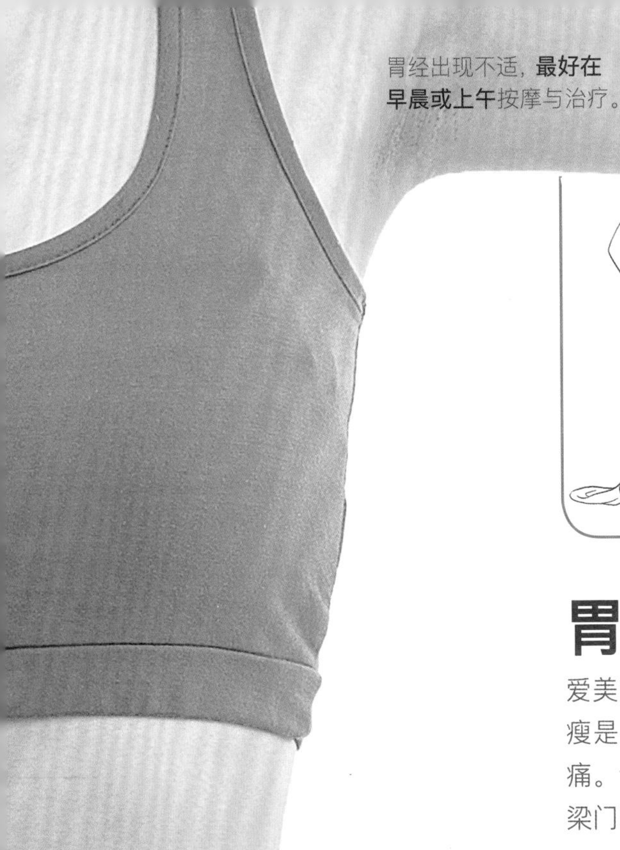

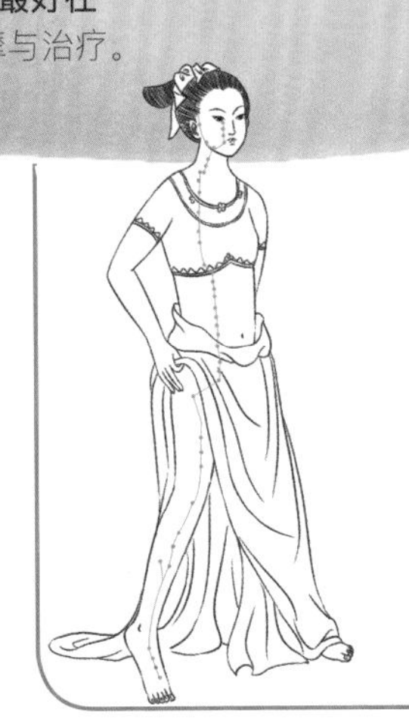

饭后 1 个小时循按胃经是一个不错的选择，这样可以启动人体的“发电系统”，以调节人体的胃肠功能。

胃痛

爱美的女性总是叫嚷着要减肥，经常节食不吃饭，瘦是瘦了，可是胃也落下了各种毛病，天天喊胃痛。请善待你的胃，好好吃饭。平时没事多按揉梁门、关门和太乙，给你的胃多些关爱吧！

滑肉门 ST24

主治：镇惊安神，和胃止吐。主治癫狂、胃痛、呕吐、腹胀、食欲缺乏、月经不调。

定位：在上腹部，脐中上 1 寸，前正中线旁开 2 寸。仰卧，从肚脐沿前正中线向上量 1 横指，再水平旁开 3 横指处即是。

按揉滑肉门可瘦身

滑肉门最大的作用就是润滑，它可以将人体内多余的痰湿痰团分泌排出体外。瘦身的女性只要经常在滑肉门上拔罐就会收到意想不到的瘦身效果。

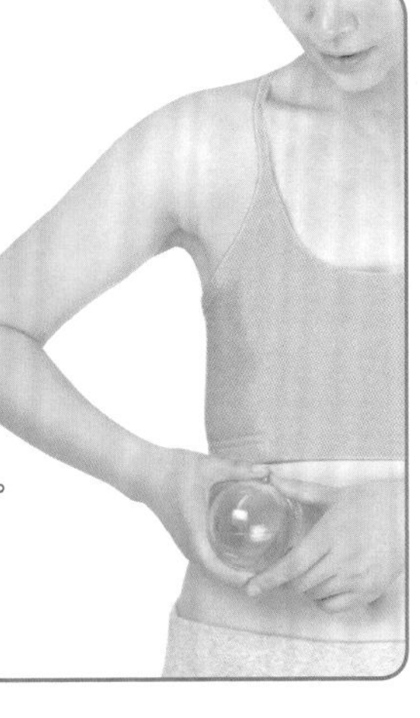

辰时气血流注于胃经，早上第一口食物，应该是**温热**的才有利于**养胃**。

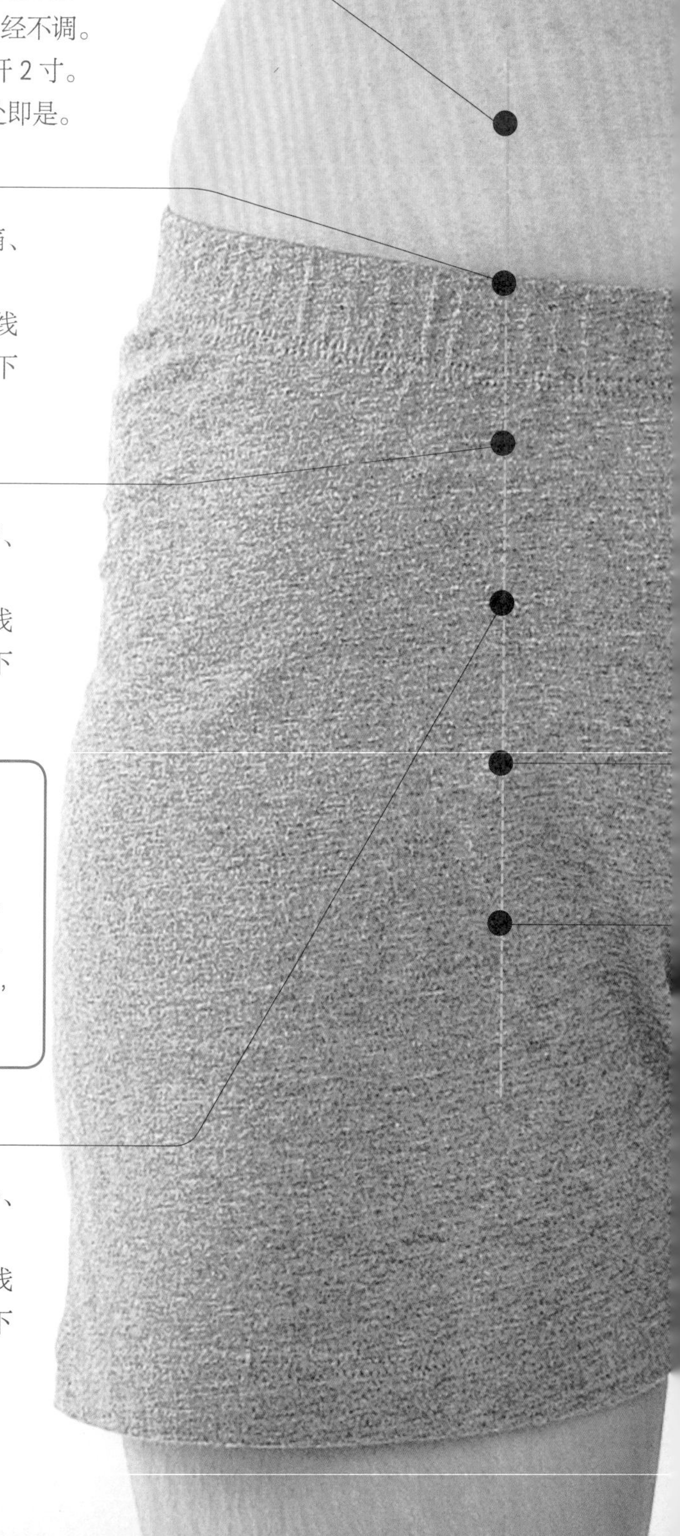

天枢 ST25

主治：理气调畅，调经止痛。主治呕吐、腹胀肠鸣、腹泻不止、痢疾、便秘、口腔溃疡、月经不调。

定位：在腹部，横平脐中，前正中线旁开2寸。仰卧，肚脐旁开3横指，按压有酸胀感处即是。

外陵 ST26

主治：和胃化湿，理气止痛。主治胃痛、腹痛、腹胀、疝气、痛经。

定位：在下腹部，脐中下1寸，前正中线旁开2寸。仰卧，从肚脐沿前正中线向下量1横指，再水平旁开3横指处即是。

大巨 ST27

主治：调肠胃，固肾气。主治便秘、腹痛、小便不利。

定位：在下腹部，脐中下2寸，前正中线旁开2寸。仰卧，从肚脐沿前正中线向下量3横指，再水平旁开3横指处即是。

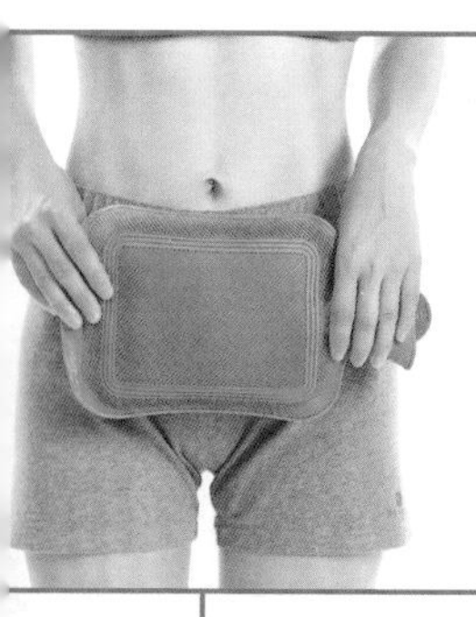

热敷水道调经止痛

经常痛经的女性可以为自己准备一个热水袋，将热水袋隔着毛巾敷在水道上30分钟，不仅可以止痛，还可以调理月经周期。

水道 ST28

主治：利水消肿，调经止痛。主治便秘、腹痛、小腹胀痛、痛经、膀胱炎。

定位：在下腹部，脐中下3寸，前正中线旁开2寸。仰卧，从肚脐沿前正中线向下量4横指，再水平旁开3横指处即是。

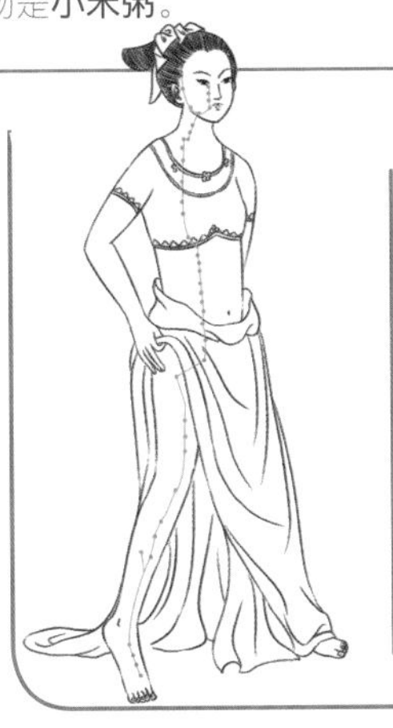

胃经一旦衰弱，各种令人烦恼的衰老症状都会乘虚而入。像头发大量脱落、变白、开叉断裂或没有光泽度；脸上的皮肤不再光滑，出现色斑，皱纹等。

痛经

用手掌按揉外陵和水道可以快速缓解痛经。除了按摩穴位之外，平时多吃一些活血补血的食物，如红花、丝瓜等对缓解痛经有很大的帮助。

归来 ST29

主治： 活血化瘀，调经止痛。主治腹痛、不孕、闭经、白带过多。

定位： 在下腹部，脐中下 4 寸，前正中线旁开 2 寸。仰卧，从耻骨联合上缘沿前正中线向上量 1 横指，再水平旁开 3 横指处即是。

气冲 ST30

主治： 调经血，舒宗筋，理气止痛。主治阳痿、疝气、不孕、腹痛、月经不调。

定位： 在腹股沟区，耻骨联合上缘，前正中线旁开 2 寸，动脉搏动处。仰卧，从耻骨联合上缘中点水平旁开 3 横指处即是。

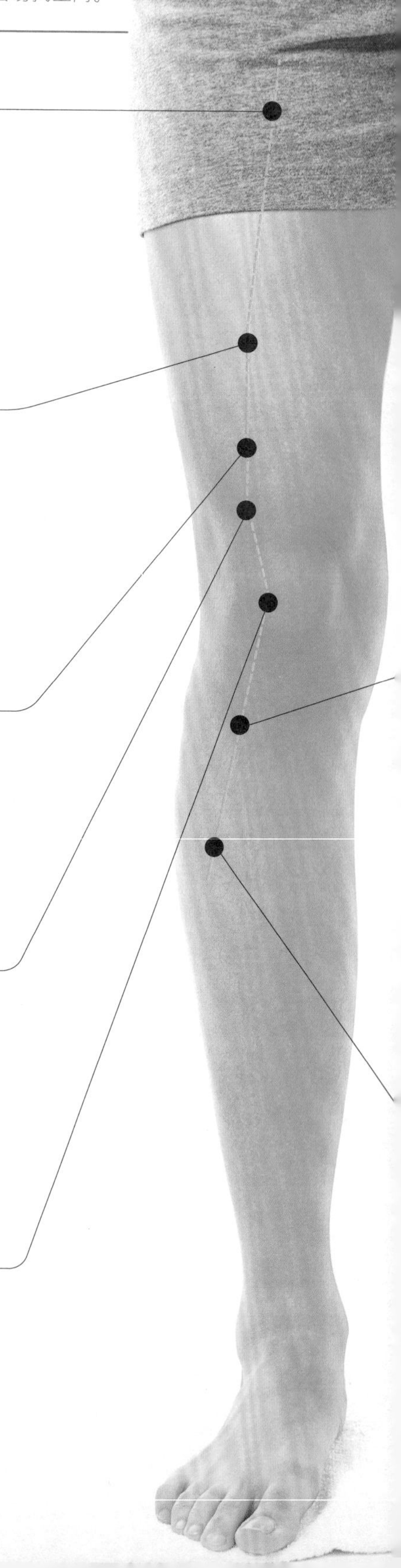

髀关 ST31

主治：强腰膝，通经络。主治腰膝疼痛、下肢酸软麻木、膝寒。

定位：在股前部，股直肌近端、缝匠肌与阔筋膜张肌 3 条肌肉之间凹陷中。仰卧屈股，大腿前髂前上棘与髌底外缘连线和会阴相平的连线交点处即是。

伏兔 ST32

主治：散寒化湿，疏通经络。主治腰膝疼痛、下肢酸软麻木、腹胀。

定位：在股前部，髌底上 6 寸，髂前上棘与髌底外侧端的连线上。屈膝 90°，手指并拢压腿上，掌后第 1 横纹中点按在髌骨上缘中点，中指尖端处即是。

阴市 ST33

主治：散寒除湿，理气止痛。主治腿膝冷痛、麻痹，下肢不遂，脚气，糖尿病。

定位：在股前区，髌底上 3 寸，股直肌腱外侧缘。正坐屈膝，髌底外侧直上量 4 横指，按压有酸痛感处即是。

梁丘 ST34

主治：理气和胃，通经活络。主治胃痛、肠鸣腹泻、膝关节炎、乳肿痛。

定位：在股前区，髌骨外缘上 2 寸，股外侧肌与股直肌腱之间。坐位，下肢用力蹬直，髌骨外上缘上方凹陷正中处即是。

犊鼻 ST35

主治：消肿止痛，通经活络。主治膝痛、腰痛、足跟痛、脚气。

定位：在膝前区，髌韧带外侧凹陷中。坐位，下肢用力蹬直，膝盖下面外侧凹陷处即是。

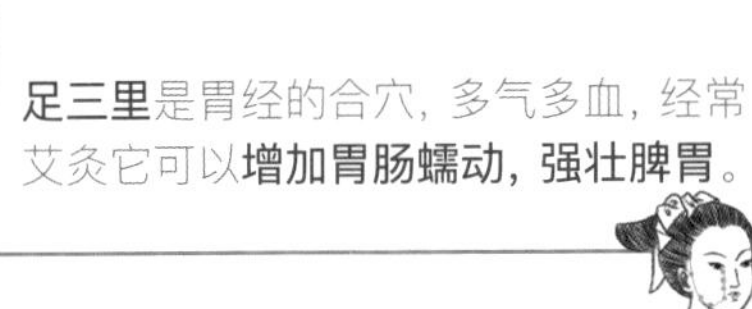

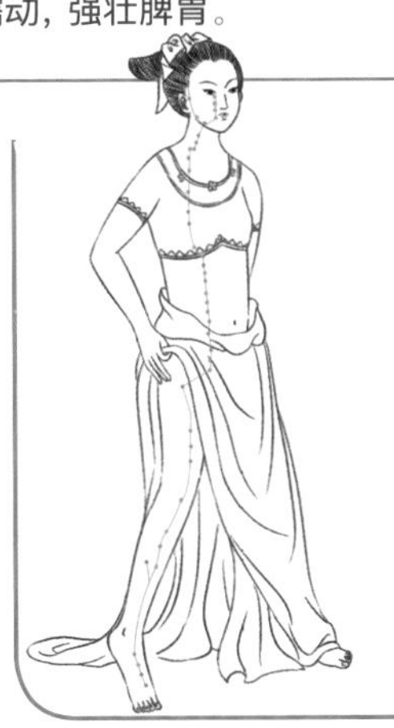

因为胃经和脾经五行都属土，像手心和手背一样，形影不离，分管着女人的气和血，只有让这两条经脉都畅通无阻，气血才能足够充盈。

手足怕冷

手足怕冷可以经常刺激足三里。按摩、艾灸、拔罐、刮痧都可以起到很好的效果。长期坚持，效果更加显著。

足三里 ST36

主治：健脾和胃，通经活络。主治胃痛、呕吐、腹胀、腹泻、便秘、高脂血症、头痛、眩晕、鼻塞、癫痫、半身不遂、脾胃虚弱、贫血、手足怕冷、湿疹、荨麻疹。

定位：在小腿前外侧，犊鼻下 3 寸，犊鼻与解溪连线上。站位弯腰，同侧手虎口围住髌骨上外缘，余四指向下，中指指尖处即是。

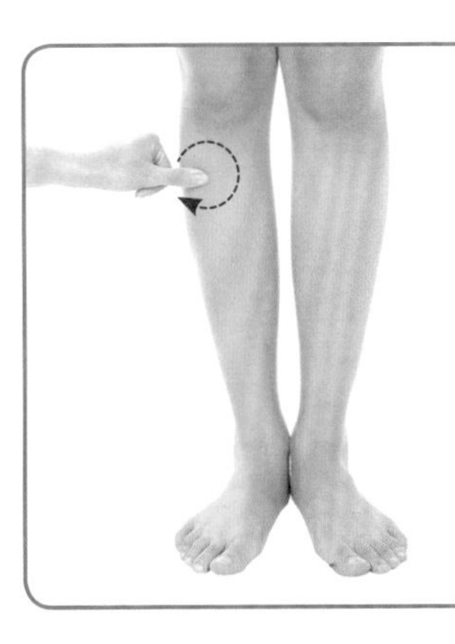

按揉足三里，衰老远离你

足三里是女性一辈子美容养生必不可少的大补穴之一。凡是女性想要消除皱纹、丰胸减肥、保养子宫和卵巢等，按揉足三里都是上上策。每天按揉 20 分钟，长期坚持，所有衰老的症状都会渐渐离你远去。

上巨虚 ST37

主治：调和肠胃，通经活络。主治肠胃炎、腹泻、便秘、腹胀、高血压。

定位：在小腿外侧，犊鼻下 6 寸，犊鼻与解溪连线上。坐位屈膝，先找到足三里，向下量 4 横指凹陷处即是。

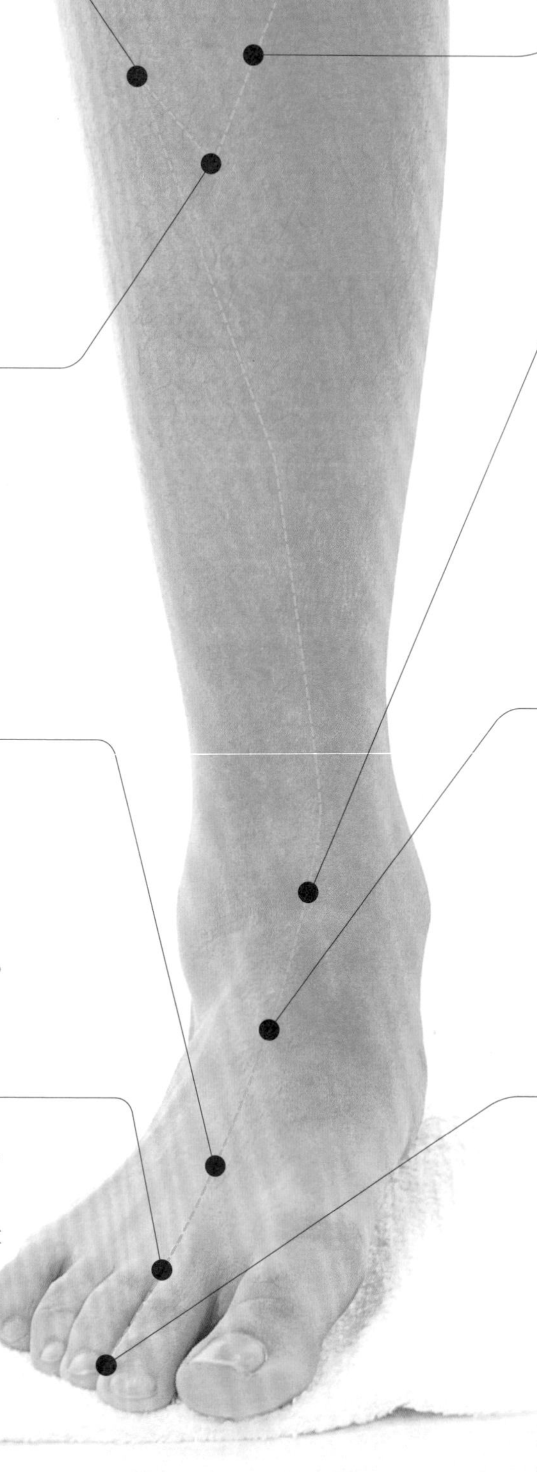

丰隆 ST40

主治：和胃气，化痰湿，清神志。主治呕吐、便秘、水肿、头痛、眩晕、痰多、癫狂、下肢痿痹等。

定位：在小腿外侧，外踝尖上8寸，胫骨前肌的外缘。坐位屈膝，先找到条口，向外量1横指凹陷处即是。

下巨虚 ST39

主治：调肠胃，通经络，安神志。主治小腹疼痛、胃痛、胰腺炎、下肢水肿。

定位：在小腿外侧，犊鼻下9寸，犊鼻与解溪的连线上。坐位屈膝，先找到条口，向下量1横指凹陷处即是。

陷谷 ST43

主治：清热解表，和胃止痛。主治慢性胃炎、面部水肿、腹痛、足背肿痛。

定位：在足背，第2、第3跖骨间，第2跖趾关节近端凹陷中。足背第2、第3跖骨结合部前方凹陷处，按压有酸胀感处即是。

内庭 ST44

主治：清胃泄火，理气止痛。主治腹痛、腹泻、牙痛、头面痛、咽喉肿痛。

定位：在足背，第2、第3趾间，趾蹼缘后方赤白肉际处。足背第2、第3趾之间，皮肤颜色深浅交界处即是。

条口 ST38

主治：理气和中，舒筋活络。主治肩背痛、小腿肿痛、胃肠疾病、脚气。

定位：在小腿外侧，犊鼻下 8 寸，胫骨前嵴外 1 寸。坐位屈膝，犊鼻与外踝尖之间的中点，胫骨外 1 横指处。

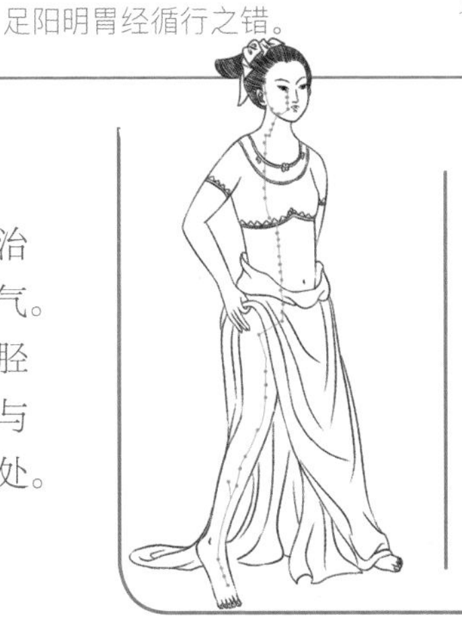

邪气侵入胃经的络脉，会使人鼻塞、流鼻血、上齿寒冷，宜针刺足中趾侧的次趾趾甲上方与皮肉交界处的厉兑，左右各刺 1 次。左病刺右边，右病刺左边。

解溪 ST41

主治：清胃化痰，镇惊安神，舒筋活络。主治面部水肿、腹胀、下肢肿痛、头痛、眩晕、癫狂。

定位：在踝部，踝关节前面中央凹陷中，踇长伸肌腱与趾长伸肌腱之间。足背与小腿交界处的横纹中央凹陷处，足背两条肌腱之间即是。

胃火过大

有的女性总爱操心又容易生闷气，脸上起又红又大的疙瘩，便秘、口臭，这是胃火过大，只要每天用力按揉内庭 20 分钟，坚持 3 天，症状就会缓解，7 天症状消除。

冲阳 ST42

主治：和胃化痰，通络宁神。主治腹胀、口眼㖞斜、牙痛、精神病。

定位：在足背，第 2 跖骨基底部与中间楔状骨关节处，足背动脉搏动处。足背最高处，两条肌腱之间，按之有动脉搏动感处即是。

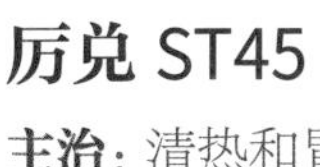

厉兑 ST45

主治：清热和胃，苏厥醒神，通经活络。主治晕厥、呕吐、胃痛、水肿、牙痛、足背肿痛。

定位：在足趾，第 2 趾末节外侧，趾甲根角侧后方 0.1 寸（指寸）。足背第 2 趾趾甲外侧缘与趾甲下缘各作一垂线，交点处即是。

按揉厉兑补气血

更年期女性经常容易失眠、脸水肿、眼袋水肿、面无血色，这是气血失调的表现，每天按揉厉兑 30 分钟，坚持 7 天就能很快改善不适症状。

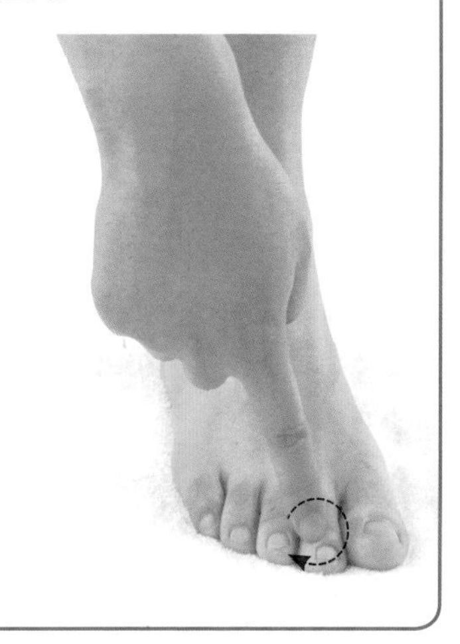

第五章
足太阴脾经

足太阴脾经在足大趾与足阳明胃经相衔接，联系的脏腑器官有咽、舌，属脾，络胃，注心中，在胸部与手少阴心经相接。络脉从本经分出，走向足阳明胃经，进入腹腔，联络肠胃。脾气旺盛的人，面色红润，肌肉丰满，精力充沛。

隐白 SP1：快速止血
大都 SP2：抽筋不怕按大都
太白 SP3：健脾化湿
公孙 SP4：摆平胸腹疾病
商丘 SP5：足踝扭伤就揉它
三阴交 SP6：妇科病首选穴
漏谷 SP7：小便不畅按漏谷
地机 SP8：改善胰岛素分泌
阴陵泉 SP9：下焦湿热的克星
血海 SP10：祛瘀血、生新血
箕门 SP11：主治小便不利
冲门 SP12：妇科疾病不用愁
府舍 SP13：腹痛不愁，府舍解忧
腹结 SP14：腹泻便秘双调节
大横 SP15：每天 5 分钟，减肥促消化
腹哀 SP16：肝胆疼痛就找它
食窦 SP17：食积反胃有良效
天溪 SP18：哺乳妈妈的催乳穴
胸乡 SP19：胸胁胀痛不用愁
周荣 SP20：让你心平气顺
大包 SP21：肺部保健师

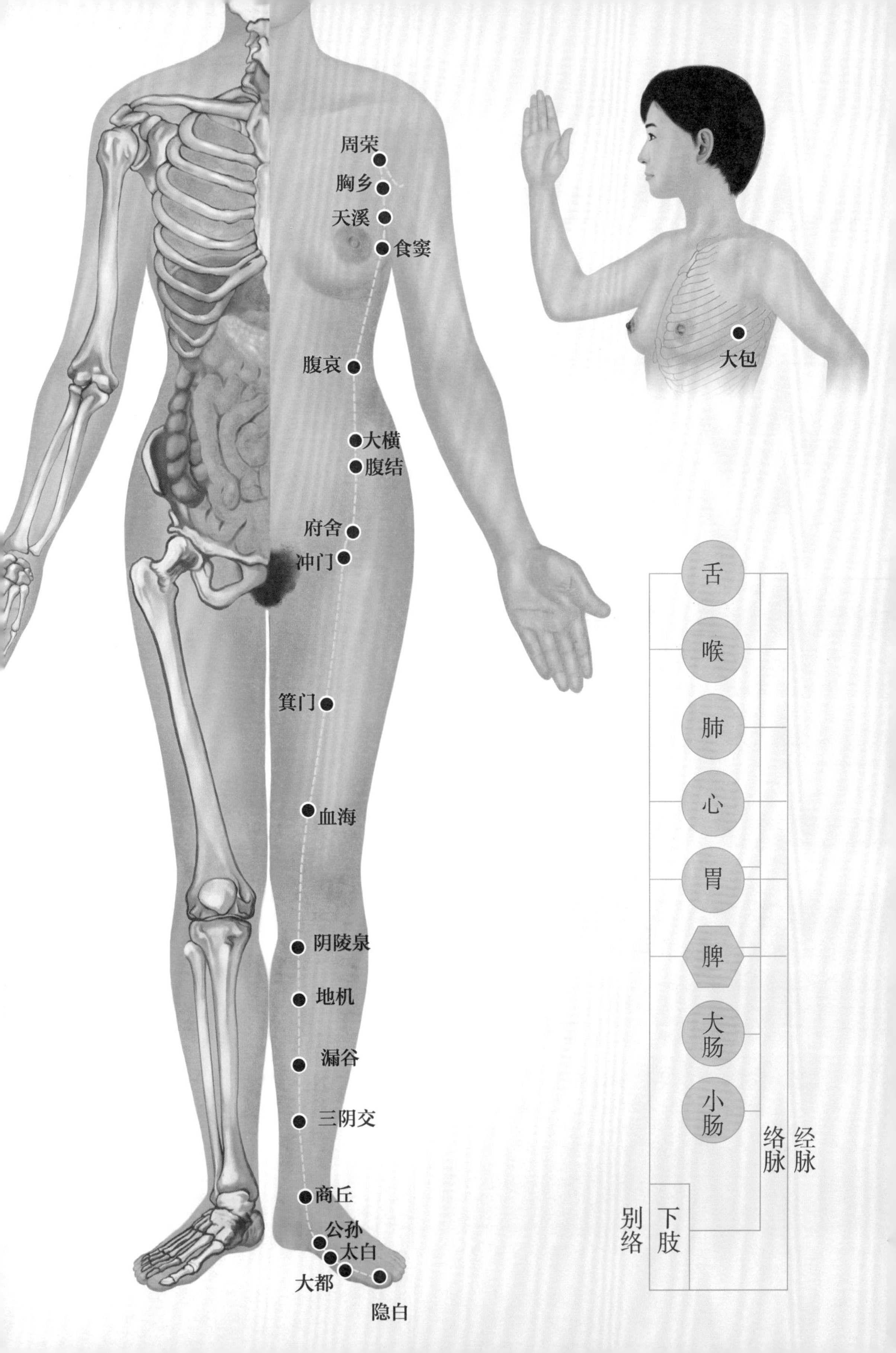
周荣
胸乡
天溪
食窦
腹哀
大横
腹结
府舍
冲门
箕门
血海
阴陵泉
地机
漏谷
三阴交
商丘
公孙
太白
大都
隐白
大包
舌
喉
肺
心
胃
脾
大肠
小肠
下肢
别络
络脉
经脉

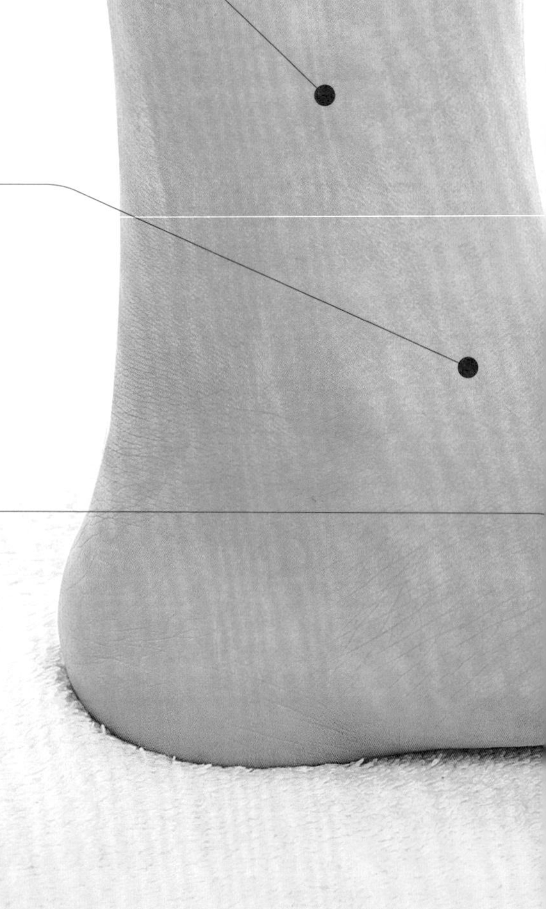

漏谷 SP7

主治：健脾和胃，利尿除湿。主治腹胀、腹痛、水肿、小便不利、足踝肿痛。

定位：在小腿内侧，内踝尖上 6 寸，胫骨内侧缘后际。胫骨内侧缘，内踝尖直上量两个 4 横指处即是。

三阴交 SP6

主治：健脾益胃，调肝补肾，调经止带。主治脾胃虚弱、腹泻、胃痛、痛经、月经不调、月经过多、小便不利、失眠、糖尿病、更年期综合征、白带过多。

定位：在小腿内侧，内踝尖上 3 寸，胫骨内侧缘后际。手四指并拢，小指下缘靠内踝尖上，食指上缘所在水平线与胫骨后缘交点处即是。

商丘 SP5

主治：健脾化湿，通调肠胃。主治腹胀、肠鸣、痔疮、两足无力、足踝痛。

定位：在踝部，内踝前下方，舟骨粗隆与内踝尖连线中点的凹陷中。足内踝前下方凹陷处即是。

公孙 SP4

主治：健脾益胃、通调冲脉。主治呕吐、腹痛、胃痛、失眠、小儿腹泻、小儿厌食。

定位：在跖区，当第 1 跖骨底的前下缘赤白肉际处。足大趾与足掌所构成的关节内侧，弓形骨后端下缘凹陷处即是。

嘴唇发白

嘴唇发白，没有血色，看起来没有精神，不涂口红都不敢出门。可以试试按摩太白，每天按揉太白 20 分钟，再配合经常吃点补气补血的食物，如红枣和黄芪等，坚持 1 个月后，嘴唇就会变得红润了。

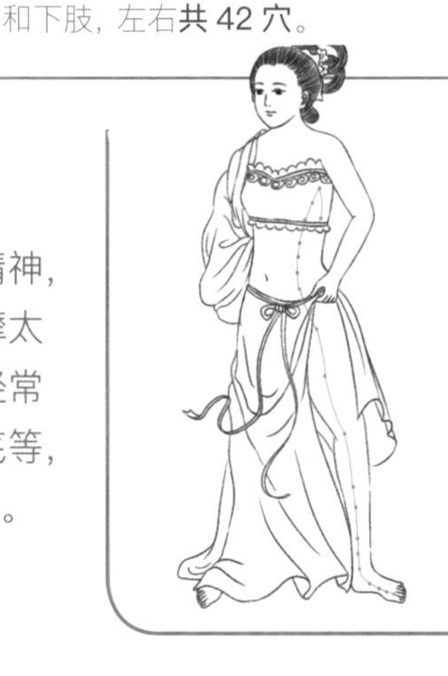

孕妇不宜按摩脾经上的三阴交。有文献记载，合按三阴交与合谷，可能会导致流产，故慎用。

太白 SP3

主治： 健脾化湿，理气和胃。主治脾胃虚弱、胃痛、腹胀、腹痛、腰痛、肠鸣。

定位： 在跖区，第 1 跖趾关节近端赤白肉际凹陷中。足大趾与足掌所构成的关节，后下方掌背交界线凹陷处即是。

隐白 SP1

主治： 调经统血，健脾宁神。主治月经过多、崩漏、腹胀、便血、脑卒中、昏迷。

定位： 在足趾，大趾末节内侧，趾甲根角侧后方 0.1 寸（指寸）。足大趾趾甲内侧缘与下缘各作一垂线，其交点处即是。

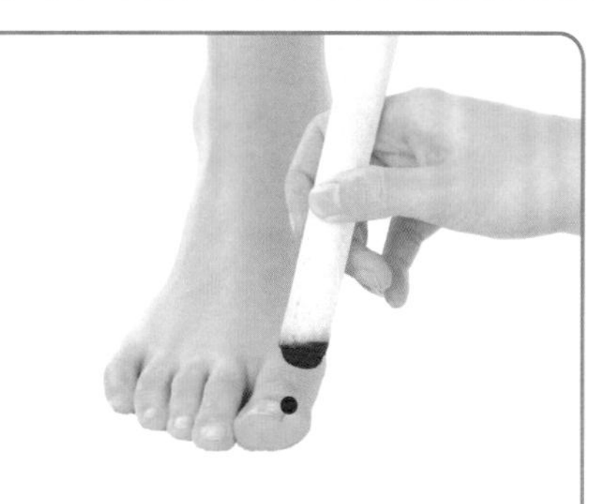

艾灸隐白可止血

月经期过长、月经量过多，崩漏，吐血，便血，只要用艾条温和灸隐白 20 分钟，再配合服用适量的云南白药，出血症状就会得到改善。

大都 SP2

主治： 健脾利湿、和胃镇惊。主治腹胀、腹痛、呕吐、便秘、胃痛、小儿惊风。

定位： 在足趾，第 1 跖趾关节远端赤白肉际凹陷中。足大趾与足掌所构成的关节，前下方掌背交界线凹陷处即是。

脾经在人体的**正面和侧面**。通过艾灸脾经上穴位可起到很好的止血作用。

贫血

每天上午的 9~11 时，做一次舒服的按揉吧。这个时辰是脾经经气运行得最旺盛的时候，人体的阳气也正处于上升趋势，所以此时按揉血海可以改善气血的运行。每侧按揉 3 分钟，要掌握好力道，不宜大力，只要能感觉到有微微的酸胀感即可。

箕门 SP11

主治：健脾渗湿，通利下焦。主治两股生疮、阴囊湿痒、小便不利、遗尿。

定位：在股前部，髌底内侧端与冲门连线上，髌底内侧端上 8 寸处。坐位绷腿，大腿内侧有一鱼状肌肉隆起，鱼尾凹陷处即是。

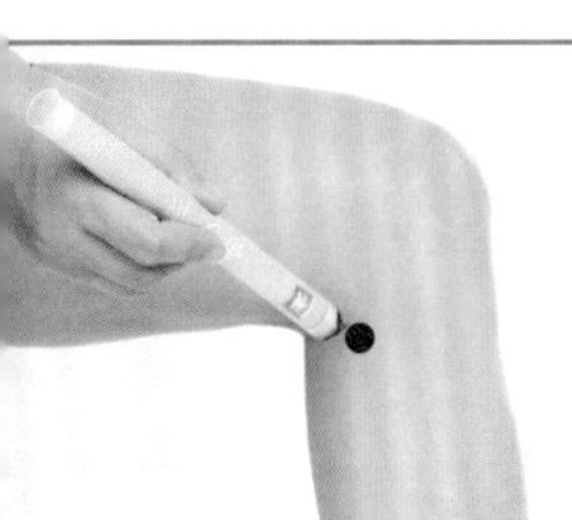

艾灸阴陵泉消水肿

眼袋水肿，脸色发暗，没有光泽，全身水肿，虚胖，每天用艾条温和灸阴陵泉 20 分钟，症状可改善。

阴陵泉 SP9

主治：清利湿热，健脾理气，益肾调经，通经活络。主治腹痛、膝痛、水肿、遗尿、脑卒中、失眠。

定位：在小腿内侧，胫骨内侧髁下缘与胫骨内侧缘之间的凹陷中。拇指沿小腿内侧骨内缘向上推，抵膝关节下，胫骨向内上弯曲凹陷处即是。

地机 SP8

主治：健脾渗湿，调经止带。主治腹胀腹痛、月经不调、遗精、糖尿病。

定位：在小腿内侧，阴陵泉下 3 寸，胫骨内侧缘后际。先找到阴陵泉，直下量 4 横指处即是。

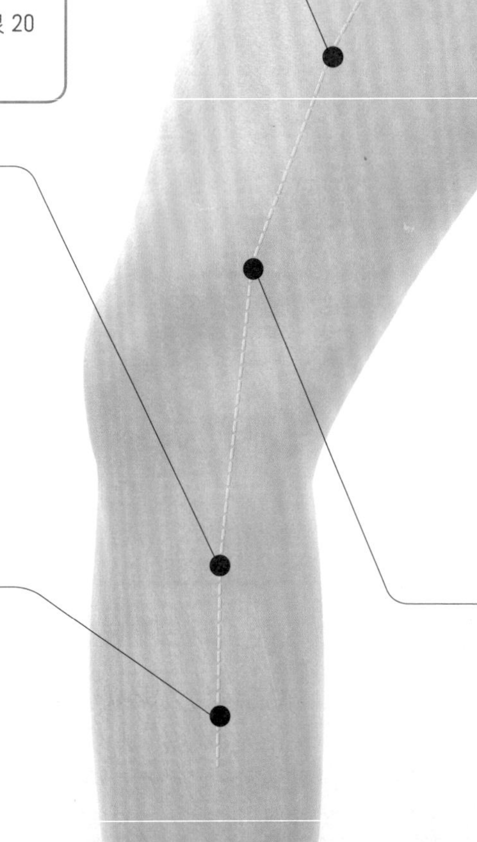

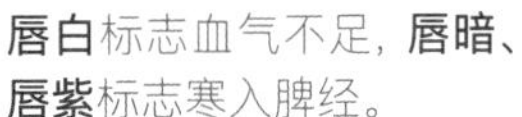

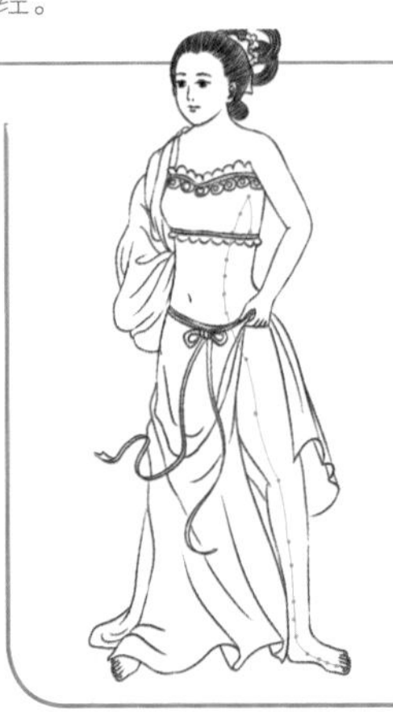

此时不要食用燥热及辛辣刺激性食物，以免伤胃败脾。脾的功能好，则消化吸收好，血液质量好，嘴唇是红润的。

腹结 SP14

主治：健脾化湿，理气调肠。主治腹泻、便秘、胁痛、打嗝、疝气。

定位：在下腹部，脐中下 1.3 寸，前正中线旁开 4 寸。仰卧，气海旁开 5 横指，再向下 0.2 寸处即是。

府舍 SP13

主治：健脾理气，散结止痛。主治腹痛、腹中肿块、霍乱吐泻、疝气。

定位：在下腹部，脐中下 4.3 寸，前正中线旁开 4 寸。仰卧，腹股沟外侧可摸到动脉搏动处，其外侧按压有酸胀感处即是。

冲门 SP12

主治：健脾化湿，理气解痉。主治腹痛、腹胀、小便不利、妊娠水肿、崩漏。

定位：在腹股沟斜纹中，髂外动脉搏动处的外侧，距耻骨联合中点上缘 3.5 寸。仰卧，腹股沟外侧可摸到搏动，搏动外侧按压有酸胀感处即是。

血海 SP10

主治：调经统血，健脾化湿。主治腹胀、月经不调、痛经、荨麻疹、贫血、白癜风。

定位：在股前部，髌底内侧端上 2 寸，股内侧肌隆起处。屈膝 90°，手掌伏于膝盖上，拇指与其他四指成 45°，拇指指尖处即是。

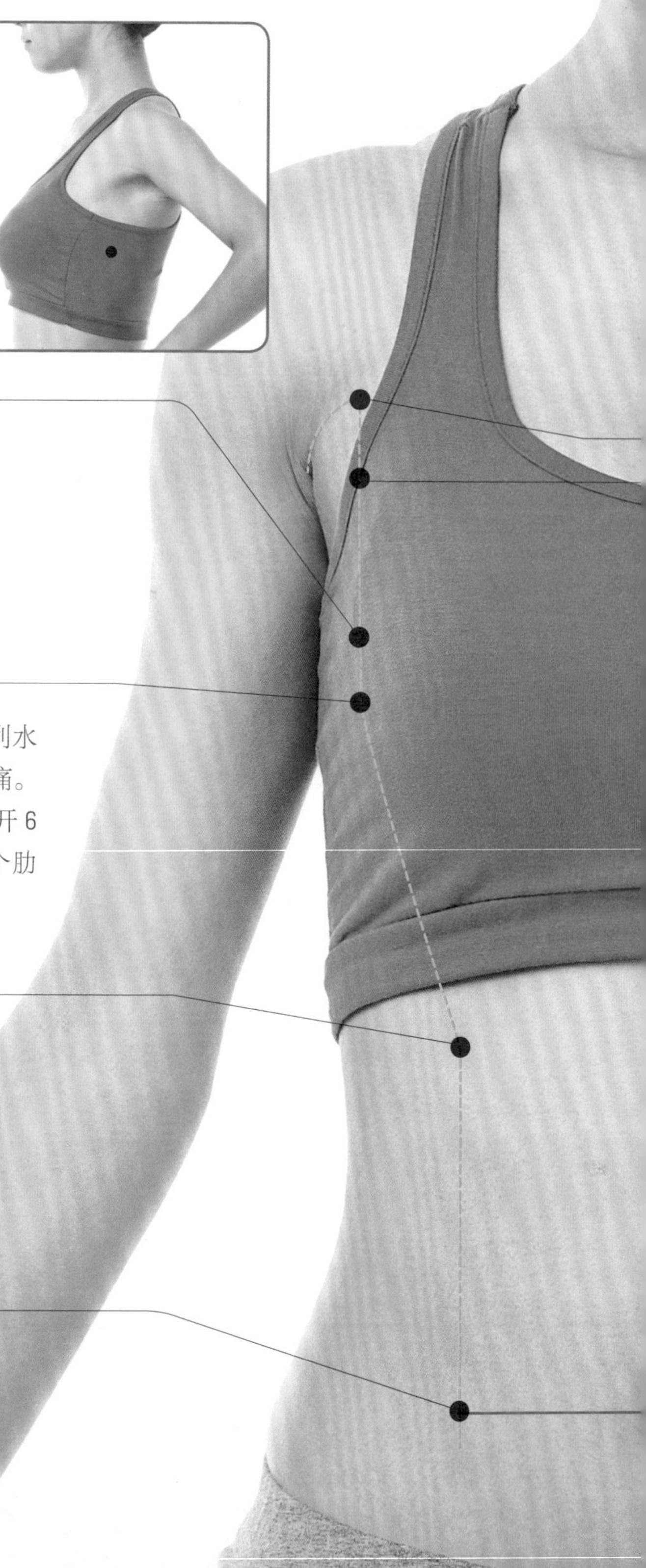

大包 SP21

主治：宽胸利胁，行气止痛，止咳平喘。主治肺炎、胸膜炎、哮喘、气喘、全身胀痛。

定位：在胸外侧区，第 6 肋间隙，在腋中线上。正坐侧身或仰卧，腋窝顶点与第 11 肋骨端连线的中点处即是。

天溪 SP18

主治：宽胸通乳，理气止咳。主治胸部疼痛、咳嗽、胸胁胀痛、乳房肿痛。

定位：在胸部，第 4 肋间隙，前正中线旁开 6 寸。仰卧，乳头旁开 2 横指处，乳头所在肋间隙即是。

食窦 SP17

主治：消食导滞，宣肺平喘，健脾和中，利水消肿。主治食积、反胃、胸膜炎、胸胁胀痛。

定位：在胸部，第 5 肋间隙，前正中线旁开 6 寸。仰卧，乳头旁开 3 横指，再向下 1 个肋间隙处即是。

腹哀 SP16

主治：健脾和胃，理气调肠。主治肝胆疾病、腹痛、消化不良、便秘、痢疾。

定位：在上腹部，脐上 3 寸，前正中线旁开 4 寸。肚脐沿前正中线向上量 4 横指，再水平旁开 5 横指（锁骨中线上）处即是。

大横 SP15

主治：调理肠胃，温中驱寒。主治腹胀、腹痛、痢疾、腹泻、便秘、高脂血症。

定位：在腹部，脐中旁开 4 寸。肚脐水平旁开 4 寸（锁骨中线上）处即是。

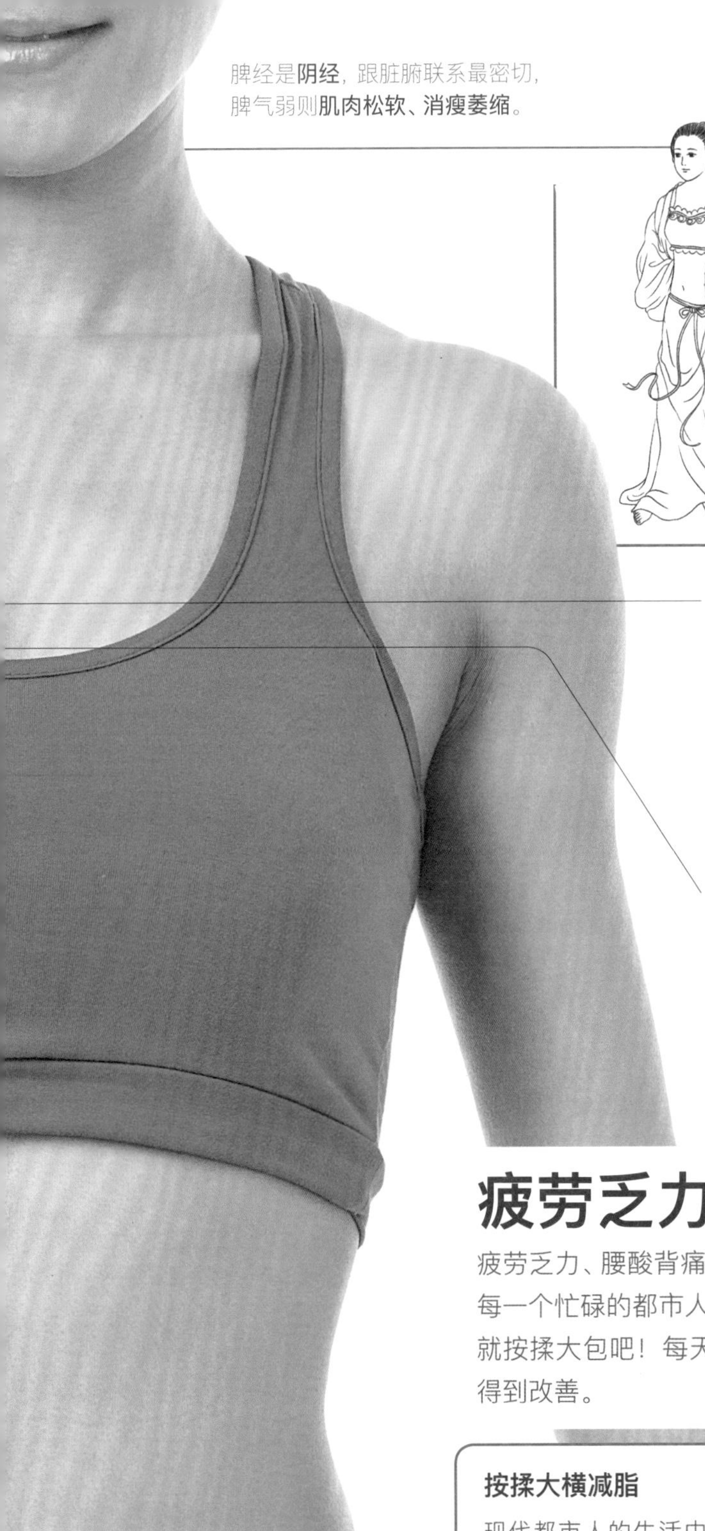

脾经不畅，大脚趾内侧、脚内缘、小腿、膝盖或者大腿内侧、腹股沟等经络路线上出现发冷、酸、胀、麻、疼痛等不适感。

周荣 SP20

主治：宣肺平喘、理气化痰。主治胸胁胀满、胁肋痛、咳嗽、食欲缺乏。

定位：在胸部，第2肋间隙，前正中线旁开6寸。仰卧，乳头旁开2横指，再向上2个肋间隙处即是。

胸乡 SP19

主治：宣肺止咳，理气止痛。主治胸部疼痛、咳嗽、胸胁胀痛、肋间神经痛。

定位：在胸部，第3肋间隙，前正中线旁开6寸。仰卧，乳头旁开2横指，再向上1个肋间隙处即是。

疲劳乏力

疲劳乏力、腰酸背痛、眼睛干涩等亚健康已经开始困扰着每一个忙碌的都市人，有没有方法能改善这种状态呢？那就按揉大包吧！每天只需10分钟，亚健康症状就会很快得到改善。

按揉大横减脂

现代都市人的生活中，"坐"是一种非常普遍的状态。因为工作常常一天坐到晚，很难有运动的时间。长期久坐势必会造成脂肪堆积而形成大肚腩。为了消除大肚腩请天天坚持按摩大横。

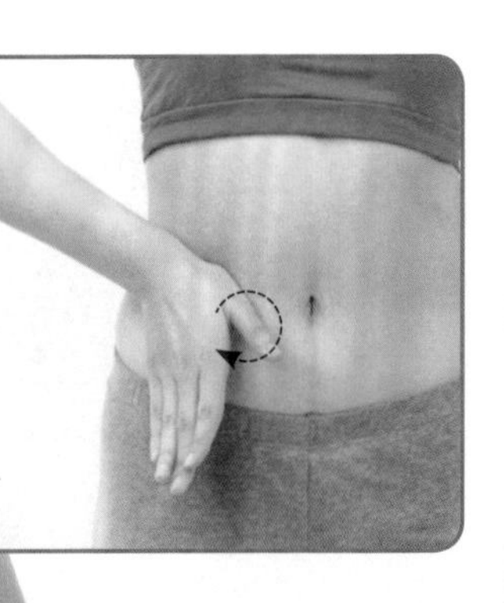

第六章 手少阴心经

手少阴心经在心中与足太阴脾经的支脉衔接，联系的脏腑器官有心系、食管、目系，属心，络小肠，在手小指与手太阳小肠经相接。心经，顾名思义属于心，它如果出现问题的话，人就会感到心烦意乱、胁痛等，故称“心为君主之官”。对于心脏疾病，心经有很好的调理作用。

极泉 HT1：治冠心病的常用穴

青灵 HT2：祛除疼痛无烦恼

少海 HT3：常按少海，疼痛不来

灵道 HT4：癫痫止抽就用它

通里 HT5：有效缓解肘臂肿痛

阴郄 HT6：治疗骨蒸盗汗有特效

神门 HT7：安神固本之要穴

少府 HT8：养心护肾一举两得

少冲 HT9：用力掐按可缓解焦虑

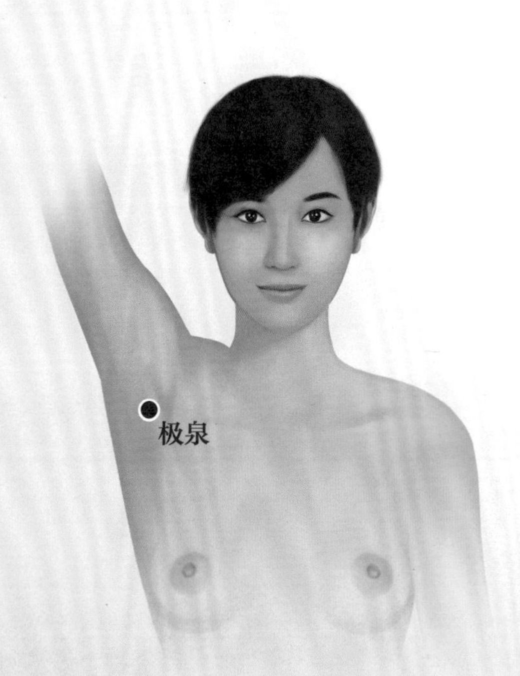

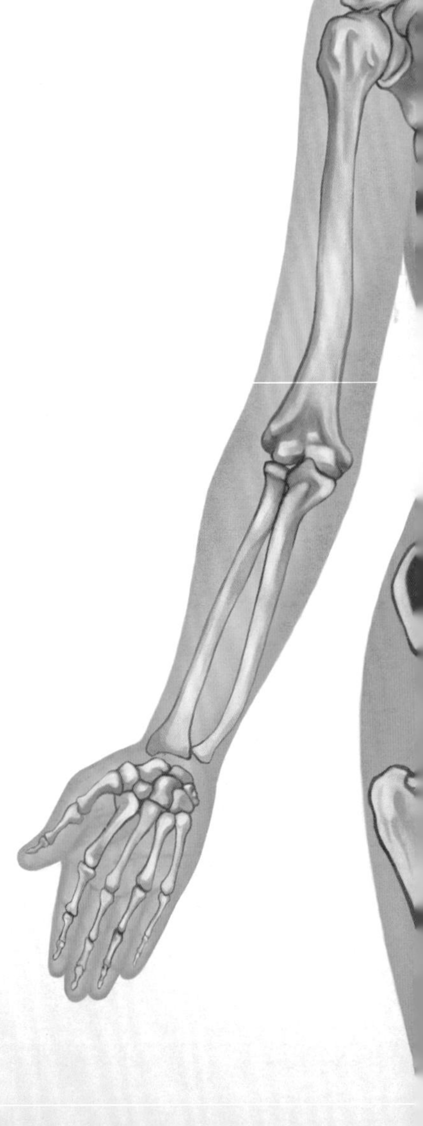

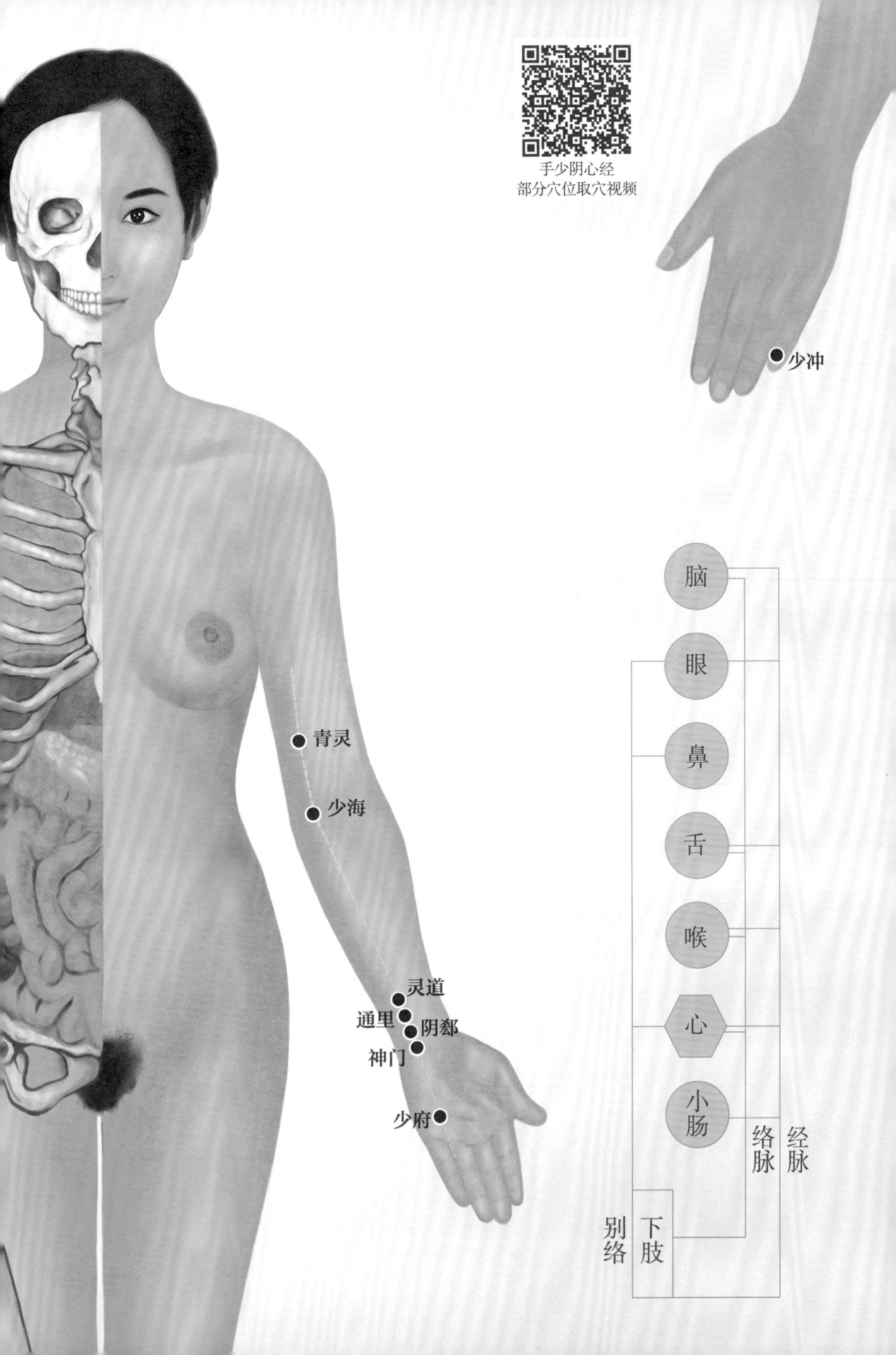
手少阴心经
部分穴位取穴视频
少冲
青灵
少海
灵道
通里
阴郄
神门
少府
脑
眼
鼻
舌
喉
心
小肠
下肢
络脉
经脉
别络

午 《黄帝内经》中说，**午时**（11:00~13:00）经脉气血循行流注至心经。

压力过大而失眠

心经上的穴位，如少海、神门等，对缓解心理压力和疏通心理障碍很有帮助。经常失眠的女性，尤其是出现易出汗、烦躁等症状，常常按揉少海和神门对稳定精神有特效。

按揉极泉不生气

在日常生活中，生气时有发生。有些女性生气时会感觉胸闷气短、心跳加快等身体不适。怎样有效缓解生气时的胸闷气短、心跳加快等症状呢？用拇指指腹按揉极泉3~5分钟就可以很快缓解。

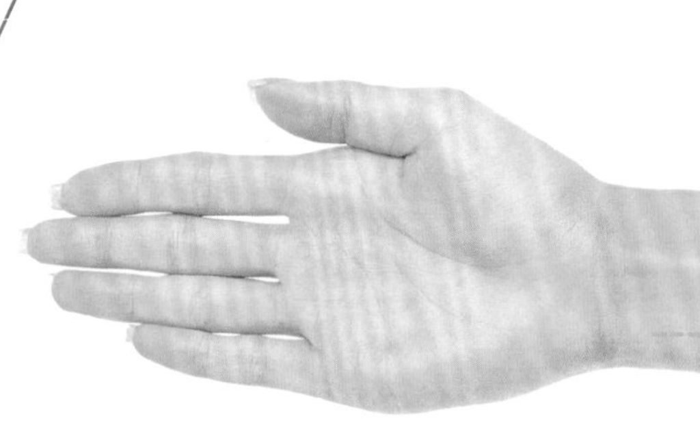

极泉 HT1

主治：宽胸宁神。主治冠心病、心痛、四肢不举、乳汁分泌不足。

定位：在腋窝中央，腋动脉搏动处。上臂外展，腋窝顶点可触摸到动脉搏动，按压有酸胀感处即是。

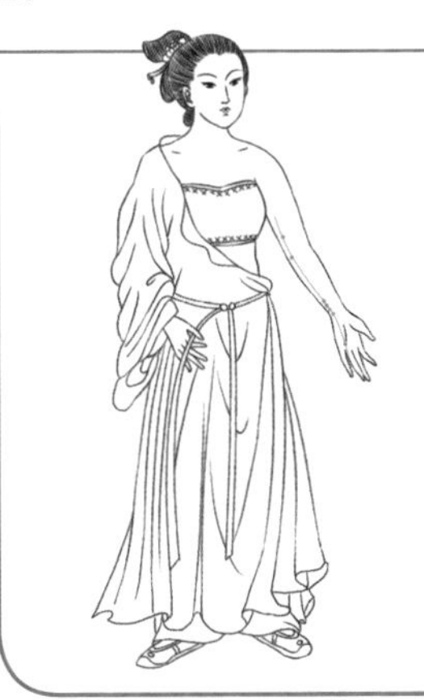

此时是心经当令的时间，不宜做剧烈运动，人在午时睡片刻，对于养心大有好处，可使下午至晚上精力充沛。

少海 HT3

主治：理气通络，益心安神。主治心痛、牙痛、肘臂挛痛、眼充血、鼻充血。

定位：在肘前部，横平肘横纹，肱骨内上髁前缘。屈肘 90°，肘横纹内侧端凹陷处。

青灵 HT2

主治：理气止痛，宽胸宁心。主治头痛、肩臂红肿、腋下肿痛、全身冷战。

定位：在臂前部，肘横纹上 3 寸，肱二头肌的内侧沟中。伸臂，确定少海与极泉位置，从少海沿两者连线量 4 横指处即是。

灵道 HT4

主治：宁心，安神，通络。主治心脏疾病、胃痛、目赤肿痛、癫痫。

定位：在前臂内侧，腕掌侧远端横纹上 1.5 寸，尺侧腕屈肌腱的桡侧缘。仰掌用力握拳，沿尺侧肌腱内侧的凹陷，从腕横纹向上量 2 横指处即是。

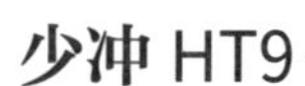

少冲 HT9

主治：生发心气，清热熄风，醒神开窍。主治癫狂、热病、昏迷、目黄、胸痛。

定位：在手指，小指末节桡侧，指甲根角侧上方 0.1 寸（指寸）。伸小指，沿指甲底部与指桡侧引线交点处即是。

艾灸神门养心安神

失眠会令人疲劳、不安、全身不适、无精打采等。可以采用温和灸的方法来艾灸神门，每天灸 1 次，每次灸 3~15 分钟，灸至皮肤温热即可。

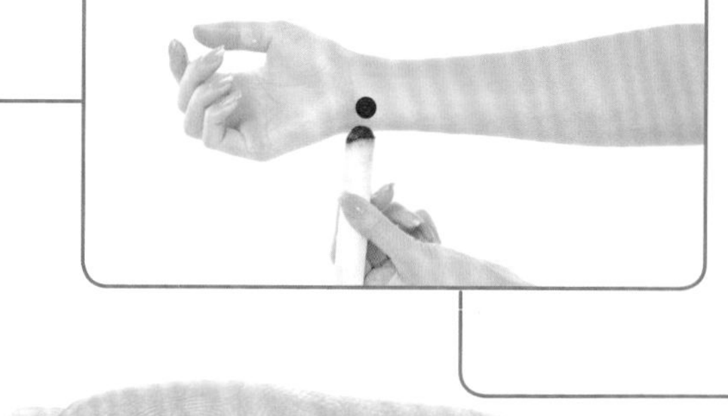

神门 HT7

主治：补益心气，通经活络。主治心烦、失眠、痴呆、头痛、心悸、目眩、手臂疼痛、冠心病。

定位：在腕前区，腕掌侧远端横纹尺侧端，尺侧腕屈肌腱的桡侧缘。微握掌，另一手四指握住手腕，屈拇指，指甲尖所到凹陷处即是。

少府 HT8

主治：清心泄热，理气活络。主治心悸、胸痛、手小指拘挛、臂神经痛。

定位：在手掌，横平第 5 掌指关节近端，第 4、第 5 掌骨之间。半握拳，小指指尖所指处即是。

热病、昏迷

少冲配合中冲、大椎和太冲可以治疗热病、昏迷。方法是在这些穴位上点刺放血，挤出几滴血，患者可能很快就会醒过来了。

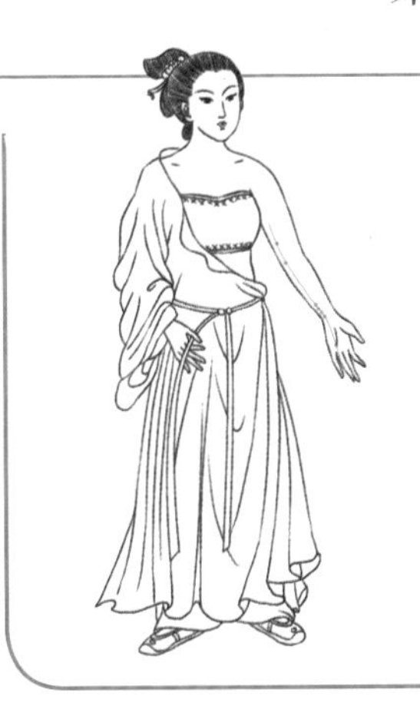

午睡虽好，但不宜超过1小时，否则易引起**失眠**。另外，午餐时**不要吃得太多**，凡事过犹不及。

阴郄 HT6

主治：宁心安神，清心除烦。主治胃痛、吐血、心痛、盗汗、失语。
定位：在前臂前区，腕掌侧远端横纹上0.5寸，尺侧腕屈肌腱的桡侧缘。仰掌用力握拳，沿尺侧肌腱内侧的凹陷，从腕横纹向上量半横指处。

通里 HT5

主治：清热安神，通经活络。主治肘臂肿痛、头痛、头昏、心悸、扁桃体炎。
定位：在前臂前区，腕掌侧远端横纹上1寸，尺侧腕屈肌腱的桡侧缘。仰掌用力握拳，沿尺侧肌腱内侧的凹陷，从腕横纹向上量1横指处即是。

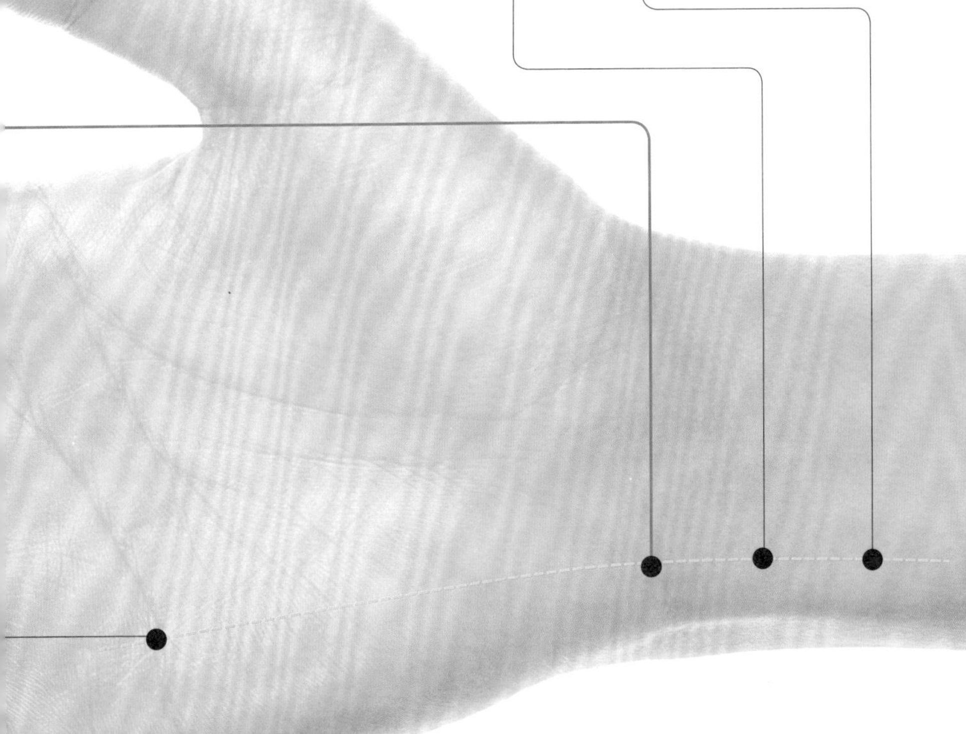

第七章

手太阳小肠经

手太阳小肠经在手小指与手少阴心经相衔接，联系的脏腑器官有食管、横膈、胃、心、小肠、耳、目内外眦，在目内眦与足太阳膀胱经相接。心与小肠相表里，小肠经是靠心经供应气血的，如果心脏有问题，小肠经就会先有征兆，所以，手太阳小肠经是反映心脏能力的镜子。

少泽 SI1：通乳功臣

前谷 SI2：泄火治口疮

后溪 SI3：治疗颈椎腰椎病的常用穴

腕骨 SI4：胆囊疾病多按揉

阳谷 SI5：五官“小医生”

养老 SI6：晚年体健靠养老

支正 SI7：头晕目眩找支正

小海 SI8：贫血眩晕求小海

肩贞 SI9：肩周炎的必用穴

臑俞 SI10：预防上肢不遂

天宗 SI11：健胸美体按天宗

秉风 SI12：肩胛疼痛就灸它

曲垣 SI13：常按可延缓身体老化

肩外俞 SI14：刮痧可治头痛

肩中俞 SI15：让肩背更有力

天窗 SI16：五官疾病就找它

天容 SI17：缓解落枕不适

颧髎 SI18：色斑粉刺一扫光

听宫 SI19：耳聋耳鸣就找它

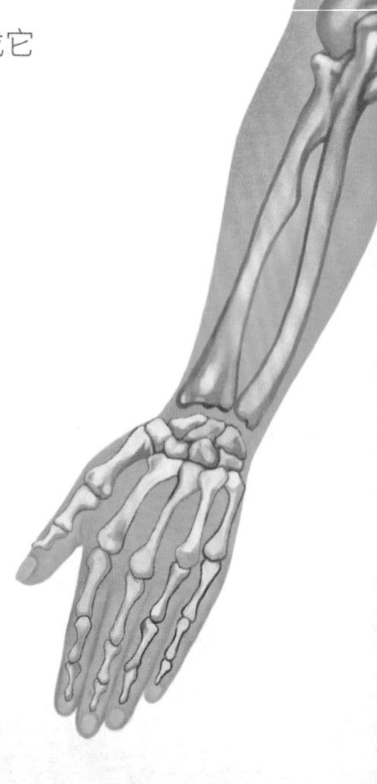

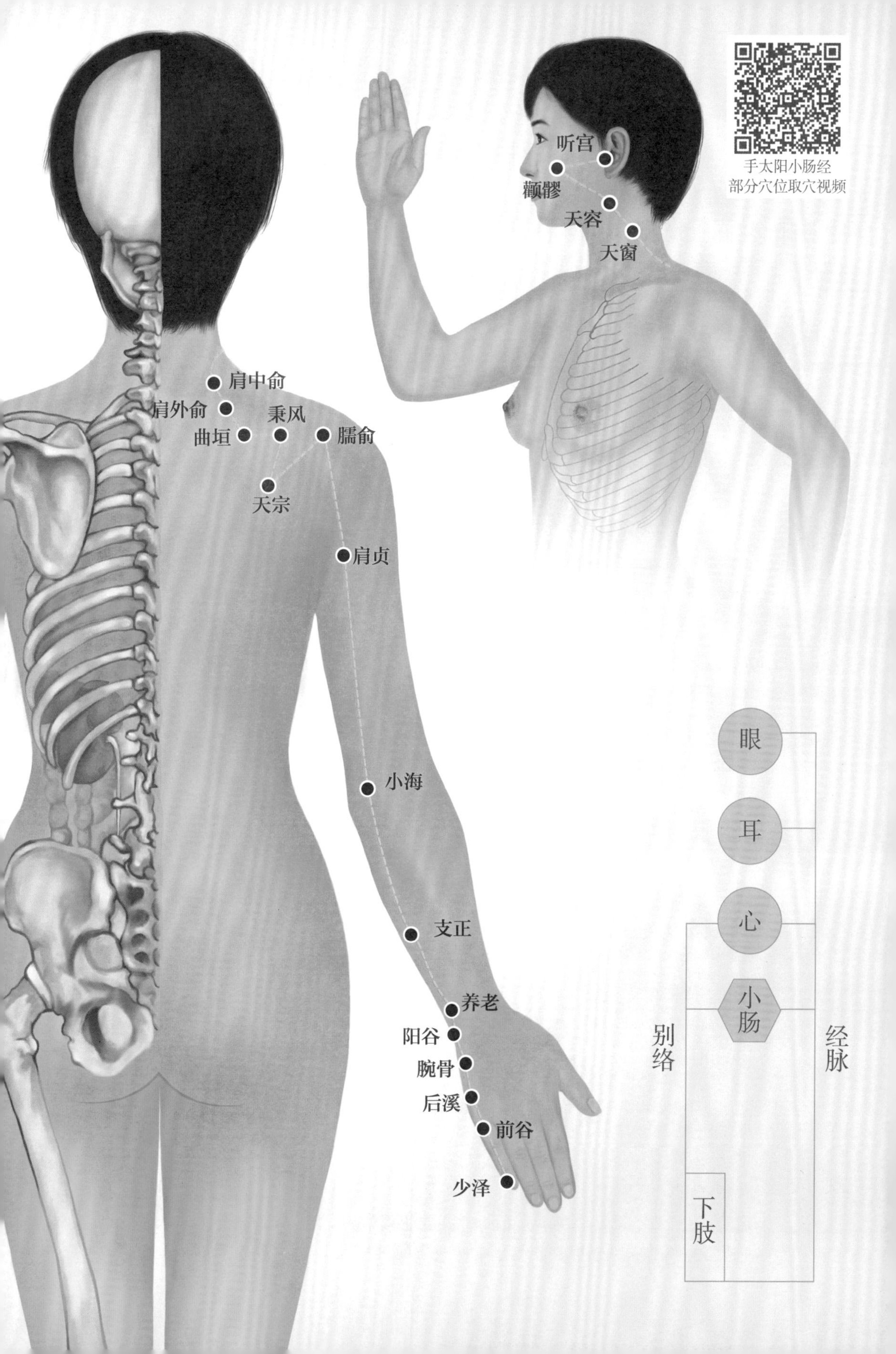

手太阳小肠经
部分穴位取穴视频
听宫
颧髎
天容
天窗
肩中俞
肩外俞
秉风
曲垣
臑俞
天宗
肩贞
小海
支正
养老
阳谷
腕骨
后溪
前谷
少泽
眼
耳
心
小肠
别络
经脉
下肢

未《黄帝内经》中说，**未时（13:00~15:00）**经脉气血循行流注至小肠经。

少泽 SI1

主治：清热利咽，通乳开窍。主治头痛、颈项痛、脑卒中昏迷、乳汁不足。

定位：在手指，小指末节尺侧，距指甲根角侧上方 0.1 寸（指寸）。伸小指，沿指甲底部与指尺侧引线交点处即是。

前谷 SI2

主治：清利头目，安神定志，通经活络。主治头项急痛、口疮、手指痒麻、臂痛不得举。

定位：在手指，第 5 掌指关节尺侧远端赤白肉际凹陷中。握拳，小指掌指关节前有一皮肤皱襞突起，其尖端处即是。

后溪 SI3

主治：清心安神，通血活络。主治颈肩痛、肘臂痛、汗多、落枕、急性腰扭伤。

定位：在手内侧，第 5 掌指关节尺侧近端赤白肉际凹陷中。握拳，小指掌指关节后有一皮肤皱襞突起，其尖端处即是。

腕骨 SI4

主治：利湿，止咳。主治黄疸、疟疾、手腕无力、落枕、前臂痛、头痛、耳鸣。

定位：在手内侧，第 5 掌骨基底与三角骨之间的赤白肉际凹陷中。微握拳，掌心向胸，由后溪向腕部推，摸到两骨结合凹陷处。

阳谷 SI5

主治：明目安神，通经活络。主治头痛，臂、腕外侧痛，耳鸣，耳聋。

定位：在腕部，尺骨茎突与三角骨之间的凹陷中。屈腕，在手背腕外侧摸到两骨结合凹陷处即是。

产后乳少

产后妈妈乳汁少，不够宝宝吃，除了喝各种下奶汤，还可以通过按摩的方法来改善。可以选择膻中、少泽和足三里进行按摩，每个穴位 1~3 分钟，坚持按摩，乳量就会慢慢增加了。

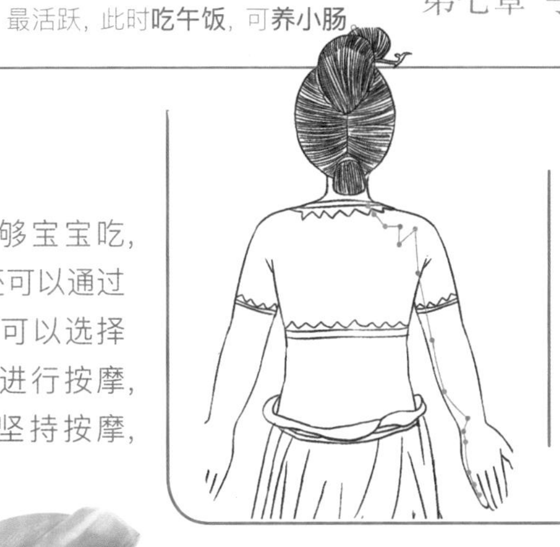

心与小肠相表里，这种关系是通过经络的通道联系起来的。如果心脏有问题，在最初的时候，小肠经就先有征兆了。

养老 SI6

主治：清头明目，舒筋活络。主治老年痴呆、目视不明、耳聋、急性腰痛。

定位：在前臂外侧，腕背横纹上 1 寸，尺骨头桡侧凹陷中。屈腕掌心向胸，沿小指侧隆起高骨往桡侧推，触及一骨缝处即是。

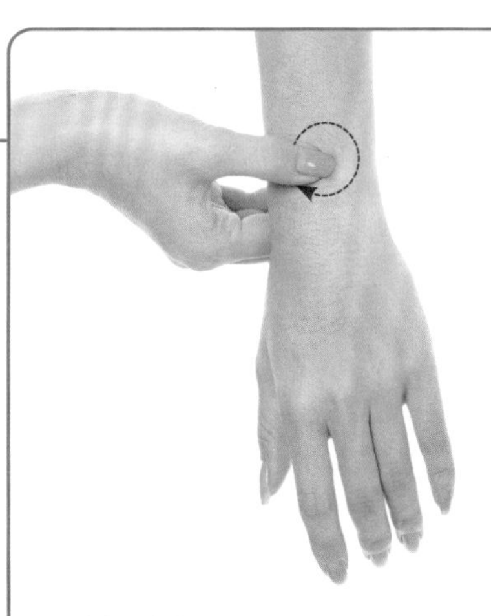

按揉养老能明目

按揉养老穴，能舒筋明目，协调脏腑功能，增强抵抗能力，对于眼花目暗、眼睑下垂、听力减退、肩酸背痛等有很好的治疗效果。此外，经常刺激养老还有降血压的作用。

支正 SI7

主治：安神定志，清热解表，通经活络。主治头痛、目眩、腰背酸痛、四肢无力、糖尿病。

定位：在前臂外侧，腕背侧远端横纹上 5 寸，尺骨尺侧与尺侧腕屈肌之间。屈肘俯掌，确定阳谷与小海位置，二者连线中点向下 1 横指处即是。

午餐最好在 **13:00 之前**吃完，此时小肠精力最旺盛，可更好地吸收营养物质。

天宗 SI11

主治：舒筋活络，理气消肿。主治颈椎病、肩胛疼痛、肩周炎、颊颔肿、肘酸痛、乳房胀痛、气喘。

定位：在肩胛区，肩胛冈下缘与肩胛骨下角连线上 1/3 与下 2/3 交点凹陷中。以对侧手，由颈下过肩，手伸向肩胛骨处，中指指腹所在处即是。

刮拭天宗丰胸美乳

先在天宗上涂抹适量刮痧油，再用刮痧板从上向下刮拭天宗 30~50 次，坚持刮痧，1 个月就会令乳房丰满坚挺。

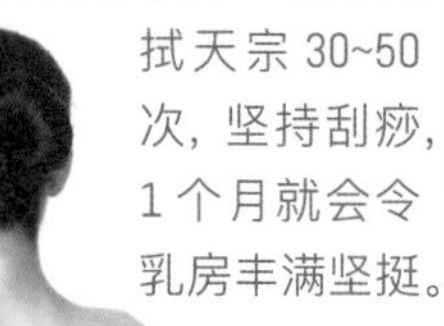

臑俞 SI10

主治：舒筋活络，化痰消肿。主治肩臂酸痛无力、肩肿、颈淋巴结核。

定位：在肩后部，腋后纹头直上，肩胛冈下缘凹陷中。手臂内收，腋后纹末端直上与肩胛冈下缘交点处即是。

肩贞 SI9

主治：清头聪耳，通经活络。主治肩周炎、肩胛痛、手臂麻痛、耳鸣。

定位：在肩关节后下方，腋后纹头直上 1 寸。正坐垂臂，从腋后纹头向上量 1 横指处即是。

小海 SI8

主治：安神定志，清热通络。主治目眩、耳聋、颊肿、颈项痛、贫血眩晕。

定位：在肘外侧，尺骨鹰嘴与肱骨内上髁之间凹陷中。屈肘，肘尖最高点与肘部内侧高骨最高点间凹陷处即是。

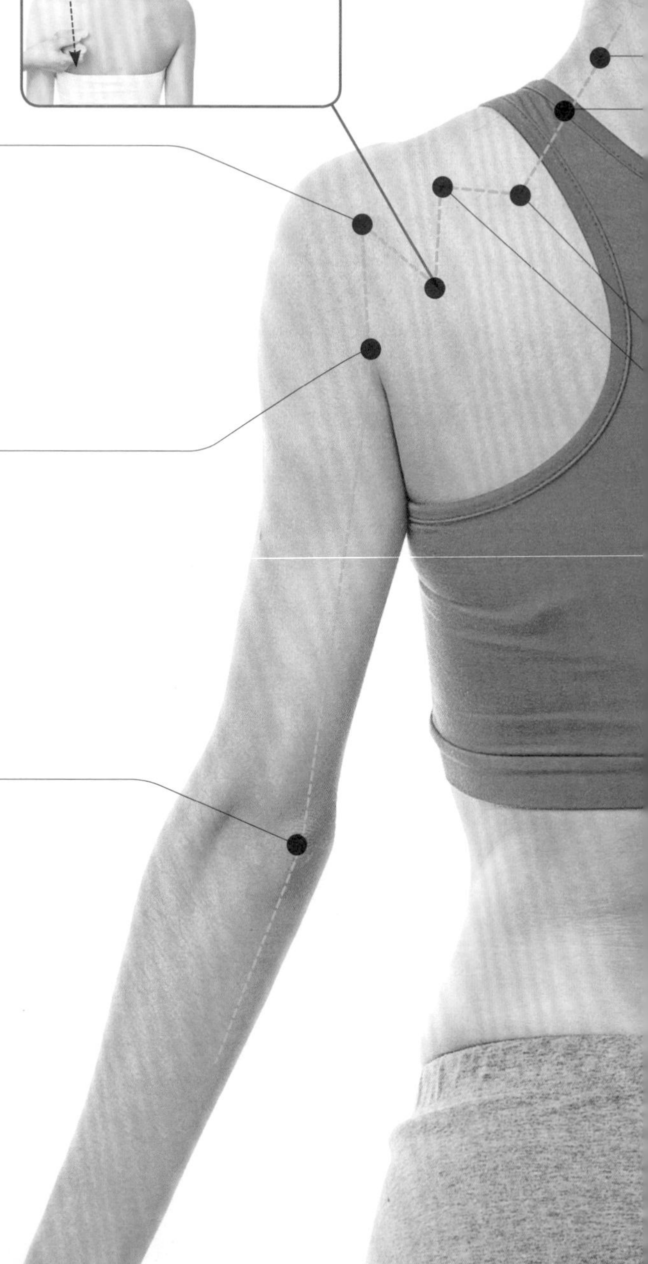

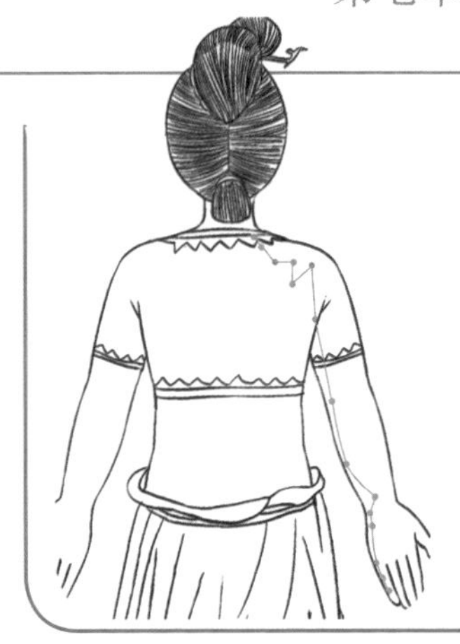

午餐后按经脉循行路线按揉小肠经穴位能起到最佳效果，肩部可请家人帮助按揉，但要注意力度，**以舒适为度**。每次按揉5~10分钟。

肩中俞 SI15

主治：解表宣肺。主治咳嗽、肩背酸痛、颈项僵硬、发热恶寒。

定位：在脊柱区，第7颈椎棘突下，后正中线旁开2寸。低头，后颈部最突起椎体旁开3横指处即是。

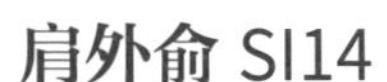

肩外俞 SI14

主治：舒筋活络，祛风止痛。主治肩背酸痛、颈项僵硬、上肢冷痛、偏头痛。

定位：在脊柱区，第1胸椎棘突下，后正中线旁开3寸。在背部，先找到第1胸椎棘突，在其下方旁开4横指处即是。

曲垣 SI13

主治：舒筋活络，疏风止痛。主治肩胛拘挛疼痛、上肢酸麻、咳嗽。

定位：在肩胛区，肩胛冈内侧端上缘凹陷中。低头，后颈部最突起椎体往下数2个椎体，即第2胸椎棘突，与臑俞连线的中点处即是。

秉风 SI12

主治：散风活络，止咳化痰。主治肩胛疼痛不举、颈强不得回顾、咳嗽。

定位：在肩胛区，肩胛冈中点上方冈上窝中。举臂，天宗直上，肩胛部凹陷处即是。

肘臂疼痛

小海配手三里一起按摩能缓解肘臂疼痛。用拇指指腹按揉小海和手三里，按压时力度要适中，每次按摩5分钟，每天按摩2次。

耳鸣耳聋

刺激听宫、翳风和关冲等穴位可以缓解耳鸣耳聋的症状。在经络调理中，耳鸣耳聋是最难有效的，只有持之以恒，才可以收到意想不到的效果。

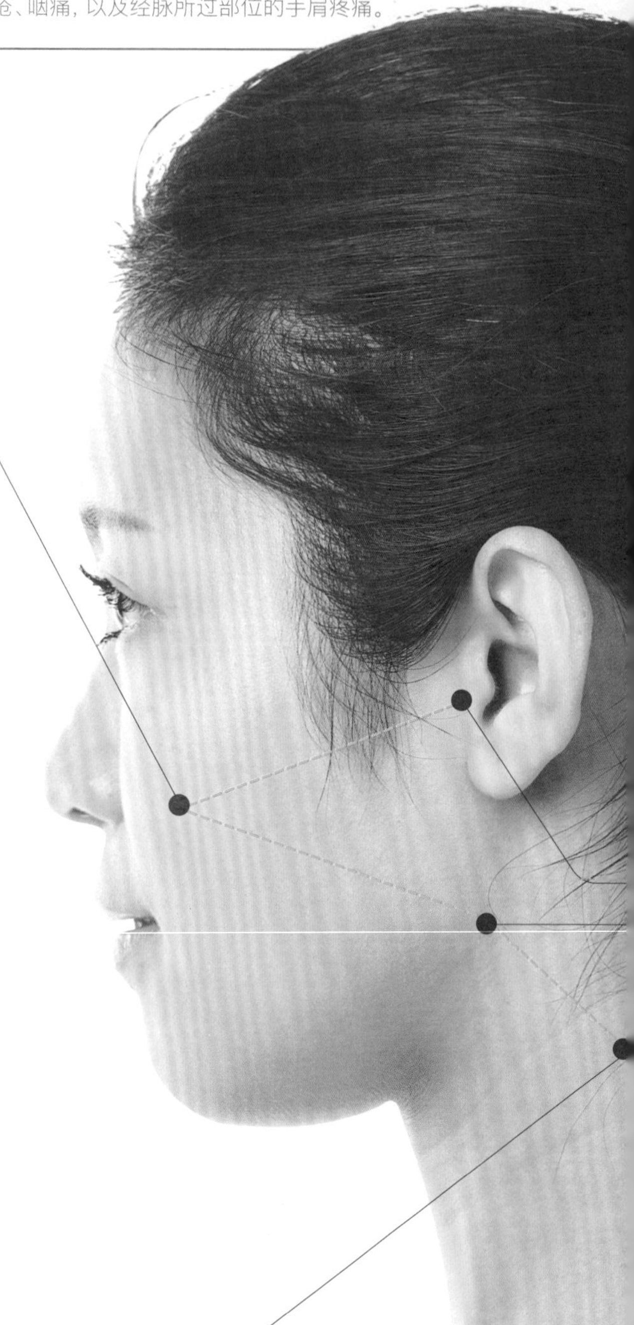

颧髎 SI18

主治：祛风镇惊，清热消肿。主治面痛、口眼㖞斜、三叉神经痛、牙龈肿痛。

定位：在面部，颧骨下缘，目外眦直下凹陷中。在面部，颧骨最高点下缘凹陷处即是。

按摩颧髎缓解黑眼圈

用拇指指腹按揉颧髎 3~5 分钟，每天坚持按摩，可有效预防黑眼圈。

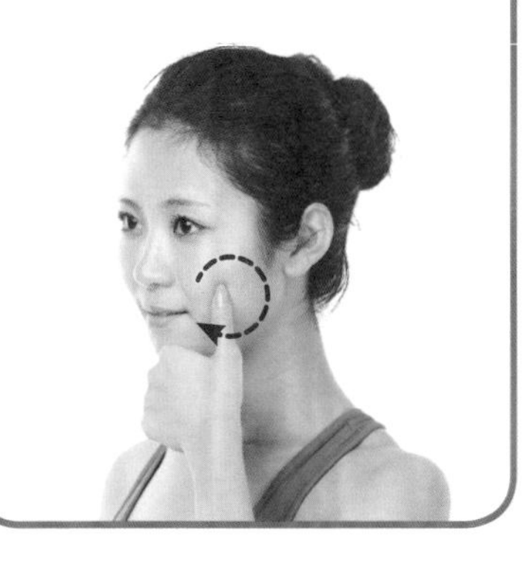

天窗 SI16

主治：熄风宁神，利咽聪耳。主治头痛、耳鸣、咽喉肿痛、痔疮。

定位：在颈部，横平喉结，胸锁乳突肌的后缘。转头，从耳下向喉咙中央走行的绷紧的肌肉后缘与喉结相平处即是。

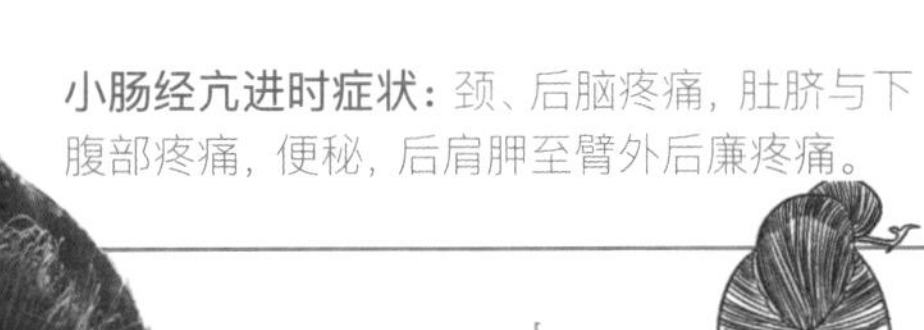

小肠经亢进时症状： 颈、后脑疼痛，肚脐与下腹部疼痛，便秘，后肩胛至臂外后廉疼痛。

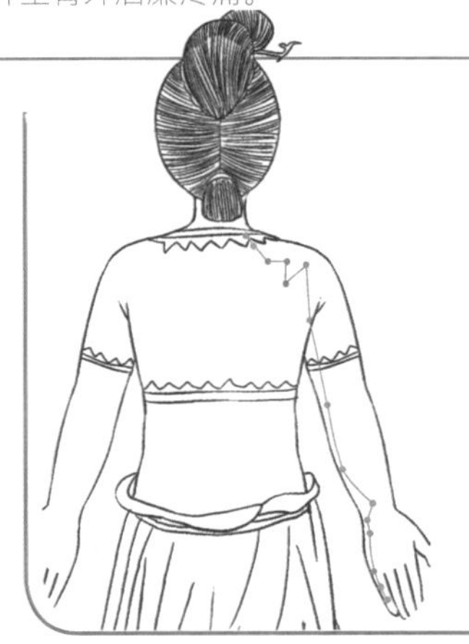

尽管午餐最好在13时之前吃完，但也不要赶在12时吃饭，因为此时人的气血是全天中最旺的时刻，身体处于最亢奋的状态。

面部肌肤松弛

在面部涂足量的刮痧乳后，将刮痧板平置于手掌心或用四指按住刮痧板，手指不接触皮肤，依次在颧髎、地仓、颊车和下关上做缓慢、柔和的旋转移动。每天1次，可以为肌肤提供充足的营养，肌肤就会富有弹性而紧致。

听宫 SI19

主治： 聪耳开窍。主治耳鸣、耳聋、中耳炎、耳部疼痛、聋哑、牙痛、面瘫。

定位： 在面部，耳屏正中与下颌骨髁突之间的凹陷中。微张口，耳屏与下颌关节之间凹陷处即是。

天容 SI17

主治： 清热利咽，消肿降逆。主治头痛、耳鸣、耳聋、咽喉肿痛、哮喘。

定位： 在颈部，下颌角后方，胸锁乳突肌前缘凹陷中。耳垂下方的下颌角后方凹陷处即是。

第八章
足太阳膀胱经

足太阳膀胱经在目内眦与手太阳小肠经衔接，联系的脏腑器官有目、鼻、脑，属膀胱，络肾，在足小趾与足少阴肾经相接。不论是眼部疾病，还是腿部疾病，抑或是后背脊椎问题，都可以找膀胱经上的穴位来解决。

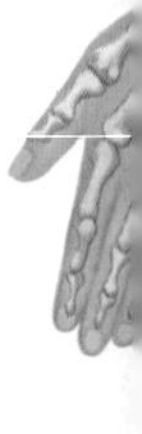

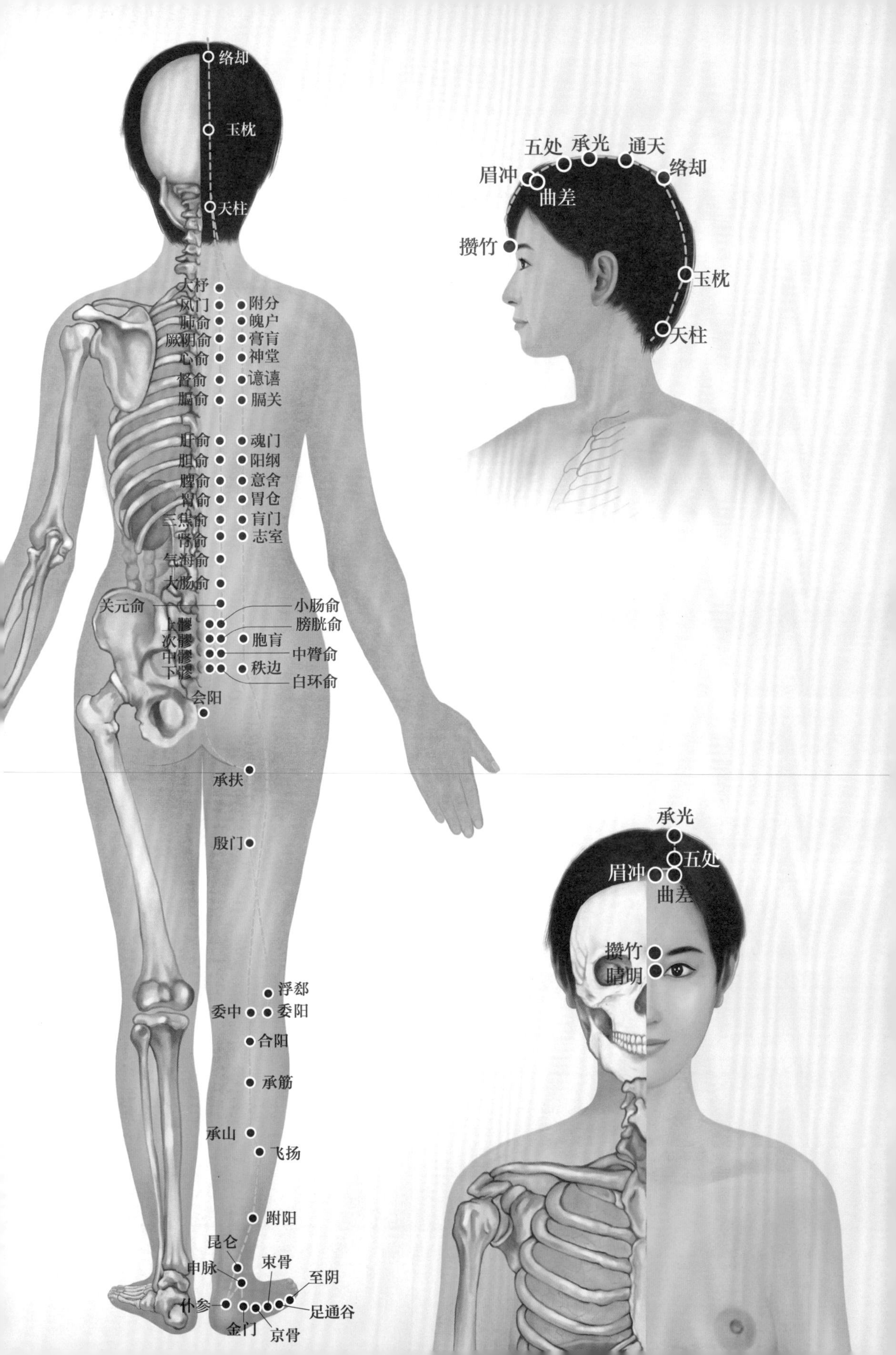
络却
玉枕
天柱
大杼
风门
附分
肺俞
魄户
厥阴俞
膏肓
心俞
神堂
督俞
谚嘻
膈俞
膈关
肝俞
魂门
胆俞
阳纲
脾俞
意舍
胃俞
胃仓
三焦俞
肓门
肾俞
志室
气海俞
大肠俞
关元俞
小肠俞
上髎
膀胱俞
次髎
胞肓
中髎
中膂俞
下髎
秩边
白环俞
会阳
承扶
殷门
浮郄
委中
委阳
合阳
承筋
承山
飞扬
跗阳
昆仑
申脉
束骨
至阴
仆参
金门
京骨
足通谷
五处
承光
通天
眉冲
络却
曲差
攒竹
玉枕
天柱
承光
五处
眉冲
曲差
攒竹
睛明

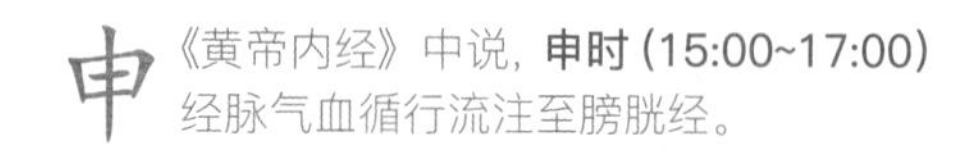
申《黄帝内经》中说，**申时**(15:00~17:00)经脉气血循行流注至膀胱经。

黑眼圈

先把面部清洗干净，均匀涂抹专用美容刮痧乳，用美容刮痧板的角部垂直按揉睛明、四白和承泣。经过每天持之以恒的按揉治疗，疼痛会逐渐减轻，沙砾、结节会逐渐缩小，黑眼圈即随之减轻。

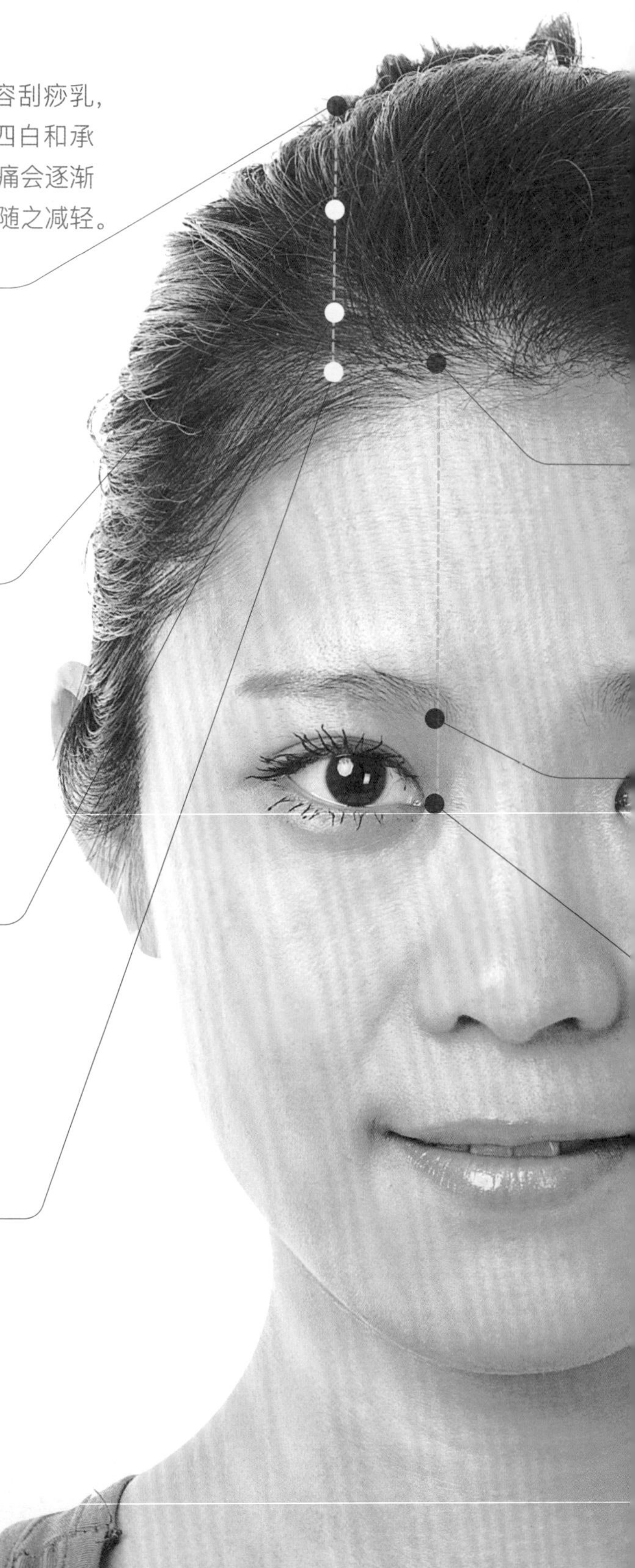

通天 BL7

主治：清热除湿，通利鼻窍。主治颈项强硬、头痛、头重、鼻塞、口眼㖞斜。

定位：在头部，前发际正中直上 4 寸，旁开 1.5 寸处。先取承光，其直上 2 横指处即是。

承光 BL6

主治：清热明目，疏风散热。主治头痛、口眼㖞斜、鼻塞、目眩、目视不明。

定位：在头部，前发际正中直上 2.5 寸，旁开 1.5 寸。先取百会，再取百会至前发际的中点，再旁开量 2 横指处即是。

五处 BL5

主治：清热散风，明目镇痉。主治小儿惊风、头痛、目眩、目视不明、癫痫。

定位：在头部，前发际正中直上 1 寸，旁开 1.5 寸。前发际正中直上 1 横指，再旁开量 2 横指处即是。

曲差 BL4

主治：清热明目，安神利窍。主治头痛、鼻塞、鼻出血、心中烦闷、眼病。

定位：在头部，前发际正中直上 0.5 寸，旁开 1.5 寸。前发际正中直上 0.5 寸，再旁开量 2 横指，取前发际中点至额角发际连线的内 1/3 与外 2/3 交界处即是。

眼睛干涩

每天坚持按摩或刮拭攒竹和睛明各 3~5 分钟，对眼睛干涩、迎风流泪、视物模糊等都有很好的效果。

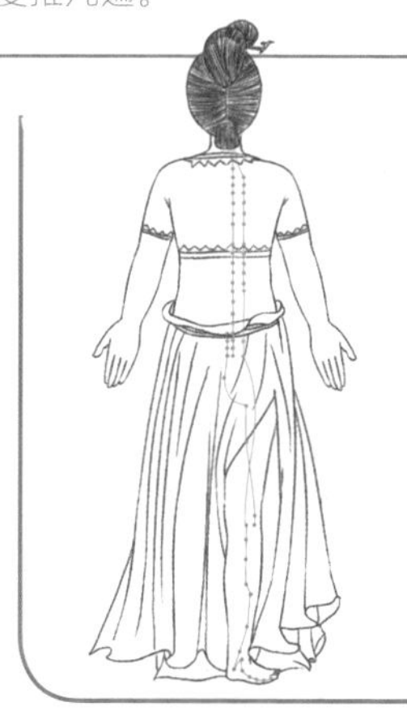

可用双手拇指和食指捏住脊柱两边肌肉（或用掌根）尽可能从颈椎一直推到尾骨，然后十指并拢，按住脊柱向上推回到开始的位置。

眉冲 BL3

主治：散风清热，镇痉宁神。主治眩晕、头痛、鼻塞、目视不明、目赤肿痛。

定位：在头部，额切迹直上入发际 0.5 寸。手指自眉毛向上推，入发际 0.5 寸处按压有酸痛感处即是。

攒竹 BL2

主治：泄热清目，祛风通络。主治头痛、口眼㖞斜、目赤肿痛、近视、夜盲症。

定位：在面部，眉头凹陷中，额切迹处。皱眉，眉毛内侧端有一隆起处即是。

睛明 BL1

主治：泄热明目，祛风通络。主治目视不明、近视、夜盲、急性腰扭伤。

定位：在面部，目内眦内上方眶内侧壁凹陷中。正坐合眼，手指置于内侧眼角稍上方，按压有一凹陷处即是。

按揉睛明缓解眼部疲劳

对于经常用眼的女性来讲，应该熟练准确地掌握睛明的取穴和按摩方法，只要简单地用手指指腹按揉一两分钟，就可以明显地缓解眼部疲劳。

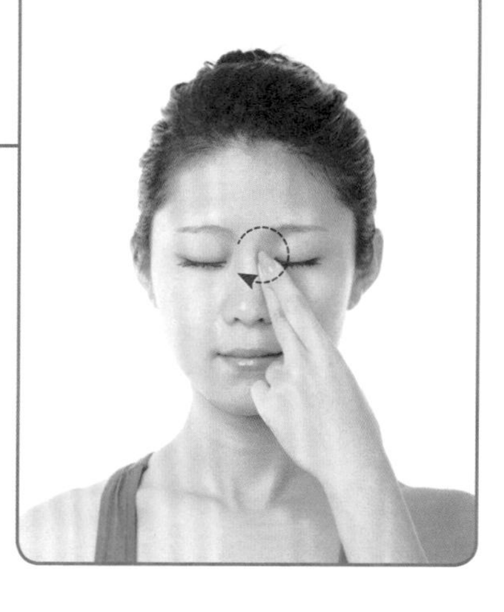

湿疹

治呼吸方面的病变，尤其是慢性疾病和器质性病变，都可以通过指压肺俞进行治疗。此外，肺与皮肤关系密切，故经常按摩肺俞也可以治皮肤疾病，如牛皮癣、湿疹等。

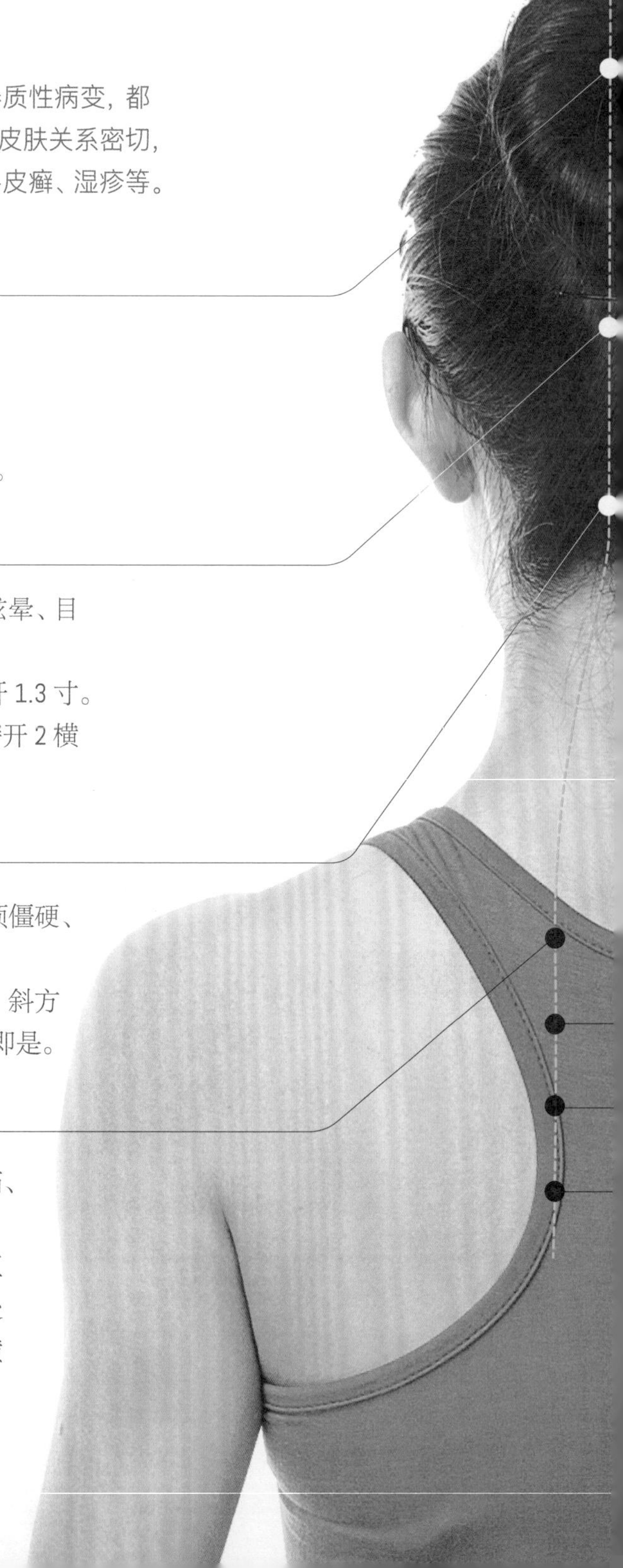

络却 BL8

主治：清热安神，平肝熄风。主治口眼㖞斜、眩晕、鼻塞、目视不明、抑郁症。

定位：在头部，前发际正中直上5.5寸，旁开1.5寸。先取承光，其直上4横指处即是。

玉枕 BL9

主治：清热明目，通经活络。主治头痛、眩晕、目痛不能远视、鼻塞。

定位：在头部，后发际正中直上2.5寸，旁开1.3寸。沿后发际正中向上轻推，触及枕骨，由此旁开2横指，在骨性隆起的外上缘有一凹陷处即是。

天柱 BL10

主治：清头明目，强健筋骨。主治头痛、颈项僵硬、肩背疼痛、落枕、哮喘。

定位：在颈后部，横平第2颈椎棘突上际，斜方肌外缘凹陷中。后发际正中旁开2横指处即是。

大杼 BL11

主治：强筋骨，清邪热。主治咳嗽、肩背痛、喘息、胸胁支满。

定位：在上背部，当第1胸椎棘突下，后正中线旁开1.5寸。低头屈颈，颈背交界处椎骨高突向下推1个椎体，下缘旁开2横指处即是。

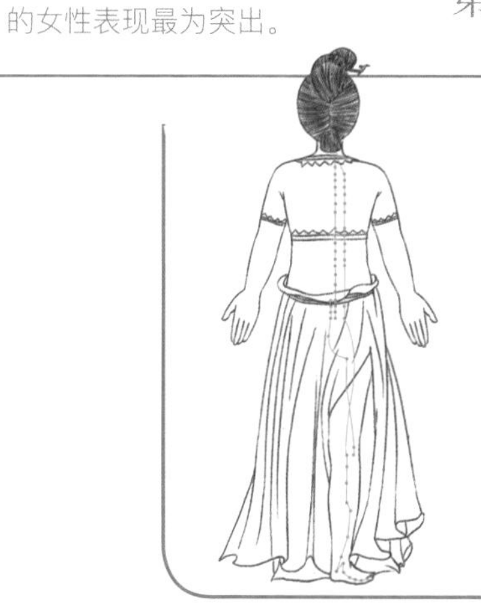

午时睡个午觉，有利于保证申时膀胱经的保养，令人精力充沛，下午工作起来更有精神。

风门 BL12

主治：宣肺解表，益气固表。主治伤风咳嗽、发热、头痛、哮喘、呕吐、感冒。

定位：在上背部，第 2 胸椎棘突下，后正中线旁开 1.5 寸。低头屈颈，颈背交界处椎骨高突向下推 2 个椎体，其下缘旁开 2 横指处即是。

按揉风门祛风

风门是中医祛风最常用的穴位之一。按摩风门有宣通肺气、调理气机的作用，能够有效治疗各种风寒感冒、发热、咳嗽、哮喘、支气管炎等疾病。

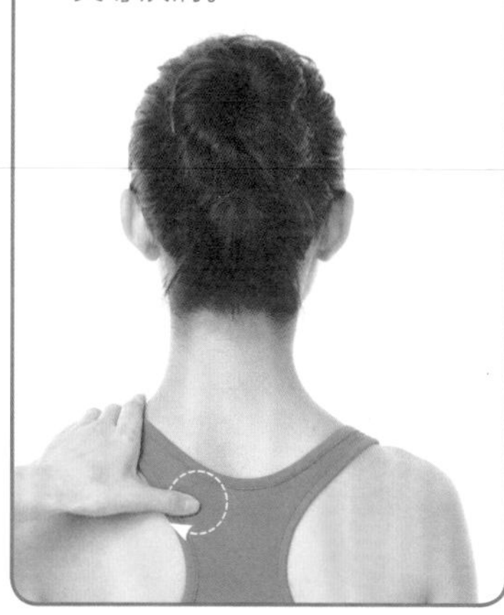

肺俞 BL13

主治：宣肺解表，清热理气。主治咳嗽、哮喘、胸满喘逆、酒渣鼻、耳聋、小儿感冒。

定位：在上背部，第 3 胸椎棘突下，后正中线旁开 1.5 寸。低头屈颈，颈背交界处椎骨高突向下推 3 个椎体，下缘旁开 2 横指处即是。

厥阴俞 BL14

主治：宽胸理气，活血止痛。主治胃痛、呕吐、心痛、心悸、胸闷。

定位：在上背部，第 4 胸椎棘突下，后正中线旁开 1.5 寸。低头屈颈，颈背交界处椎骨高突向下推 4 个椎体，下缘旁开 2 横指处即是。

点压心俞治心悸

经常心悸的女性可以用拇指直接点压心俞，以顺时针方向按摩，坚持每分钟按摩 80 次，每天按摩两三次，可缓解心悸。

心俞 BL15

主治：宽胸理气，通络安神。主治胸背痛、心悸、失眠、健忘、呕吐。

定位：在上背部，第 5 胸椎棘突下，后正中线旁开 1.5 寸。肩胛骨下角水平连线与脊柱相交椎体处，往上推 2 个椎体，其下缘旁开 2 横指处即是。

督俞 BL16

主治：理气止痛，强心通脉。主治发热、恶寒、心痛、腹痛、腹胀、肠鸣、冠心病、心绞痛、打嗝。

定位：在上背部，第 6 胸椎棘突下，后正中线旁开 1.5 寸。肩胛骨下角水平连线与脊柱相交椎体处，往上推 1 个椎体，其下缘旁开 2 横指处即是。

膈俞 BL17

主治：理气宽胸，活血通脉。主治咯血、便血、心痛、心悸、胸痛、胸闷、呕吐、打嗝、荨麻疹。

定位：在背部，第 7 胸椎棘突下，后正中线旁开 1.5 寸。肩胛骨下角水平连线与脊柱相交椎体处，其下缘旁开 2 横指处即是。

肝俞 BL18

主治：疏肝利胆，理气明目。主治黄疸、肝炎、目视不明、痛经、眩晕、腹泻。

定位：在背部，第 9 胸椎棘突下，后正中线旁开 1.5 寸。肩胛骨下角水平连线与脊柱相交椎体处，往下推 2 个椎体，其下缘旁开 2 横指处即是。

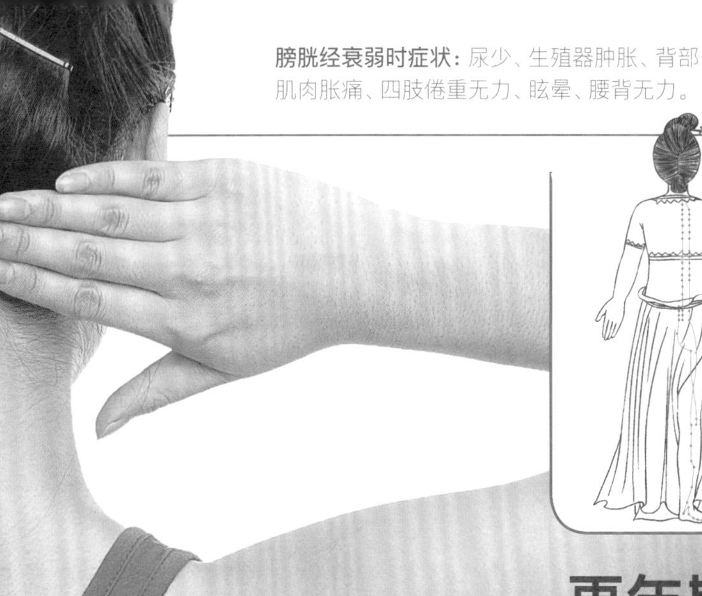

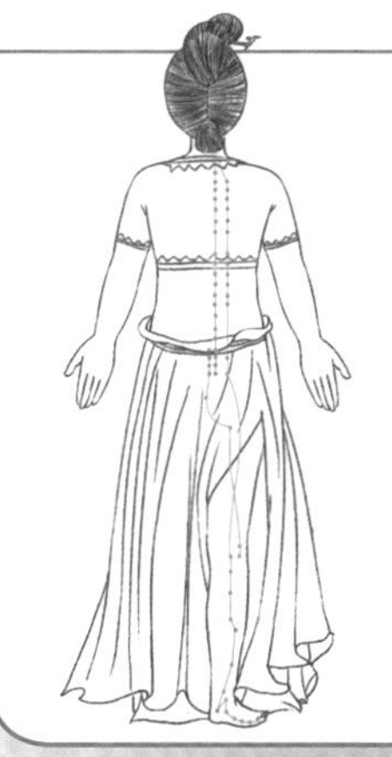

膀胱经虚寒则容易怕风怕冷、流鼻涕、打喷嚏，经脉循行部位如项、背、腰、小腿疼痛及运动障碍。

更年期综合征

用面刮法从上向下刮拭背部督脉命门，膀胱经双侧肝俞至肾俞。刮拭刺激这些穴位可以调理肝脾而助气血生化和运行，从而改善更年期症状。

胆俞 BL19

主治：疏肝利胆，清热化湿。主治胃脘部及肚腹胀满、呕吐、黄疸。

定位：在背部，第 10 胸椎棘突下，后正中线旁开 1.5 寸。肩胛骨下角水平连线与脊柱相交椎体处，往下推 3 个椎体，其下缘旁开 2 横指处即是。

脾俞 BL20

主治：健脾和胃，利湿升清。主治腹胀、呕吐、腹泻、胃痛、神经性皮炎、小儿咳嗽、小儿发热。

定位：在下背部，第 11 胸椎棘突下，后正中线旁开 1.5 寸。肚脐水平线与脊柱相交椎体处，往上推 3 个椎体，其上缘旁开 2 横指处即是。

胃俞 BL21

主治：和胃健脾，理中降逆。主治胃痛、呕吐、腹泻、痢疾、小儿疳积。

定位：在下背部，第 12 胸椎棘突下，后正中线旁开 1.5 寸。肚脐水平线与脊柱相交椎体处，往上推 2 个椎体，其上缘旁开 2 横指处即是。

女人体内的毒素，大部分都通过**大小便和汗液**排出体外。

三焦俞 BL22

主治：调理三焦，利水强腰。主治水肿、小便不利、遗尿、腹水、肠鸣、腹泻。

定位：在腰部，第 1 腰椎棘突下，后正中线旁开 1.5 寸。肚脐水平线与脊柱相交椎体处，往上推 1 个椎体，其上缘旁开 2 横指处即是。

肾俞 BL23

主治：益肾助阳，利水强腰。主治遗精、阳痿、月经不调、小便不利、水肿闭经。

定位：在腰部，第 2 腰椎棘突下，后正中线旁开 1.5 寸。肚脐水平线与脊柱相交椎体处，其下缘旁开 2 横指处即是。

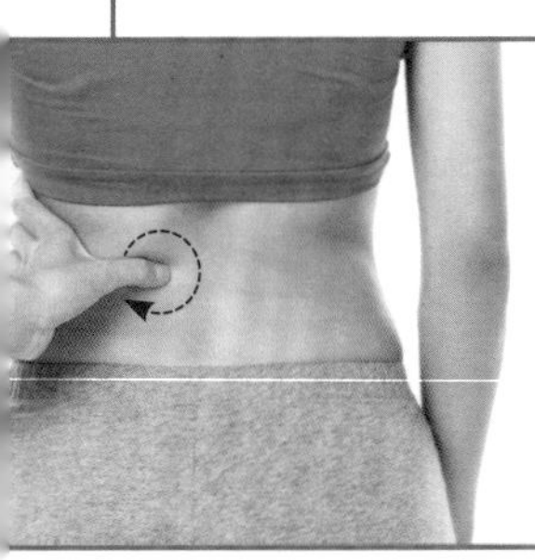

按揉肾俞治性冷淡

女性性冷淡是难以启齿的病症，何不试试自己按摩呢！用拇指指腹按揉肾俞 5~10 分钟，不可操之过急，应持之以恒，只要坚持 1~2 个月，完全有治愈的可能。

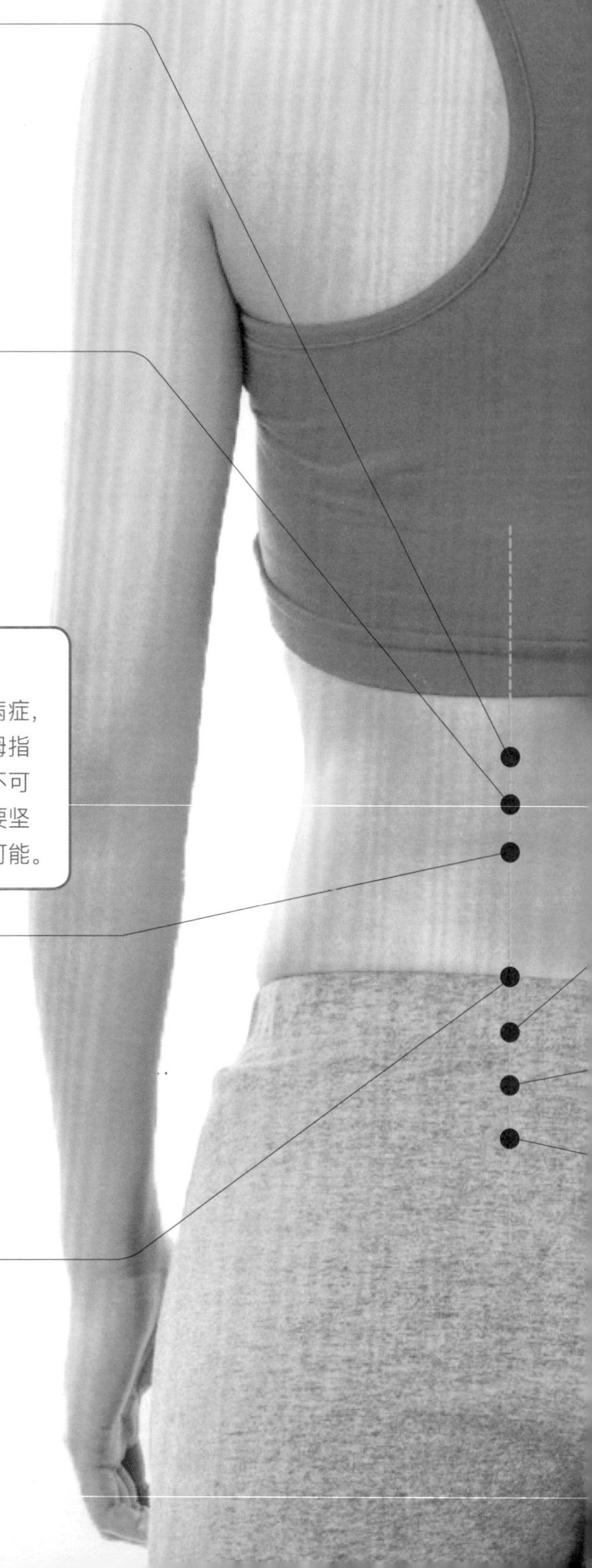

气海俞 BL24

主治：益肾壮阳，调经止痛。主治痛经、痔疮、腰痛、腿膝不利。

定位：在腰部，第 3 腰椎棘突下，后正中线旁开 1.5 寸。肚脐水平线与脊柱相交椎体处，往下推 1 个椎体，其下缘旁开 2 横指处即是。

大肠俞 BL25

主治：理气降逆，调和肠胃。主治腹痛、腹胀、便秘、痢疾、腰脊强痛。

定位：在腰部，第 4 腰椎棘突下，后正中线旁开 1.5 寸。两侧髂嵴连线与脊柱交点，旁开量 2 横指处即是。

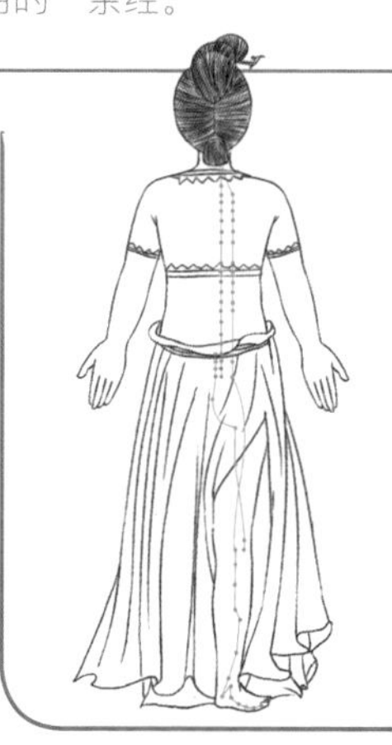

膀胱是贮藏人体水液的地方，靠它的气化功能，帮我们把身体里没用的水液转化成尿，排出体外。

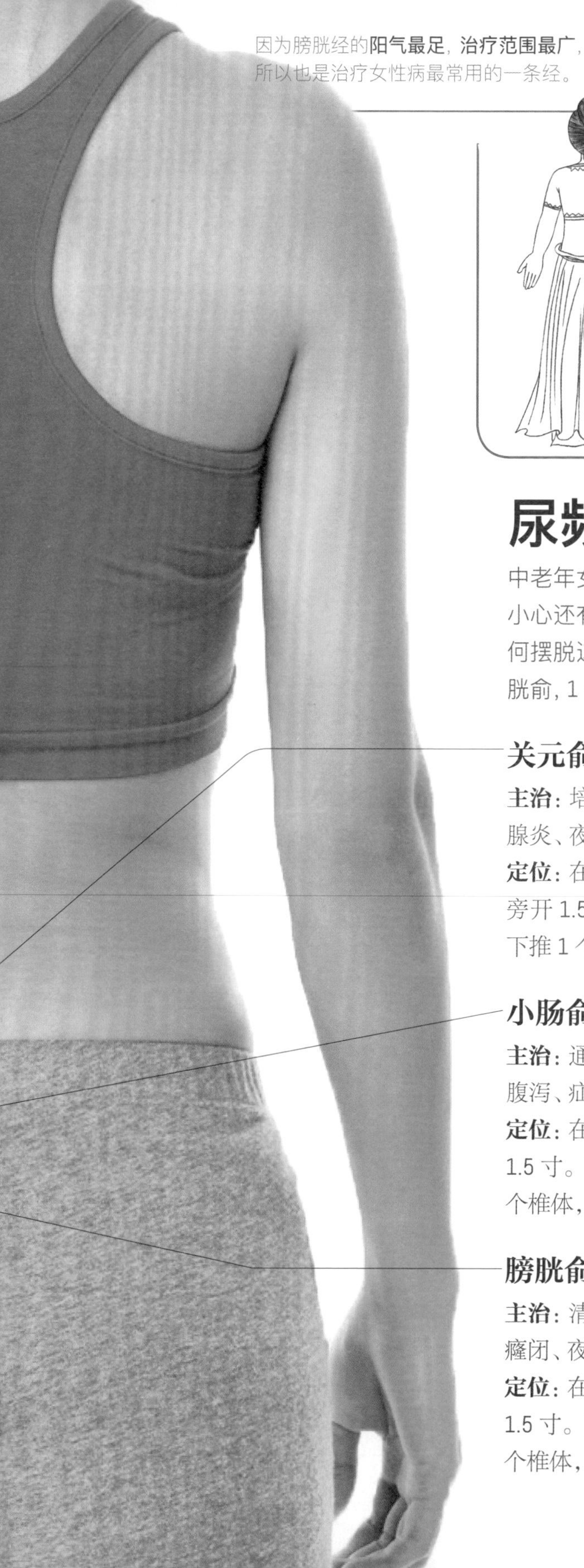

尿频尿急

中老年女性很多都会有尿频尿急的症状，一不小心还有可能尿在裤子上，令人十分尴尬。如何摆脱这种困扰呢？坚持按摩中极、肾俞和膀胱俞，1 个月就可以改善症状。

关元俞 BL26

主治：培补元气，调理下焦。主治腹泻、前列腺炎、夜尿症、慢性盆腔炎、痛经。

定位：在腰骶部，第 5 腰椎棘突下，后正中线旁开 1.5 寸。两侧髂嵴连线与脊柱交点，往下推 1 个椎体，旁开量 2 横指处即是。

小肠俞 BL27

主治：通调二便，清热利湿。主治腰痛、痢疾、腹泻、疝气、痔疮、盆腔炎。

定位：在骶部，横平第 1 骶后孔，骶正中嵴旁 1.5 寸。两侧髂嵴连线与脊柱交点，往下推 2 个椎体，旁开量 2 横指处即是。

膀胱俞 BL28

主治：清热利湿，通经活络。主治小便赤涩、癃闭、夜尿症、遗精、坐骨神经痛。

定位：在骶部，横平第 2 骶后孔，骶正中嵴旁 1.5 寸。两侧髂嵴连线与脊柱交点，往下推 3 个椎体，旁开量 2 横指处即是。

经络是流动的，而且是有方向地流动的，膀胱经是从上往下，肾经是从下往上。

痛经、子宫肌瘤

上髎、中髎、次髎、下髎是专门治疗生殖系统方面疾病的。如果有痛经、子宫肌瘤等疾病的女性在这 4 个穴位上肯定痛点很多。只要在这附近找到痛点按揉，就能达到很好的疗效。

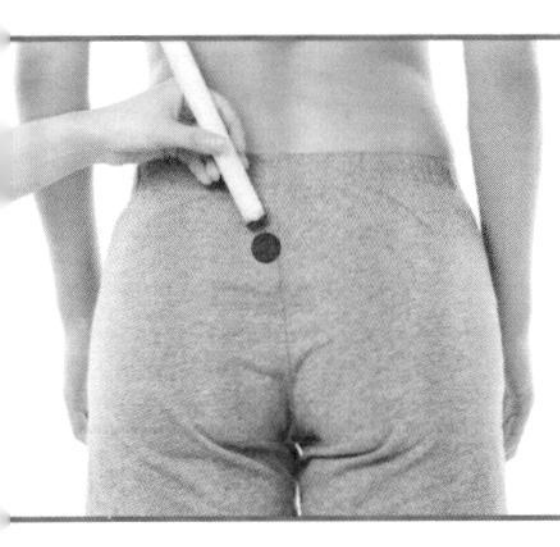

艾灸上髎调月经

用艾条温和灸上髎 20 分钟，每天 1 次，可用于治疗女性月经不调、少腹虚寒、大小便不利等疾病。

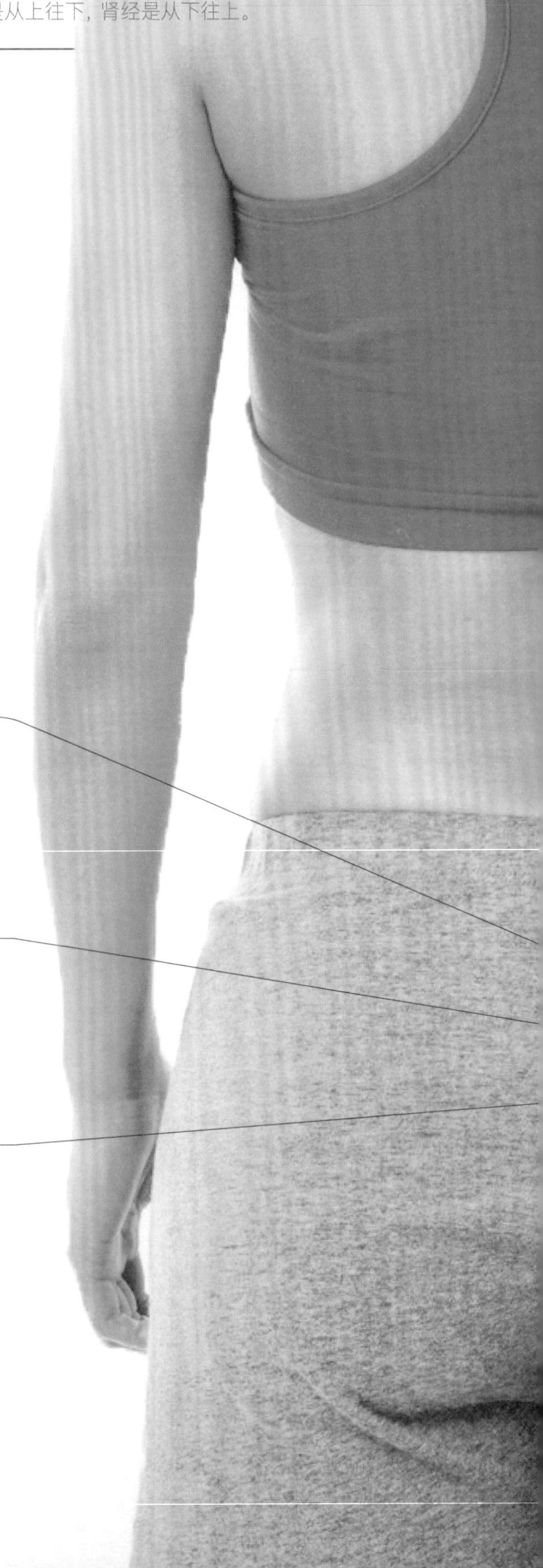

上髎 BL31

主治：月经不调、带下、遗精、阳痿、二便不利、腰骶痛、腰膝酸软。

定位：在骶区，正对第 1 骶后孔中。

次髎 BL32

主治：月经不调、带下、遗精、阳痿、二便不利、腰骶痛、腰膝酸软。

定位：在骶区，正对第 2 骶后孔中。

中髎 BL33

主治：月经不调、带下、遗精、阳痿、二便不利、腰骶痛、腰膝酸软。

定位：在骶区，正对第 3 骶孔中。

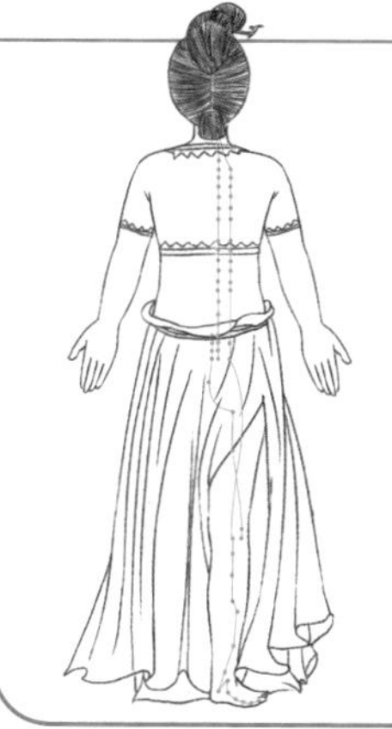

膀胱经和肾经是完全相连的一条经，只是在小脚趾的外侧至阴处将其分开了，走在人体的外侧是膀胱经，走在人体的内侧是肾经。

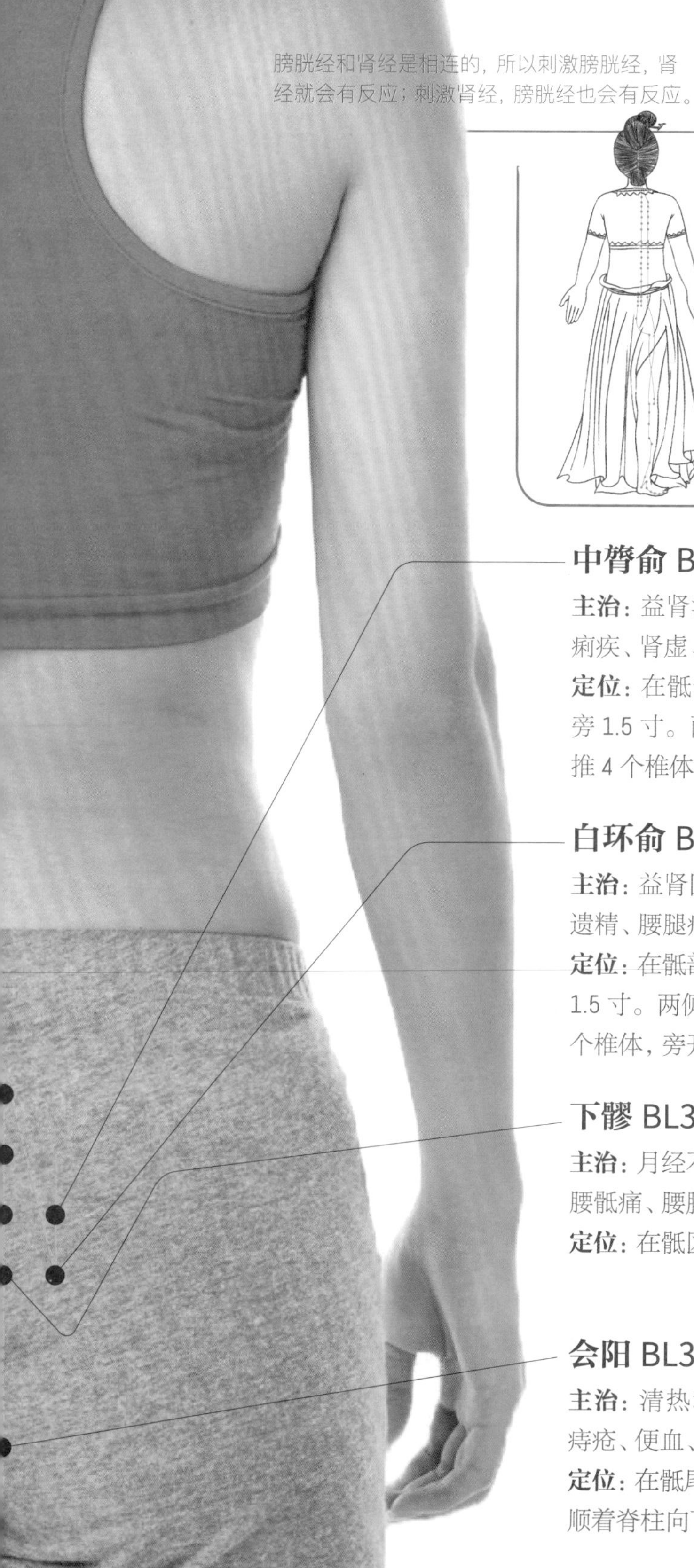

中膂俞 BL29

主治：益肾温阳，调理下焦。主治腰脊强痛、痢疾、肾虚、坐骨神经痛。

定位：在骶部，横平第 3 骶后孔，骶正中嵴旁 1.5 寸。两侧髂嵴连线与脊柱交点，往下推 4 个椎体，旁开量 2 横指处即是。

白环俞 BL30

主治：益肾固精，调理经带。主治月经不调、遗精、腰腿痛、下肢瘫痪。

定位：在骶部，横平第 4 骶后孔，骶正中嵴旁 1.5 寸。两侧髂嵴连线与脊柱交点，往下推 5 个椎体，旁开量 2 横指处即是。

下髎 BL34

主治：月经不调、带下、遗精、阳痿、二便不利、腰骶痛、腰膝酸软。

定位：在骶区，正对第 4 骶后孔中。

会阳 BL35

主治：清热利湿，益肾固带。主治腹泻、痔疮、便血、阳痿、阴部汗湿瘙痒。

定位：在骶尾部，尾骨尖旁开 0.5 寸。俯卧，顺着脊柱向下摸到尽头，旁开 0.5 寸处即是。

女性面色晦暗无光泽，可以拍打膀胱经上的**委阳**、**委中**和肾经上的**阴谷**。

下肢疼痛

下肢疼痛时可以选择承扶、殷门和浮郄，用火罐在这 3 个穴上各留罐 5~10 分钟，隔天 1 次。

承扶 BL36

主治：通便消痔，舒筋活络。主治下肢瘫痪、坐骨神经痛、痔疮。

定位：在股后部，臀下横纹的中点。俯卧，臀下横纹正中点，按压有酸胀感处即是。

浮郄 BL38

主治：舒筋通络。主治腰、骶、臀、股部疼痛，坐骨神经痛，下肢瘫痪。

定位：在膝后部，腘横纹上 1 寸，股二头肌腱的内侧缘。先找到委阳，向上量 1 横指处即是。

委阳 BL39

主治：舒筋活络，通利水湿。主治小便淋漓、便秘、腰背部疼痛。

定位：在膝部腘横纹上，股二头肌腱内侧缘。膝盖后面凹陷中央的腘横纹外侧，股二头肌腱内侧即是。

小便黄，味道重

如果您小便黄，味道重，每天用力按揉委中 20 分钟，配合多喝白开水，3 天症状即可改善。

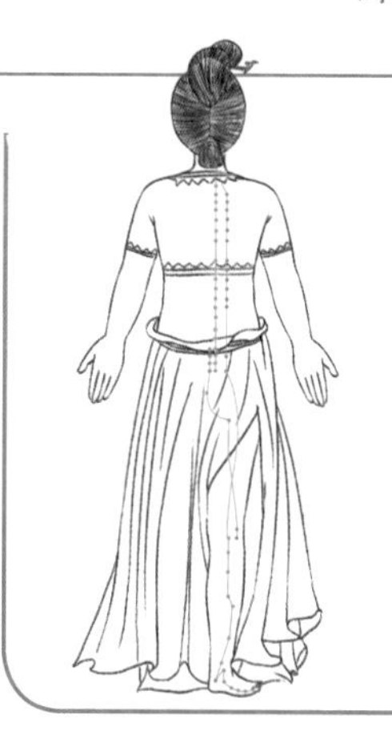

用温热的手掌推按整个后背，或者用刮痧、拔罐、艾灸、针刺等方法在膀胱经上按摩，就可以轻松将膀胱经的毒排出去。

殷门 BL37

主治：舒筋通络，强腰健膝。主治腰、骶、臀、股部疼痛，下肢瘫痪。

定位：在股后区，臀下横纹下6寸，股二头肌与半腱肌之间。先找到承扶、膝盖后面凹陷中央的腘横纹中点，二者连线的中点上1横指处即是。

委中 BL40

主治：舒筋活络，泄热清暑，凉血解毒。主治腰脊痛、坐骨神经痛、膝关节炎、半身不遂、皮肤瘙痒、发热。

定位：在膝后部，腘横纹中点。膝盖后面凹陷中央的腘横纹中点处即是。

按压委中治腿部疼痛

久坐引起腿部疼痛时，可找一支较粗的笔，用膝部后侧用力夹住刺激委中。

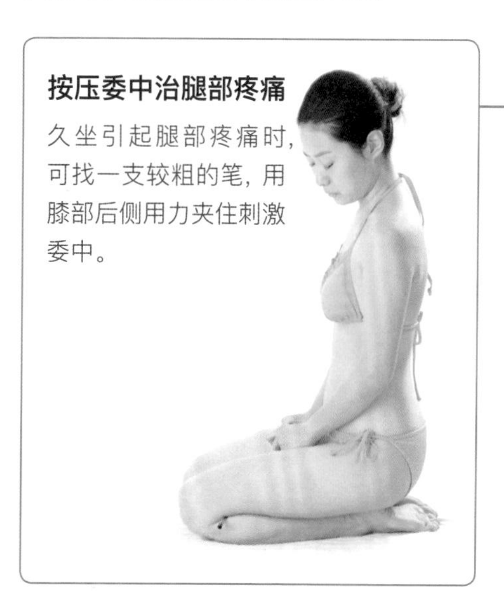

女性要**少熬夜，少喝酒**，有规律地生活，也是对膀胱经很好的养护。

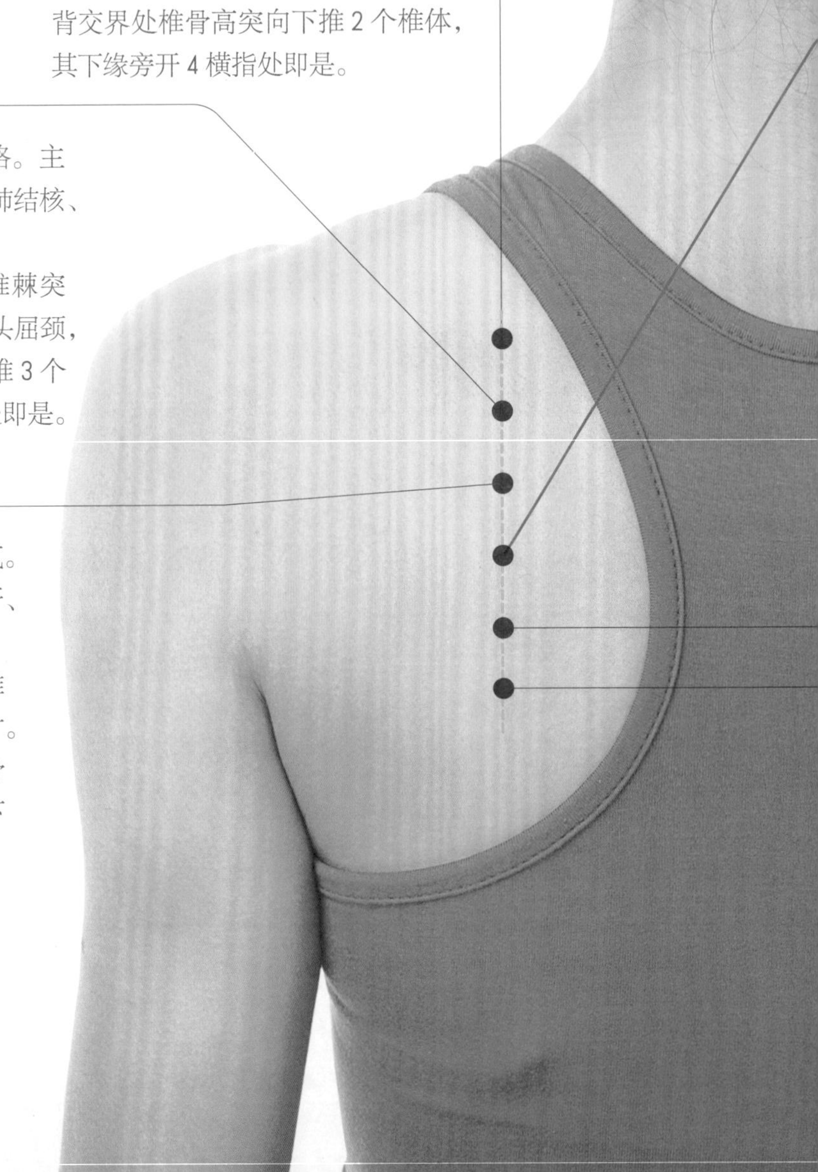

附分 BL41

主治：舒筋活络，疏风散邪。主治肩背拘急疼痛、颈项强痛、坐骨神经痛。

定位：在上背部，第 2 胸椎棘突下，后正中线旁开 3 寸。低头屈颈，颈背交界处椎骨高突向下推 2 个椎体，其下缘旁开 4 横指处即是。

魄户 BL42

主治：理气降逆，舒筋活络。主治咳嗽、气喘、支气管炎、肺结核、颈项僵硬、肩背痛。

定位：在上背部，第 3 胸椎棘突下，后正中线旁开 3 寸。低头屈颈，颈背交界处椎骨高突向下推 3 个椎体，其下缘旁开 4 横指处即是。

膏肓 BL43

主治：补虚益损，调理肺气。主治肺痨、咳嗽、气喘、盗汗、健忘、遗精。

定位：在上背部，第 4 胸椎棘突下，后正中线旁开 3 寸。低头屈颈，颈背交界处椎骨高突向下推 4 个椎体，其下缘旁开 4 横指处即是。

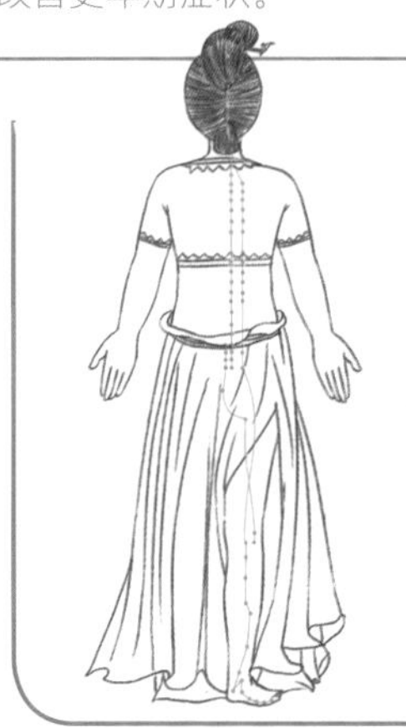

足太阳膀胱经于每天下午3~5时气血最旺，在这个时候，如果你去刺激它，能更快把你身体里的毒素排出体外。

点压神堂治哮喘

咳嗽、哮喘发作时，用双手拇指直接点压神堂，坚持3~5分钟，可以很快缓解症状。

神堂 BL44

主治：宽胸理气，宁心安神。主治心悸、失眠、肩背痛、哮喘、心脏病。

定位：在背部，第5胸椎棘突下，后正中线旁开3寸。肩胛骨下角水平连线与脊柱相交椎体处，往上推2个椎体，其下缘水平线与肩胛骨脊柱缘的垂直线交点处即是。

譩譆 BL45

主治：宣肺理气，通络止痛。主治咳嗽、气喘、目眩、肩背痛、季胁痛。

定位：在背部，第6胸椎棘突下，后正中线旁开3寸处。肩胛骨下角水平连线与脊柱相交椎体处，往上推1个椎体，其下缘水平线与肩胛骨脊柱缘的垂直线交点处即是。

膈关 BL46

主治：宽胸理气，和胃降逆。主治饮食不下、呕吐、胸中噎闷、脊背强痛。

定位：在背部，第7胸椎棘突下，后正中线旁开3寸。肩胛骨下角水平连线与肩胛骨脊柱缘的垂直线交点处即是。

魂门 BL47

主治：疏肝理气，降逆和胃。主治胸胁胀痛、呕吐、肠鸣腹泻、背痛。

定位：在背部，第 9 胸椎棘突下，后正中线旁开 3 寸处。肩胛骨下角水平连线与脊柱相交椎体处，往下推 2 个椎体，其下缘水平线与肩胛骨脊柱缘的垂直线交点处即是。

阳纲 BL48

主治：疏肝利胆，健脾和中。主治腹泻、黄疸、腹痛、大便泻利、小便赤涩。

定位：在下背部，第 10 胸椎棘突下，后正中线旁开 3 寸。肩胛骨下角水平连线与脊柱相交椎体处，往下推 3 个椎体，其下缘水平线与肩胛骨脊柱缘的垂直线交点处即是。

意舍 BL49

主治：健脾和胃，利胆化湿。主治腹胀、背痛、食欲缺乏、腹泻、呕吐、纳呆。

定位：在下背部，第 11 胸椎棘突下，后正中线旁开 3 寸处。肚脐水平线与脊柱相交椎体处，往上推 3 个椎体，其下缘水平线与肩胛骨脊柱缘的垂直线交点处即是。

胃仓 BL50

主治：和胃健脾，消食导滞。主治胃痛、小儿食积、腹胀、便秘、水肿。

定位：在下背部，第 12 胸椎棘突下，后正中线旁开 3 寸处。肚脐水平线与脊柱相交椎体处，往上推 2 个椎体，其下缘水平线与肩胛骨脊柱缘的垂直线交点处即是。

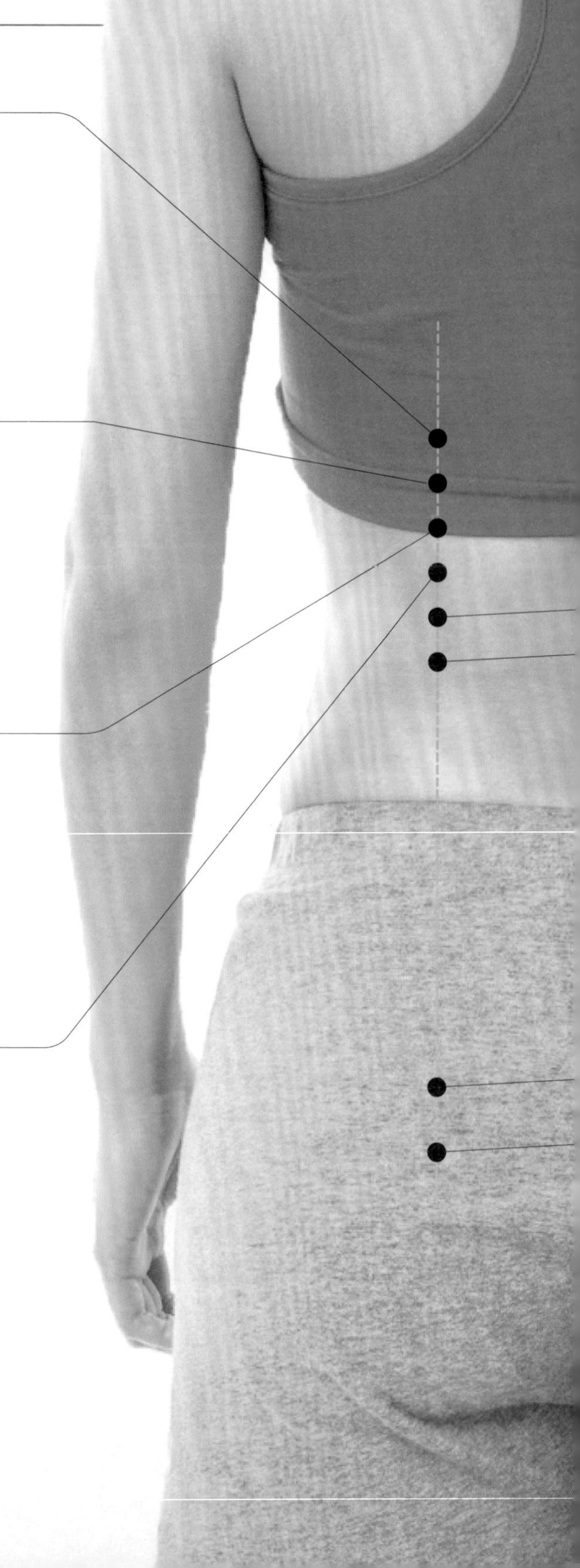

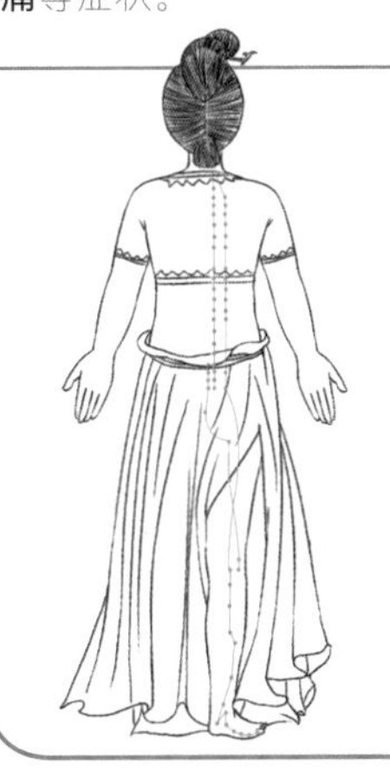

膀胱经是肾经的源头，所以在膀胱经上进行推拿、按摩、针灸等疏通方法，都能增强膀胱经向下流动的力量，反过来就是推动了肾经，滋补了肾脏。

肓门 BL51

主治：理气和胃，清热消肿。主治痞块、心下痛、妇人乳疾、上腹痛、便秘。

定位：在腰部，第 1 腰椎棘突下，后正中线旁开 3 寸处。肚脐水平线与脊柱相交椎体处，往上推 1 个椎体，其下缘水平线与肩胛骨脊柱缘的垂直线交点处即是。

志室 BL52

主治：益肾固精，清热利湿，强壮腰膝。主治遗精、阴痛水肿、小便不利、腰脊强痛。

定位：在腰部，第 2 腰椎棘突下，后正中线旁开 3 寸处。肚脐水平线与脊柱相交椎体处，其下缘水平线与肩胛骨脊柱缘的垂直线交点处即是。

胞肓 BL53

主治：补肾强腰，通利二便。主治小便不利、腰脊痛、腹胀、肠鸣、便秘。

定位：横平第 2 骶后孔，骶正中嵴旁开 3 寸。两侧髂嵴连线与脊柱交点，往下推 3 个椎体，其下缘水平线与肩胛骨脊柱缘的垂直线交点处即是。

秩边 BL54

主治：舒筋活络，强壮腰膝，调理下焦。主治腰骶痛、下肢痿痹、痔疮、小便不利。

定位：在骶区，横平第 4 骶后孔，骶正中嵴旁开 3 寸。两侧髂嵴连线与脊柱交点，往下推 5 个椎体，其下缘水平线与肩胛骨脊柱缘的垂直线交点处即是。

俗话说：**人老腿先老**。其实首先老的就是膀胱经。

合阳 BL55

主治：舒筋通络，调经止带，强健腰膝。主治腰脊痛、下肢酸痛、崩漏、子宫出血、带下。

定位：在小腿后部，腘横纹下 2 寸，腓肠肌内、外侧头之间。膝盖后面凹陷中央的腘横纹中点直下量 3 横指处即是。

承筋 BL56

主治：舒筋活络，强健腰膝，清泄肠热。主治腰痛、小腿痛、急性腰扭伤、腿抽筋、痔疮。

定位：小腿后侧，腘横纹下 5 寸，腓肠肌两肌腹之间。俯卧，小腿用力，后面肌肉明显隆起，中央处按压有酸胀感处即是。

承山 BL57

主治：理气止痛，舒筋活络，消痔。主治痔疮、便秘、腰背疼、腿抽筋、下肢瘫痪。

定位：在小腿后侧，腓肠肌两肌腹与肌腱交角处。俯卧，膝盖后面凹陷中央的腘横纹中点与外踝尖连线的中点处即是。

飞扬 BL58

主治：清热安神，舒筋活络。主治腰腿痛、小腿酸痛、头痛、脚气。

定位：在小腿后侧，昆仑直上 7 寸，腓肠肌外下缘与跟腱移行处。先找到承山，其下 1 横指再旁开 1 横指处即是。

跗阳 BL59

主治：舒筋活络，退热散风。主治腰、骶、髋、股后外侧疼痛。

定位：在小腿后外侧，昆仑直上 3 寸，腓骨与跟腱之间。平足外踝向上量 4 横指，按压有酸胀感处即是。

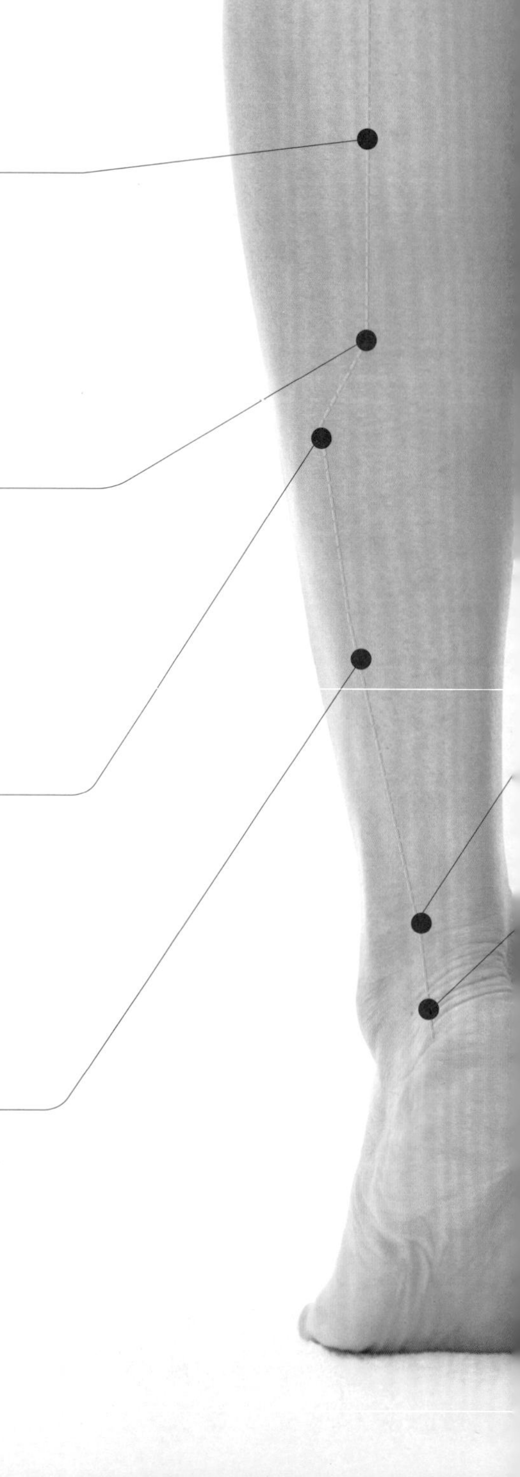

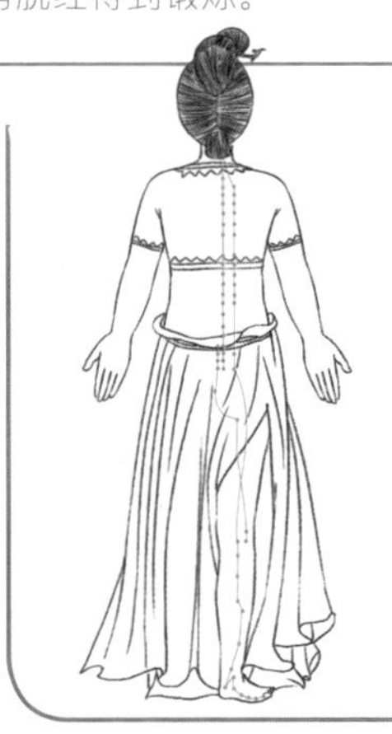

膀胱经就像城市的清洁工，看起来不怎么起眼，一旦没有了它，或者它不好好干活了，我们身体这个城市就无法井然有序。

颈椎疼痛，落枕

如果您有颈椎疼痛、落枕的不适症状，每天按揉昆仑 3~5 分钟，再喝一些薏米粥，3~5 天症状即可缓解。

昆仑 BL60

主治：安神清热，舒筋活络。主治头痛、腰骶疼痛、外踝部红肿、足部生疮。

定位：在踝部，外踝尖与跟腱之间凹陷中。外踝尖与跟腱之间凹陷处即是。

仆参 BL61

主治：舒筋活络，强壮腰膝，散热化气。主治牙槽脓肿、下肢痿弱、足跟痛、精神病。

定位：昆仑直下，跟骨外侧，赤白肉际处。昆仑垂直向下量1横指处即是。

按摩昆仑治扭脚

女性喜欢穿高跟鞋，要是一不小心扭了脚，就赶快用手指指腹重力按揉昆仑 1~3 分钟，疼痛就会大为减轻。

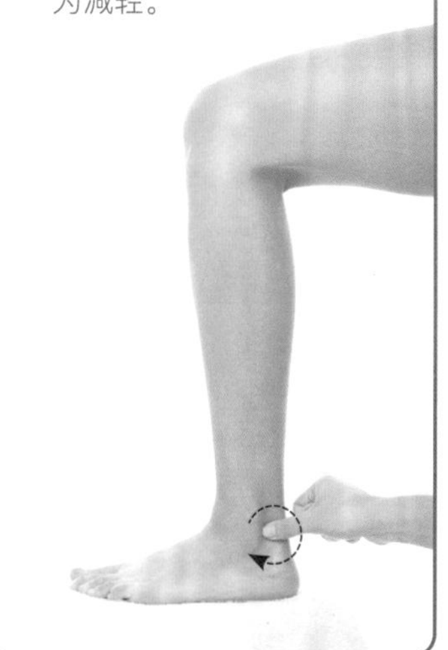

头发早白，长痘痘

如果您头发早白，额头长痘痘，每天用力掐揉足通谷 30~50 次，坚持 1 个月，便能看到令人惊喜的效果。

金门 BL63

主治：通经活络，安神开窍。主治腰痛、足部扭伤、晕厥、牙痛、偏头痛。

定位：第 5 跖骨粗隆后方，骰骨外侧凹陷中。正坐垂足着地，脚趾上翘可见一骨头凸起，外侧凹陷处即是。

申脉 BL62

主治：镇惊安神，止痫宁心。主治失眠，癫狂，痫症，脑卒中，偏、正头痛，眩晕。

定位：在踝部，外踝下缘与跟骨之间凹陷中。正坐垂足着地，外踝垂直向下可触及一凹陷，按压有酸胀感处即是。

按揉金门治晕厥

有时候如果感觉自己头晕站不稳，快要摔倒，可以先坐下来，然后用拇指指腹按揉金门 3~5 分钟，症状会很快改善。

胎位不正

至阴为矫正胎位第一经验效穴。操作时，用艾条 2 支，点燃后对准两足至阴，距离以能耐受的热力为度，灸至皮肤潮红，时间 15~30 分钟。同时嘱咐患者放松腰带，暴露小腹部，为胎儿转动创造条件。

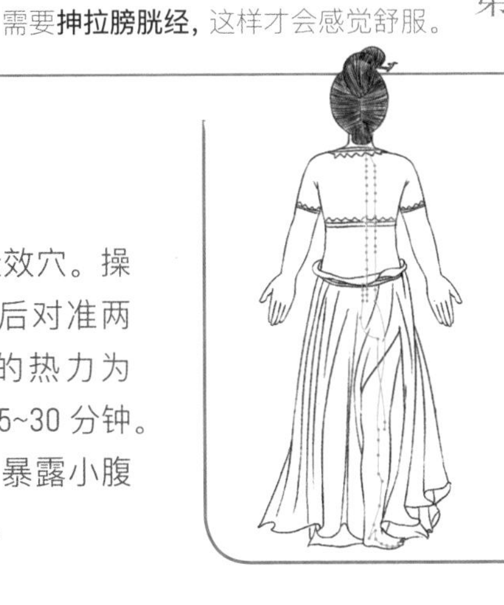

膀胱经当令时，膀胱负责贮藏水液和津液。水液排出体外，津液循环在体内，此时适时饮水可以给肌肤及时补水。

京骨 BL64

主治：清热止痉，明目舒筋。主治头痛、眩晕、膝痛、鼻塞、小儿惊风。

定位：在足背外侧，第 5 跖骨粗隆前下方，赤白肉际处。沿小趾长骨往后推，可摸到一凸起，下方皮肤颜色深浅交界处即是。

足通谷 BL66

主治：清热安神，清头明目。主治头痛、头重、目眩、鼻塞、颈项痛。

定位：在足趾，第 5 跖趾关节的远端，赤白肉际处。沿小趾向上摸，摸到小趾与足掌相连接的关节，关节前方皮肤颜色交界处即是。

至阴 BL67

主治：理气活血，清头明目。主治头痛、鼻塞、遗精、胎位不正、难产。

定位：在足趾，小趾末节外侧，趾甲根角侧后方 0.1 寸（指寸）。足小趾外侧，趾甲外侧缘与下缘各作一垂线，其交点处即是。

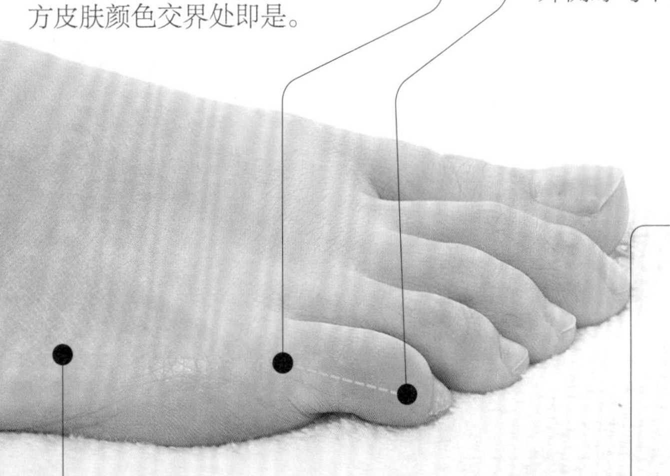

束骨 BL65

主治：通经活络，清头明目。主治头痛、目赤、耳聋、痔疮、下肢后侧痛。

定位：在足背外侧，第 5 跖趾关节的近端，赤白肉际处。沿小趾向上摸，摸到小趾与足部相连接的关节，关节后方皮肤颜色交界处即是。

第九章
足少阴肾经

足少阴肾经在足小趾与足太阳膀胱经衔接，联系的脏腑器官有喉咙、舌，属肾，络膀胱，贯肝，入肺，络心，在胸中与手厥阴心包经相接。络脉从本经分出，走向足太阳膀胱经，通过腰脊部，上走心于包下。

涌泉 KI1：人体生命之源
然谷 KI2：滋阴补肾助睡眠
太溪 KI3：补肾气，除百病
大钟 KI4：强腰壮骨疗效好
水泉 KI5：艾灸治痛经
照海 KI6：月经不调的救星
复溜 KI7：滋补肾阴数它强
交信 KI8：调经养血止崩漏
筑宾 KI9：排毒好帮手
阴谷 KI10：遗尿、遗精选阴谷
横骨 KI11：摆脱难言的痛苦
大赫 KI12：生殖健康的福星
气穴 KI13：利尿通便疗效好
四满 KI14：腹痛腹冷不怕了
中注 KI15：常按摩，促消化
肓俞 KI16：告别便秘的痛苦
商曲 KI17：帮你解决腹痛的烦恼
石关 KI18：脾胃虚寒按石关
阴都 KI19：有效缓解胃痛
腹通谷 KI20：胃痛呕吐不用怕
幽门 KI21：腹胀腹泻双调节
步廊 KI22：乳房保健穴
神封 KI23：迅速缓解气喘
灵墟 KI24：风寒咳嗽找灵墟
神藏 KI25：艾灸治咳喘
彧中 KI26：定咳顺气好帮手
俞府 KI27：胜过止咳良药

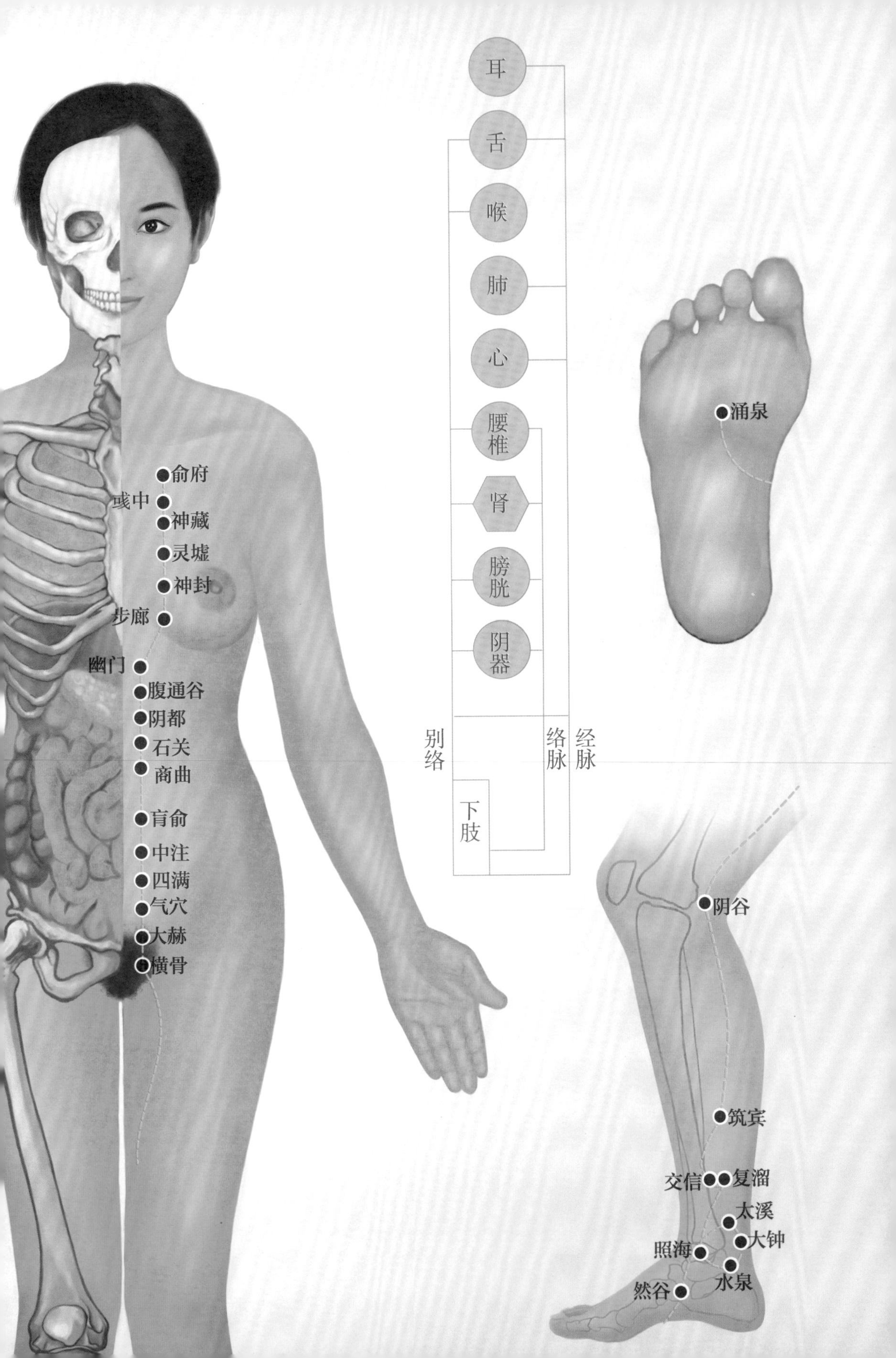

耳
舌
喉
肺
心
腰椎
肾
膀胱
阴器
别络
络脉
经脉
下肢
俞府
彧中
神藏
灵墟
神封
步廊
幽门
腹通谷
阴都
石关
商曲
肓俞
中注
四满
气穴
大赫
横骨
涌泉
阴谷
筑宾
交信
复溜
太溪
大钟
照海
水泉
然谷

肾虚

中医认为，肾经发源于涌泉，通过太溪向外传输，太溪为肾之元气停留和经过的地方，因此地位显得尤为重要。太溪擅长治疗肾虚所引发的病症，有固肾强腰膝的作用。将拇指放在太溪，食指放在昆仑，同时刺激这 2 个穴位，能获得较好的固肾效果。

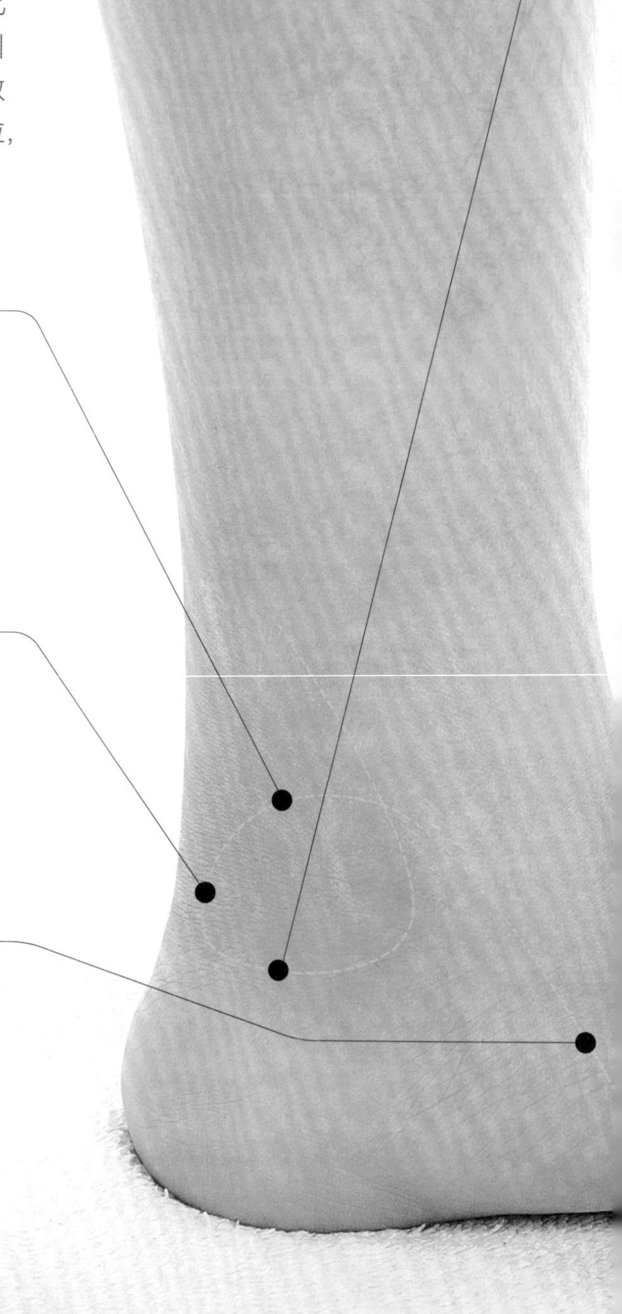

太溪 KI3

主治：滋阴益肾，壮阳强腰。主治扁桃体炎、慢性咽炎、闭经、失眠、冠心病。

定位：在踝区，内踝尖与跟腱之间的凹陷中。坐位垂足，由足内踝向后推至与跟腱之间凹陷处即是。

大钟 KI4

主治：益肾平喘，调理二便。主治咽喉肿痛、腰脊强痛、呕吐、哮喘、便秘。

定位：在足跟部，内踝后下方，跟骨上缘，跟腱附着部前缘凹陷中。先找到太溪，向下量半横指，再向后平推至凹陷处即是。

然谷 KI2

主治：清热利湿，益气固肾。主治咽喉疼痛、月经不调、胸胁胀满。

定位：在足内侧，足舟骨粗隆下方，赤白肉际处。坐位垂足，内踝前下方明显的骨性标志——舟骨前下方凹陷处即是。

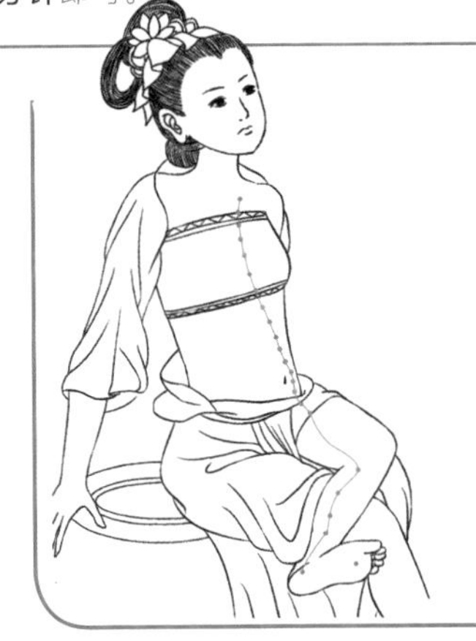

休息时用手掌或按摩槌等工具对肾经循行路线上的穴位进行拍打刺激，对于重点穴位（如涌泉、太溪）可进行按摩或艾灸。

水泉 KI5

主治：清热益肾，疏经活络。主治小便不利、足跟痛、痛经、闭经、腹痛。

定位：在足跟区，太溪直下 1 寸，跟骨结节内侧凹陷中。先找到太溪，直下用拇指量1横指，按压有酸胀感处即是。

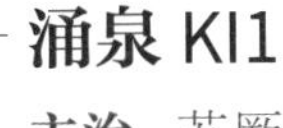

涌泉 KI1

主治：苏厥开窍，滋阴益肾，平肝熄风。主治休克、中暑、晕厥、癔病、喉痹、鼻出血、心烦、腰痛、高血压、低血压、尿潴留、头晕、气管炎、扁桃体炎、小儿腹泻、小儿厌食、神经衰弱。

定位：在足底，屈足蜷趾时足心最凹陷处。蜷足，足底前 1/3 处可见有一凹陷处，按压有酸痛感处即是。

刺激涌泉舒筋活络

将乒乓球置于脚掌下，使其来回滚动，直到脚掌发热为止，这样做能刺激足底的神经、血管等组织，从而能起到舒经活络的作用。

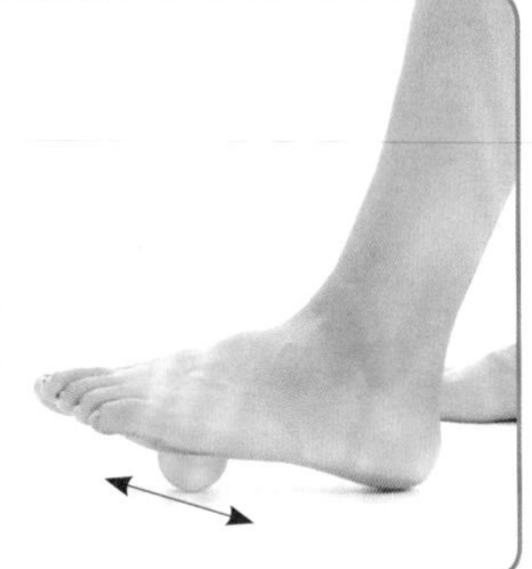

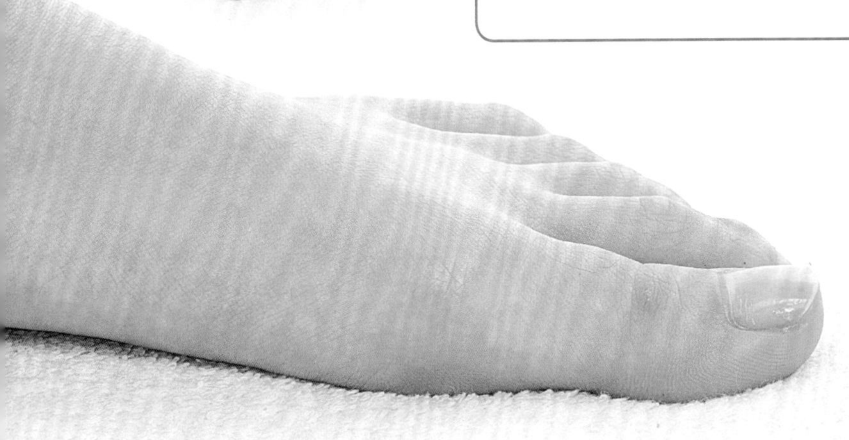

照海 KI6

主治：滋阴清热，调经止痛。主治咽喉肿痛、气喘、便秘、月经不调、失眠。

定位：在内踝尖下 1 寸，内踝下缘边际凹陷中。坐位垂足，由内踝尖垂直向下推，至下缘凹陷处，按压有酸痛感处即是。

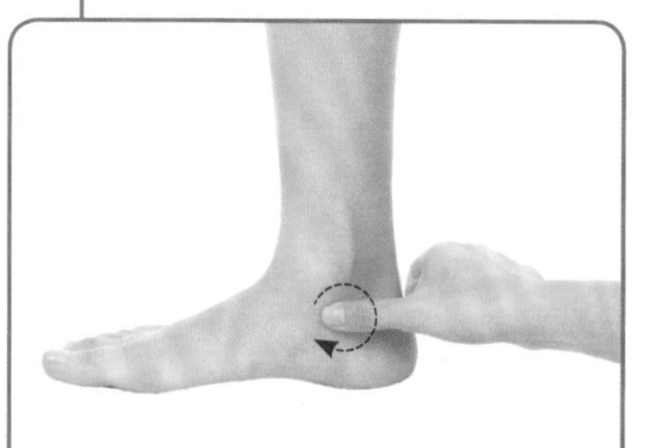

按揉照海治月经不调

照海有清热利咽、温经散寒、养心安神的功效。每天睡觉前用拇指指腹点揉照海 3~5 分钟，可以滋阴降火、补肾益气，对月经不调有良好疗效。

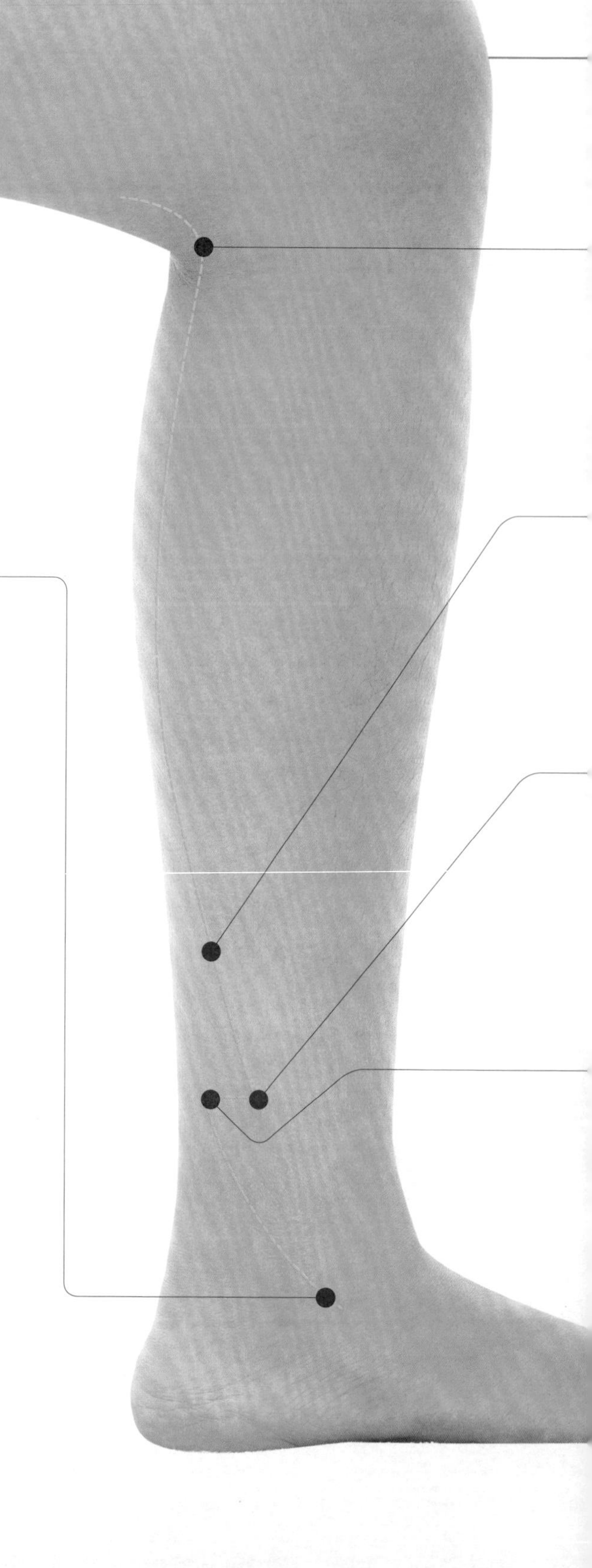

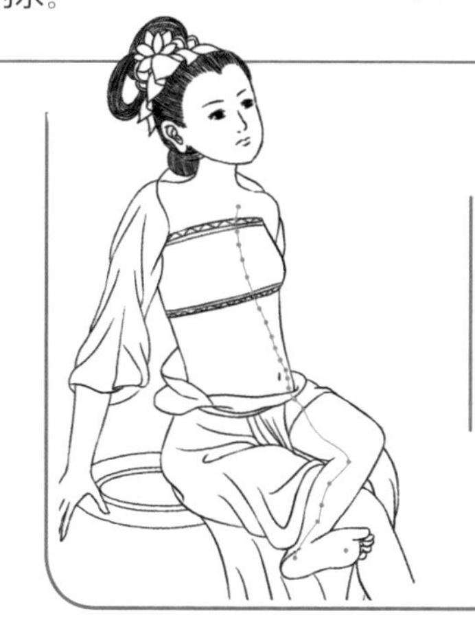

人体经过申时泄火排毒，肾在酉时进入贮藏精华的阶段。

阴谷 KI10

主治：益肾调经，理气止痛。主治小便难、妇人带漏。

定位：在膝后区，腘横纹上，半腱肌腱外侧缘。微屈膝，在腘窝横纹内侧可触及两条筋，两筋之间凹陷处即是。

筑宾 KI9

主治：调理下焦，宁心安神。主治脚软无力、肾炎、膀胱炎、腓肠肌痉挛。

定位：在小腿内侧，太溪直上5寸，比目鱼肌与跟腱之间。先找到太溪，直上量7横指，按压有酸胀感处即是。

交信 KI8

主治：益肾调经，调理二便。主治淋病、月经不调、子宫脱垂、便秘、痛经。

定位：在小腿内侧，内踝尖上2寸，胫骨内侧缘后际凹陷中。先找到太溪，直上量3横指，再前推至胫骨后凹陷处即是。

复溜 KI7

主治：补肾益阴，清热利水。主治水肿、腹胀、腰脊强痛、盗汗、自汗。

定位：在小腿内侧，内踝尖上2寸，跟腱的前缘。先找到太溪，直上量3横指，跟腱前缘处，按压有酸胀感处即是。

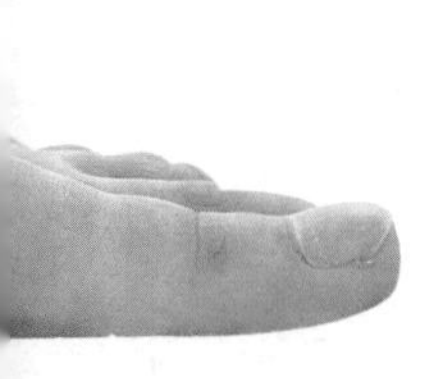

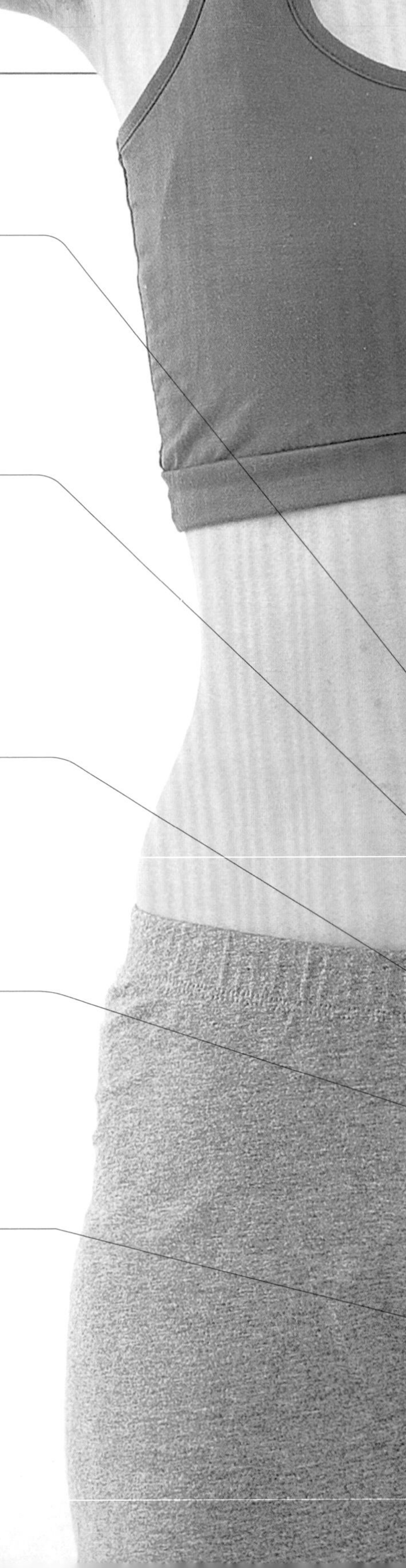

肓俞 KI16

主治：理气止痛，润肠通便。主治绕脐腹痛、腹胀、呕吐、腹泻、痢疾、便秘。

定位：在腹中部，脐中旁开 0.5 寸。仰卧，肚脐旁开半横指处即是。

中注 KI15

主治：调经止带，通调腑气。主治腹胀、呕吐、腹泻、痢疾、腰腹疼痛。

定位：在下腹部，脐中下 1 寸，前正中线旁开 0.5 寸。仰卧，肚脐下 1 横指，再旁开半横指处即是。

四满 KI14

主治：理气调经，利水消肿。主治痛经、不孕症、遗精、水肿、小腹痛、便秘。

定位：脐中下 2 寸，前正中线旁开 0.5 寸。仰卧，肚脐下 2 横指，再旁开半横指处即是。

气穴 KI13

主治：调理冲任，益肾暖胞。主治月经不调、痛经、带下、遗精、阳痿。

定位：脐中下 3 寸，前正中线旁开 0.5 寸。肚脐下 4 横指（一夫法），再旁开半横指处。

横骨 KI11

主治：益肾助阳，调理下焦。主治腹痛、外生殖器肿痛、闭经、盆腔炎。

定位：在下腹部，脐中下 5 寸，前正中线旁开 0.5 寸。仰卧，耻骨联合上缘中点，再旁开半横指处即是。

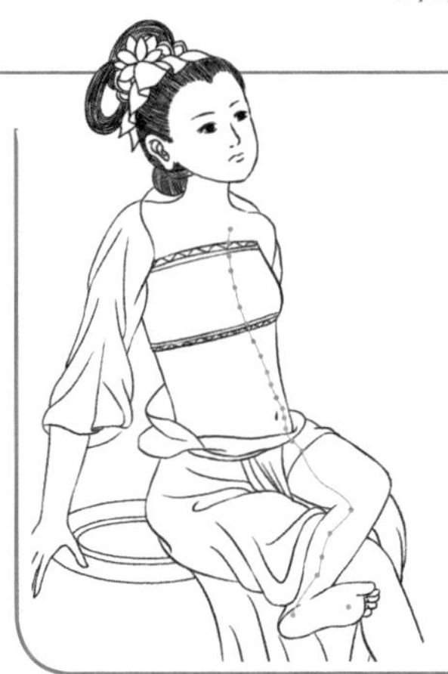

为什么有些女性未老先衰，有些女性却青春常驻？关键还是肾的问题。肾好的女性就不老。

艾灸大赫治痛经

在月经来潮前1周，用艾条温和灸大赫，每天1次，每次15~30分钟，可以缓解痛经。

注：艾灸应直接对准皮肤，此图仅为示意。

大赫 KI12

主治：益肾助阳，调经止带。主治月经不调、痛经、不孕、带下。

定位：在下腹部，脐中下4寸，前正中线旁开0.5寸。仰卧，依上法找到横骨，再向上量1横指处即是。

肾经亢进热证时症状：尿黄、口热、舌干、倦怠、大腿内侧疼痛、性欲增强、月经异常。

闭经

用艾条温和灸阴都、三阴交和血海，每个穴位 5~10 分钟，坚持 1 个月，可以治疗闭经。

按揉石关治带下病

带下病几乎每个女性都经历过，痛苦不堪还不好治疗，所以平时要注意个人卫生。除此之外，还可以经常用拇指指腹按揉石关，每次 3~5 分钟，可以温经散寒。

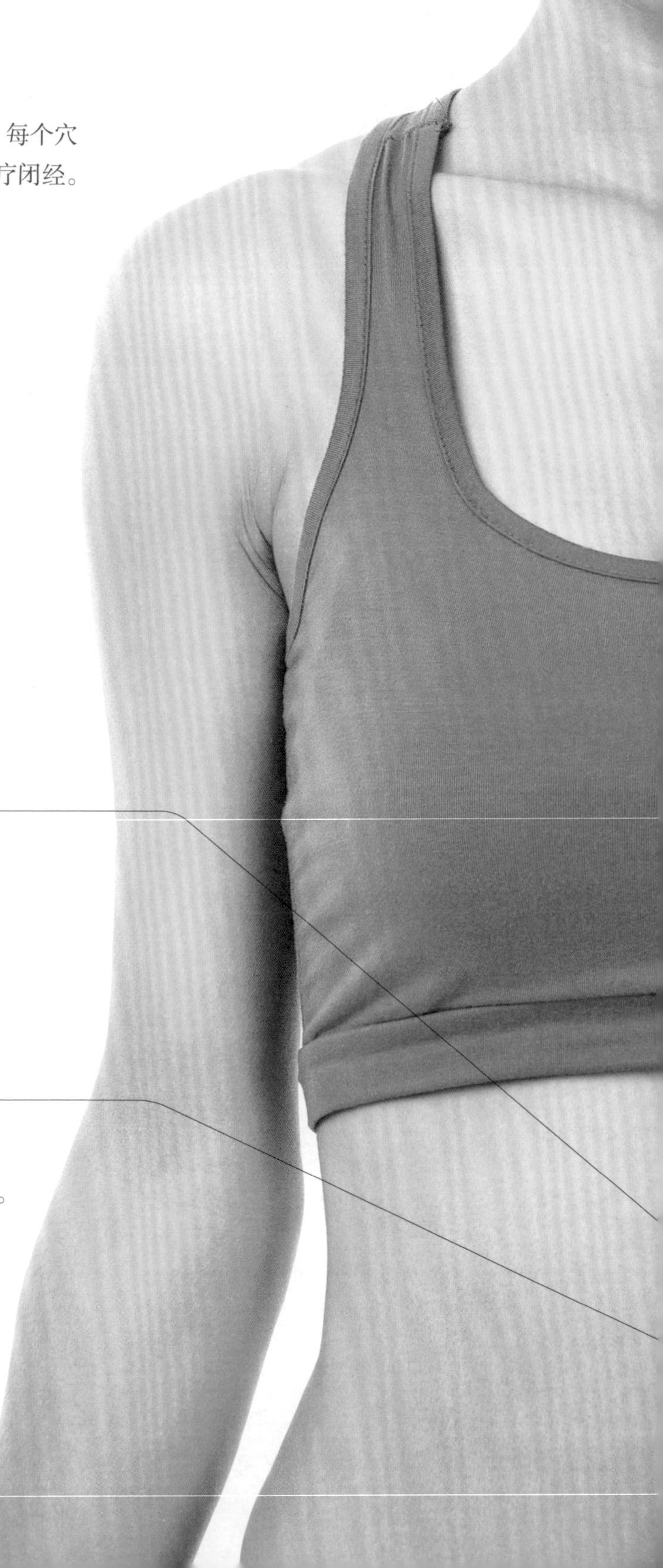

石关 KI18

主治：降逆止呕、温经散寒。主治闭经、带下、脾胃虚寒、腹痛。

定位：在上腹部，脐中上 3 寸，前正中线旁开 0.5 寸。仰卧，肚脐上 4 横指（一夫法），再旁开半横指处即是。

商曲 KI17

主治：健脾和胃，消积止痛。主治绕脐腹痛、腹胀、呕吐、腹泻、痢疾、便秘。

定位：在上腹部，脐中上 2 寸，前正中线旁开 0.5 寸。仰卧，肚脐上 2 横指，再旁开半横指处即是。

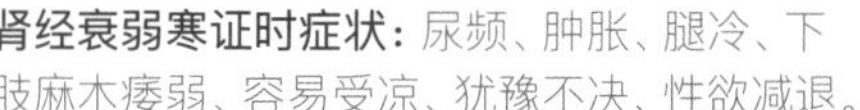
肾经衰弱寒证时症状：尿频、肿胀、腿冷、下肢麻木痿弱、容易受凉、犹豫不决、性欲减退。

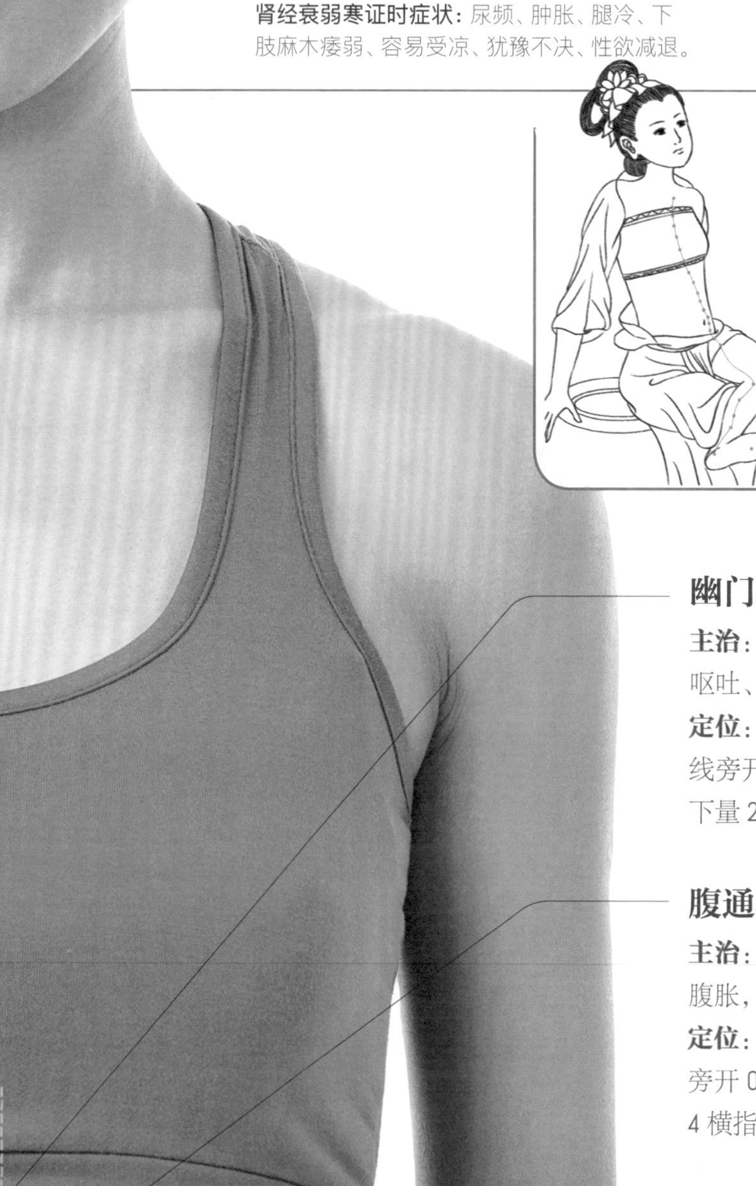

肾经不正常导致的脏腑症主要表现在主水失司而致水肿、小便不利、遗精、阳痿、心悸、易惊、易恐、耳鸣、眼花。

幽门 KI21

主治：健脾和胃，降逆止呕。主治腹痛、呕吐、胃痛、胃溃疡、消化不良。

定位：在上腹部，脐中上 6 寸，前正中线旁开 0.5 寸。仰卧，胸剑联合处，直下量 2 横指，再旁开半横指处即是。

腹通谷 KI20

主治：健脾和胃，宽胸安神。主治腹痛，腹胀，呕吐，胸痛，急、慢性胃炎。

定位：在上腹部，脐中上 5 寸，前正中线旁开 0.5 寸。仰卧，胸剑联合处，直下量 4 横指(一夫法)，再旁开半横指处即是。

阴都 KI19

主治：调理胃肠，宽胸降逆。主治腹胀、肠鸣、腹痛、哮喘、便秘、妇人不孕。

定位：在上腹部，脐中上 4 寸，前正中线旁开 0.5 寸。仰卧，胸剑联合与肚脐连线中点，再旁开半横指处即是。

肾经出现不适，最好在**中午或下午**按摩与治疗。

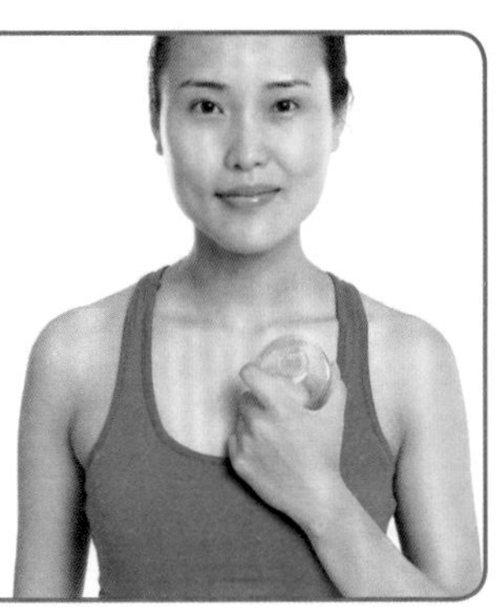

灵墟上拔罐治乳痛

在灵墟上拔罐 3~5 分钟，每天坚持，可以减轻乳痛带给女性的痛苦。

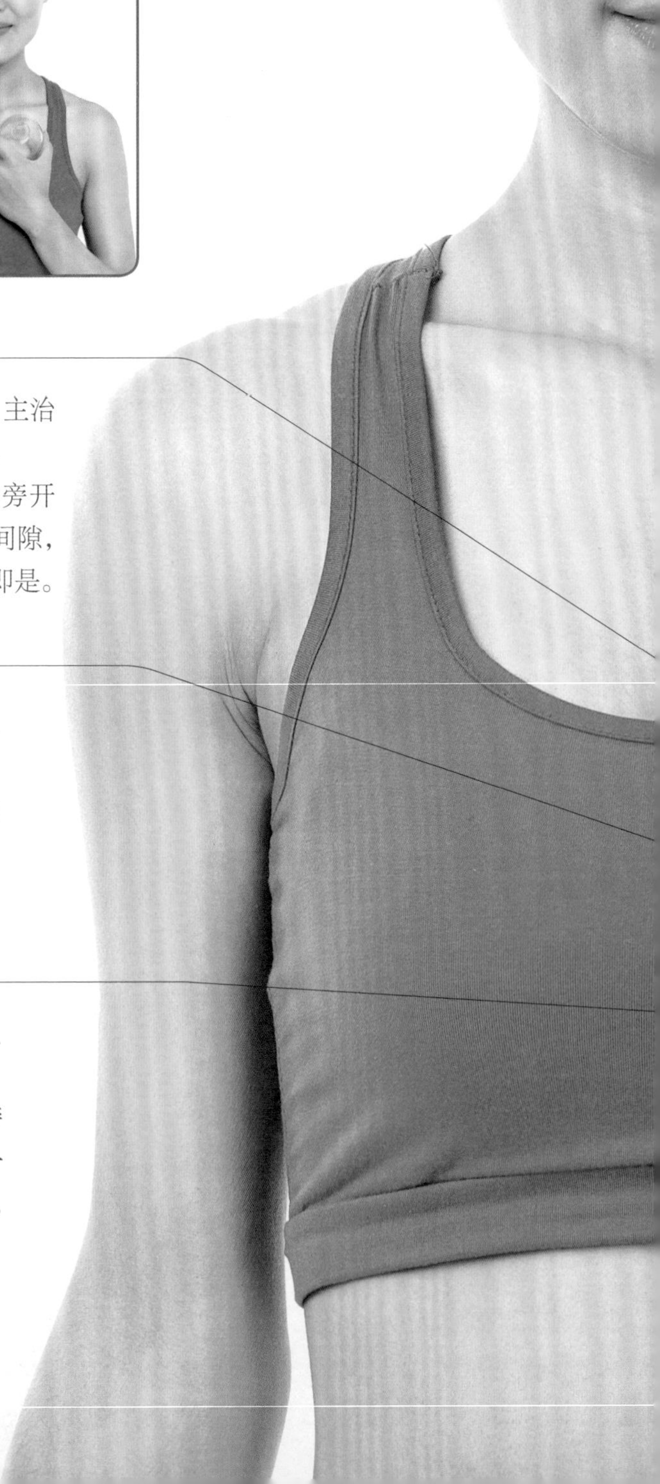

灵墟 KI24

主治：疏肝宽胸，肃降肺气，壮阳益气。主治咳嗽、哮喘、胸痛、乳痛、胸膜炎、心悸。

定位：在胸部，第 3 肋间隙，前正中线旁开 2 寸。仰卧，自乳头垂直向上推 1 个肋间隙，该肋间隙中，由前正中线旁开 2 横指处即是。

神封 KI23

主治：宽胸理肺，降逆止呕。主治咳嗽、哮喘、呕吐、胸痛、乳痛、胸膜炎。

定位：在胸部，第 4 肋间隙，前正中线旁开 2 寸。仰卧，平乳头的肋间隙中，由前正中线旁开 2 横指处即是。

步廊 KI22

主治：宽胸理气，止咳平喘。主治咳嗽、哮喘、胸痛、乳痛、胸膜炎。

定位：在胸部，第 5 肋间隙，前正中线旁开 2 寸。仰卧，平乳头的肋间隙的下一肋间隙，由前正中线旁开 2 横指处即是。

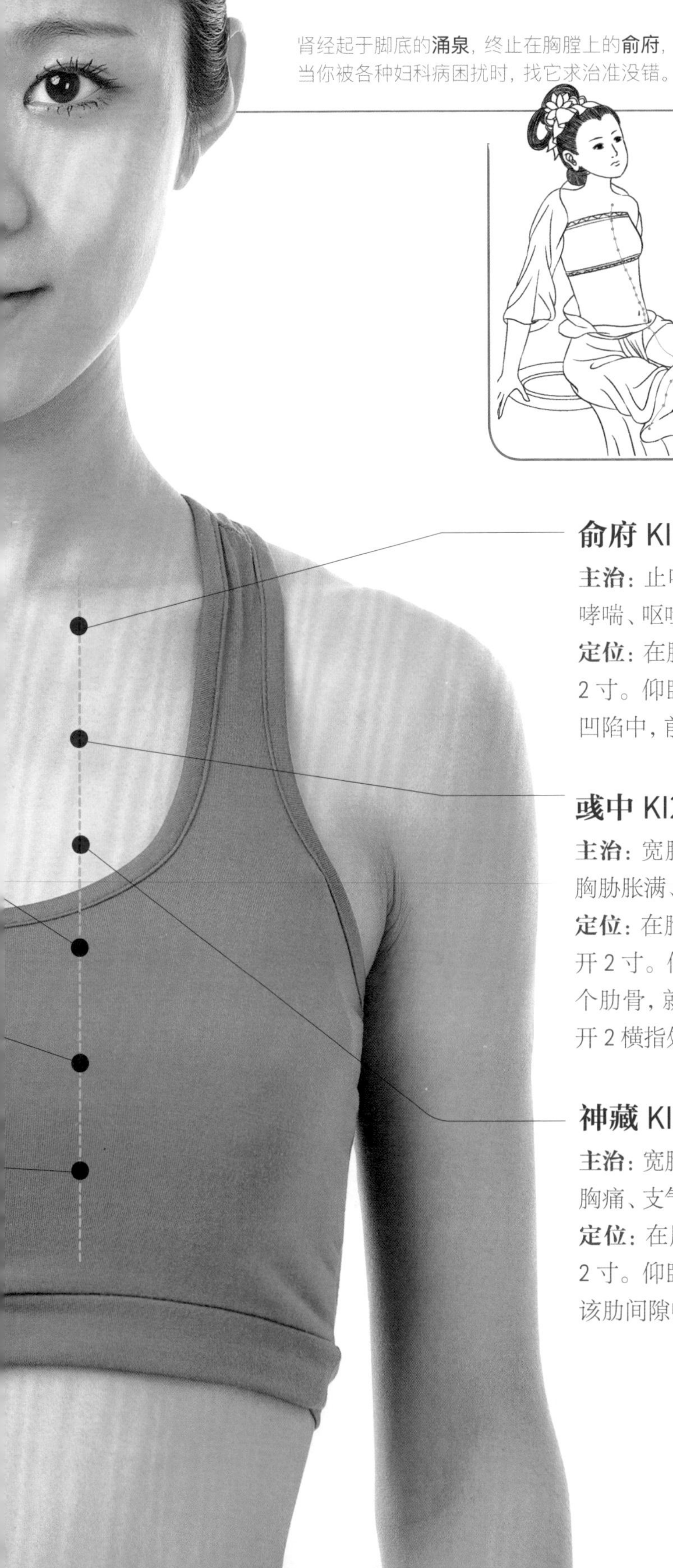

肾在季节里对应冬季，在方向中对应北方。由于肾属水，水有寒凉的特性，冬季的北方相对来说比较寒冷，这时，女性的肾气最为不畅，也最容易罹患跟肾有关的疾病。

俞府 KI27

主治：止咳平喘，和胃降逆。主治咳嗽、哮喘、呕吐、胸胁胀满、不嗜食。

定位：在胸部，锁骨下缘，前正中线旁开2寸。仰卧，锁骨下可触及一凹陷，在此凹陷中，前正中线旁开2横指处即是。

彧中 KI26

主治：宽胸理气，止咳化痰。主治咳嗽、胸胁胀满、不嗜食、咽喉肿痛。

定位：在胸部，第1肋间隙，前正中线旁开2寸。仰卧，自锁骨下缘垂直向下推1个肋骨，就是第1肋间隙，由前正中线旁开2横指处即是。

神藏 KI25

主治：宽胸理气，降逆平喘。主治咳嗽、哮喘、胸痛、支气管炎、呕吐。

定位：在胸部，第2肋间隙，前正中线旁开2寸。仰卧，自乳头垂直向上推2个肋间隙，该肋间隙中，由前正中线旁开2横指处即是。

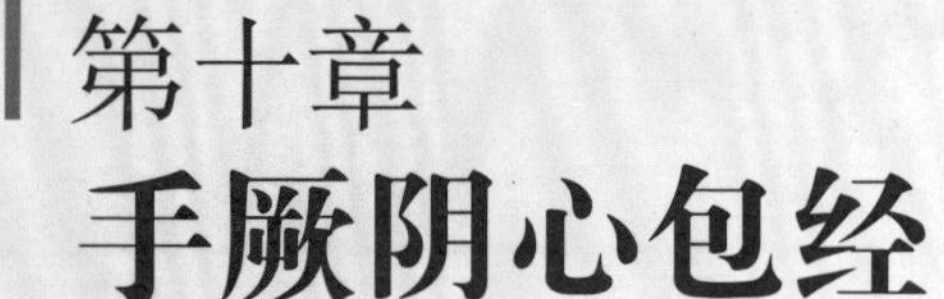

第十章
手厥阴心包经

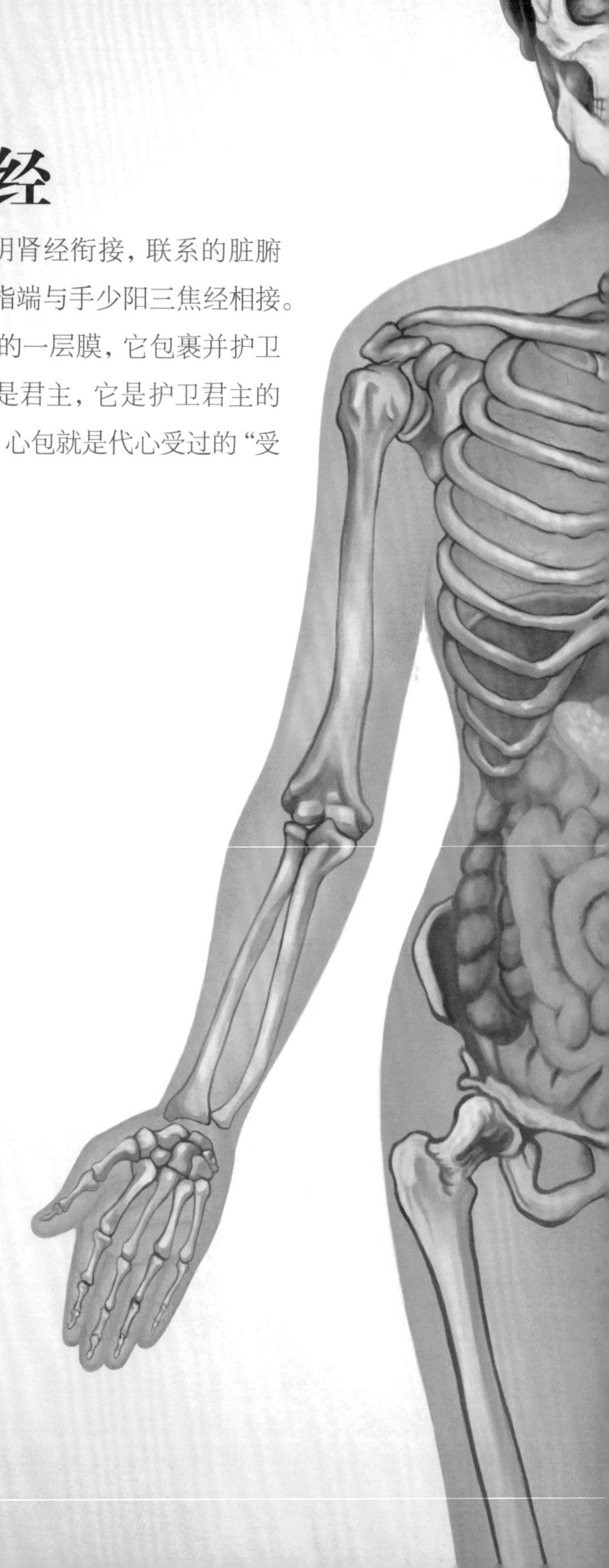

手厥阴心包经在胸中与足少阴肾经衔接，联系的脏腑器官属心包，络三焦，在无名指端与手少阳三焦经相接。中医所说的心包，就是心外面的一层膜，它包裹并护卫着心脏，好像君主的内臣，心是君主，它是护卫君主的大将军，任何邪气都不能近身，心包就是代心受过的“受气包”。

天池 PC1：乳腺增生的克星
天泉 PC2：增强心脏活力
曲泽 PC3：胸闷、心慌多按揉
郄门 PC4：心绞痛的应急穴
间使 PC5：治打嗝之要穴
内关 PC6：心神卫士
大陵 PC7：牙肿口臭不见了
劳宫 PC8：安神解疲劳
中冲 PC9：补益肝肾

手厥阴心包经
部分穴位取穴视频

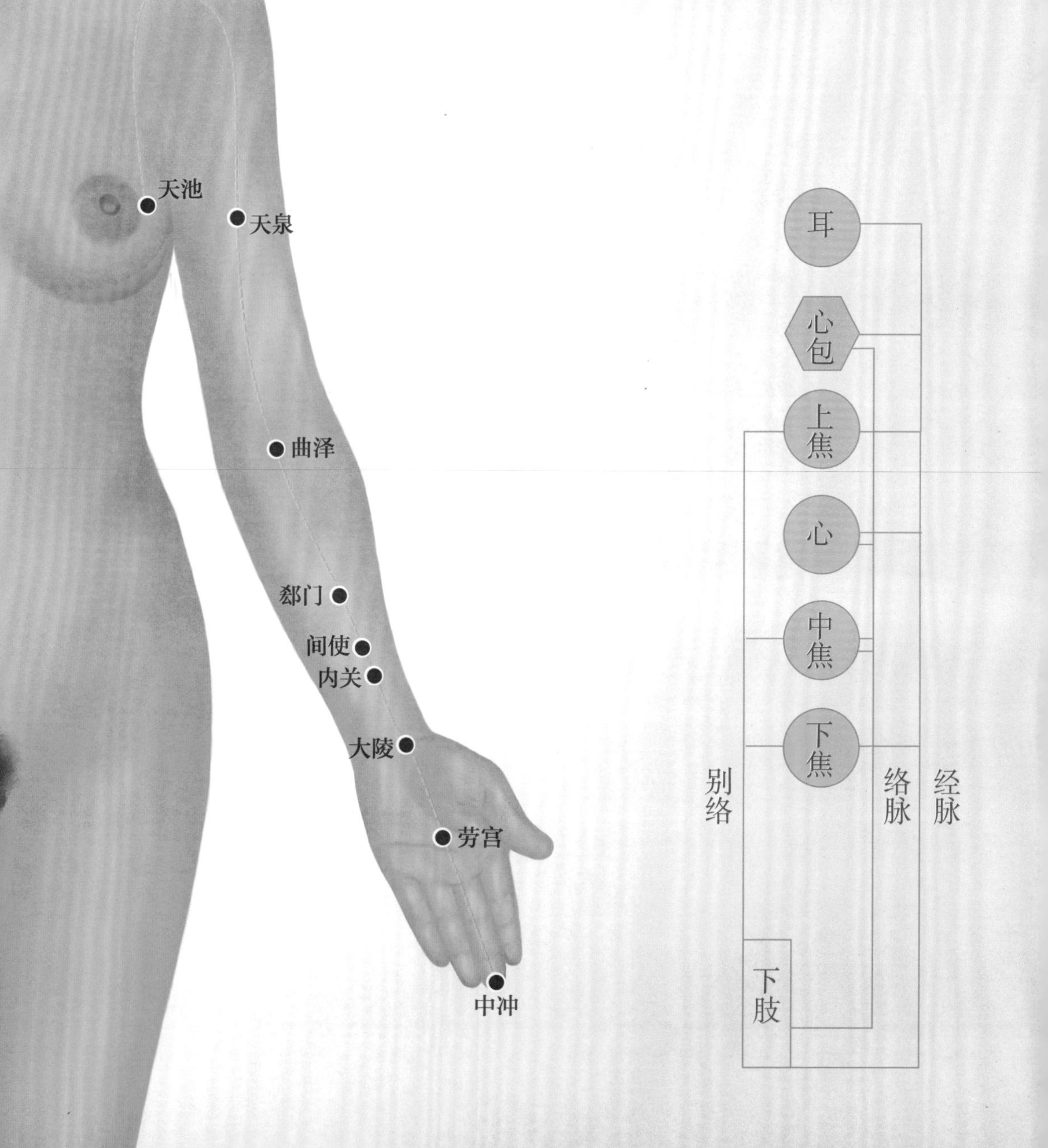

戌 《黄帝内经》中说，**戌时**（19:00~21:00）经脉气血循行流注至心包经。

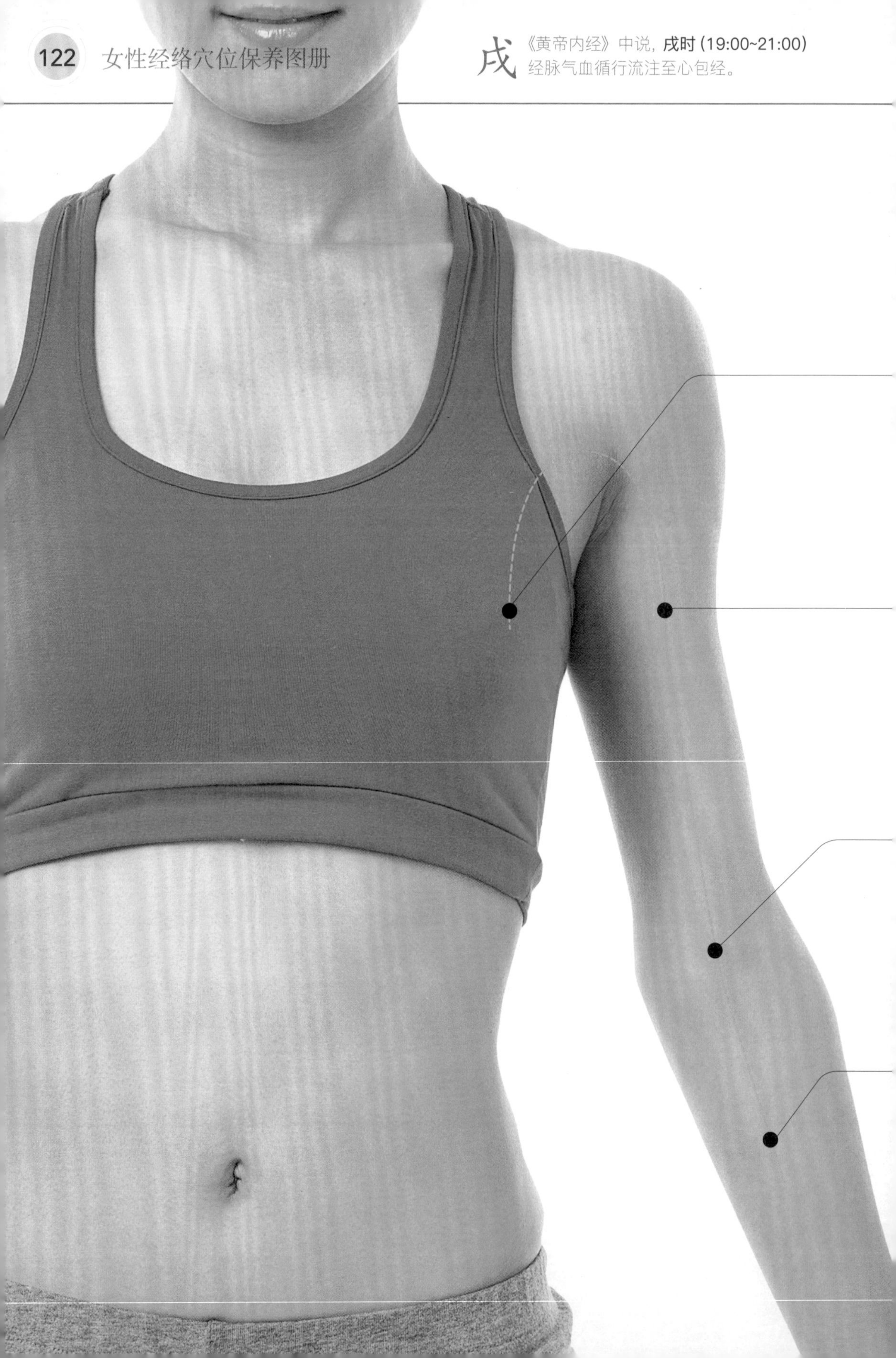

心动过速和心绞痛

心动过速和心绞痛患者发病时可按摩郄门急救。患者自己可用右手拇指按压左手郄门，以每分钟 60 次的速度重复该动作，按摩 1 分钟。

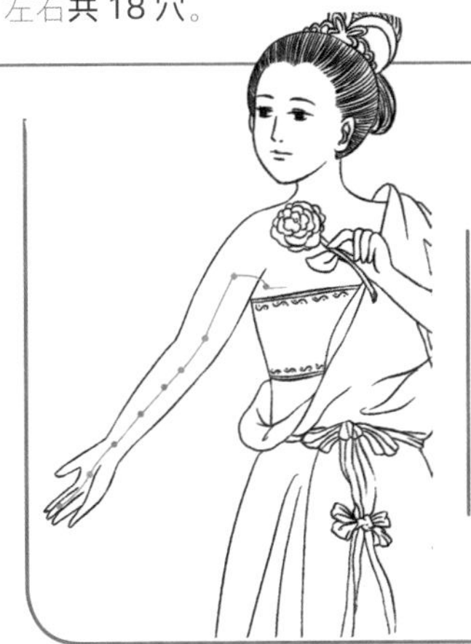

晚饭后适宜散散步，散步时轻轻拍打心包经穴位，至潮红为宜，注意拍打力度，每次 3~5 分钟即可。

天池 PC1

主治：活血化瘀，宽胸理气。主治咳嗽、胸痛、胸闷、乳汁分泌不足、乳腺炎。

定位：在胸部，第 4 肋间隙，前正中线旁开 5 寸。仰卧，自乳头沿水平线向外侧旁开 1 横指，按压有酸胀感处即是。

摩擦天池治乳腺炎

乳腺炎是引起发热的主要原因，哺乳期妈妈要引起足够的重视。每天用手掌摩擦天池 10~15 分钟，1 周就可以改善症状。

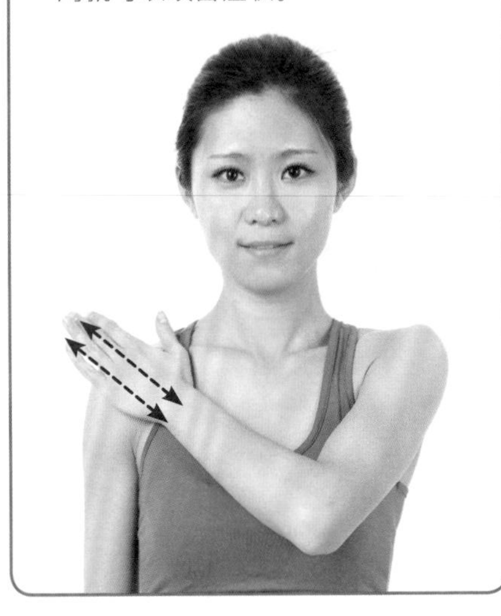

天泉 PC2

主治：宽胸理气，活血通脉。主治心痛、打嗝、上臂内侧痛、胸背痛。

定位：在臂前区，腋前纹头下 2 寸，肱二头肌的长、短头之间。伸肘仰掌，腋前纹头直下 2 横指，在肱二头肌肌腹间隙中，按压有酸胀感处即是。

曲泽 PC3

主治：清心镇痛，和胃降逆。主治胃痛、呕吐、腹泻、风疹、心痛、心悸。

定位：在肘前区，肘横纹上，肱二头肌腱的尺侧缘凹陷中。肘微弯，肘弯里可摸到一条大筋，内侧横纹上可触及凹陷处即是。

郄门 PC4

主治：宁心安神，清营止血。主治心胸部疼痛、心悸、呕血、鼻塞。

定位：在前臂前区，腕掌侧远端横纹上 5 寸，掌长肌腱与桡侧腕屈肌腱之间。微屈腕握拳，曲池与大陵连线中点下 1 横指处即是。

精神压力过大

指压劳宫，可以缓解精神压力。劳宫位于握拳时中指指尖所对应处，若坚持每天按压 10 分钟，便可以起到疏通气血、调节脏腑的作用，可降压和胃，除烦宁心，放松全身。

间使 PC5

主治：宽胸和胃，清心安神，理气镇痛。主治打嗝、呕吐、脑卒中、月经不调、荨麻疹。

定位：在前臂前区，腕掌侧远端横纹上 3 寸，掌长肌腱与桡侧腕屈肌腱之间。微屈腕握拳，从腕横纹向上量 4 横指（一夫法），两条索状筋之间处即是。

内关 PC6

主治：宁心安神，和胃降逆，理气镇痛。主治心痛、心悸、失眠、癫痫、胃痛、呕吐、打嗝、哮喘、高血压、低血压、冠心病、汗多、神经性皮炎、小儿惊风。

定位：在前臂前区，腕掌侧远端横纹上 2 寸，掌长肌腱与桡侧腕屈肌腱之间。微屈腕握拳，从腕横纹向上量 2 横指，两条索状筋之间处即是内关。

大陵 PC7

主治：宁心安神，和营通络，宽胸和胃。主治身热、头痛、扁桃体炎、咽炎、肾虚、失眠。

定位：在腕前区，腕掌侧远端横纹中，掌长肌腱与桡侧腕屈肌腱之间。微屈腕握拳，从腕横纹上，两条索状筋之间处即是。

劳宫 PC8

主治：清心泄热，开窍醒神，消肿止痒。主治热病、汗多、心烦、口腔溃疡、脑卒中昏迷、高脂血症。

定位：在掌区，横平第3掌指关节近端，第2、第3掌骨之间偏于第3掌骨。握拳屈指，中指尖所指掌心处，按压有酸痛感处即是。

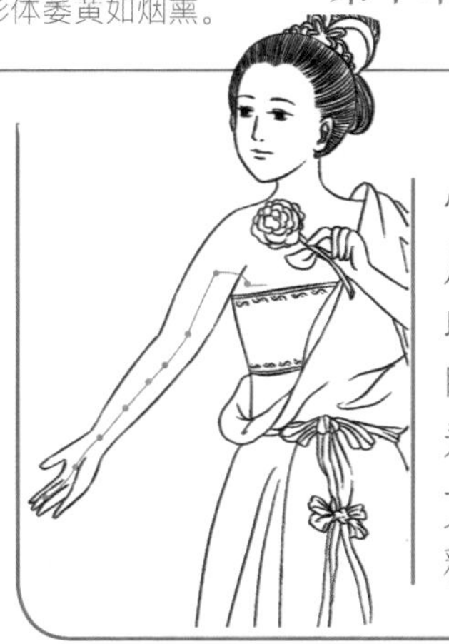

心脏不好的女性最好在戌时循按心包经。此时要给自己创造安然入眠的条件：保持心情舒畅，看书、听音乐或打太极，放松心情，从而释放压力。

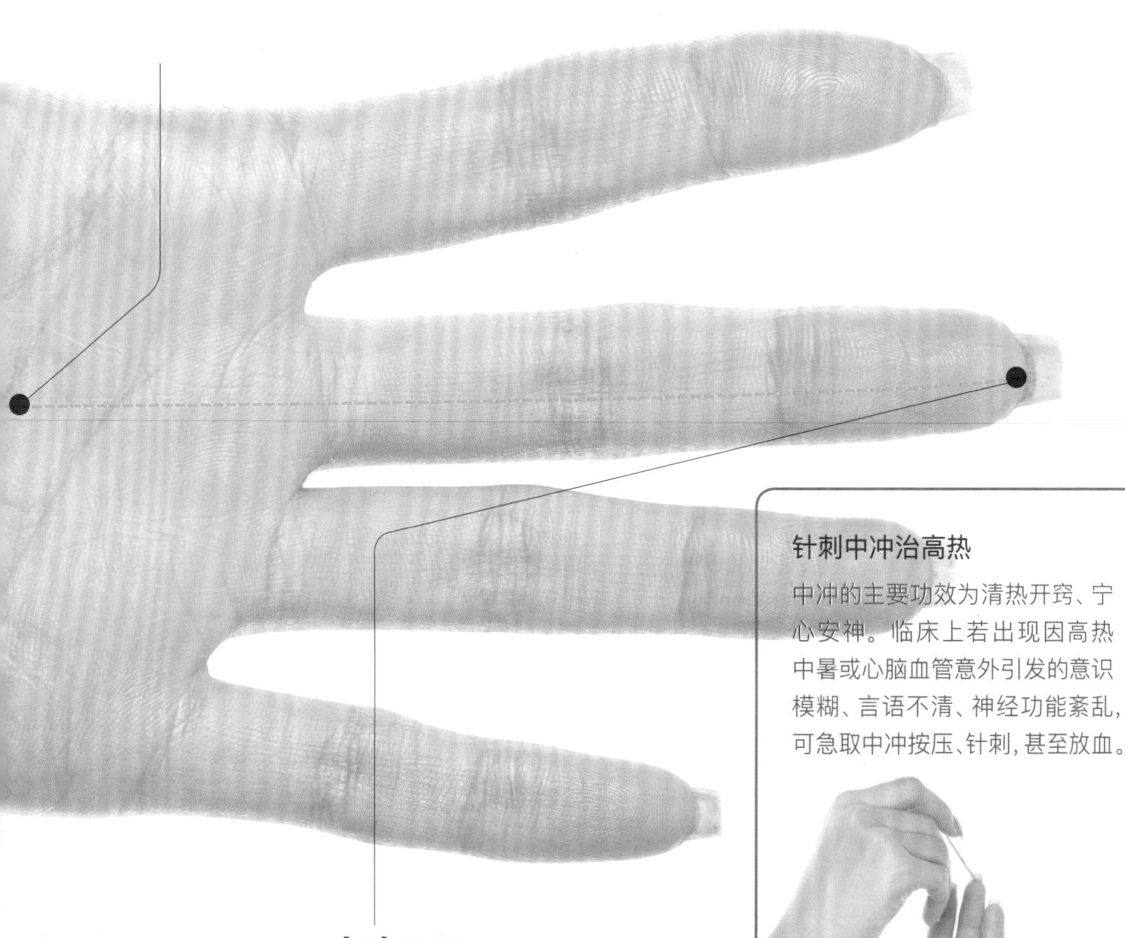

针刺中冲治高热

中冲的主要功效为清热开窍、宁心安神。临床上若出现因高热中暑或心脑血管意外引发的意识模糊、言语不清、神经功能紊乱，可急取中冲按压、针刺，甚至放血。

中冲 PC9

主治：苏厥开窍，清心泄热。主治心痛、心悸、脑卒中、中暑、目赤、舌痛。

定位：在手指，中指末端最高点。俯掌，在手中指尖端的中央取穴。

第十一章
手少阳三焦经

手少阳三焦经在无名指与手厥阴心包经衔接，联系的脏腑器官有耳、目，属三焦，络心包，在目外眦与足少阳胆经相接。三焦经直通头面，所以此经的症状多表现在头部和面部，如头痛、耳鸣、咽肿、面部肿痛等。这些疾病都可以通过三焦经上的大穴来调治。

关冲 TE1：远离更年期烦恼

液门 TE2：清火散热有奇效

中渚 TE3：治疗颈肩背痛常用穴

阳池 TE4：驱走手脚的寒冷

外关 TE5：缓解腰痛治疗风湿

支沟 TE6：排除体内毒素

会宗 TE7：温通经脉治耳鸣

三阳络 TE8：治疗耳聋牙痛

四渎 TE9：治疗咽喉肿痛有特效

天井 TE10：淋巴结核不用怕

清泠渊 TE11：着急上火就揉它

消泺 TE12：有效治疗各种痛证

臑会 TE13：专治肩膀痛

肩髎 TE14：缓解肩痛不举

天髎 TE15：治疗颈项强痛

天牖 TE16：缓解颈肩酸痛

翳风 TE17：快速止嗝

瘈脉 TE18：小儿惊风疗效佳

颅息 TE19：头痛耳鸣揉颅息

角孙 TE20：保护眼睛不受伤害

耳门 TE21：护耳有绝招

耳和髎 TE22：五官疾病不必苦恼

丝竹空 TE23：头痛头晕都点它

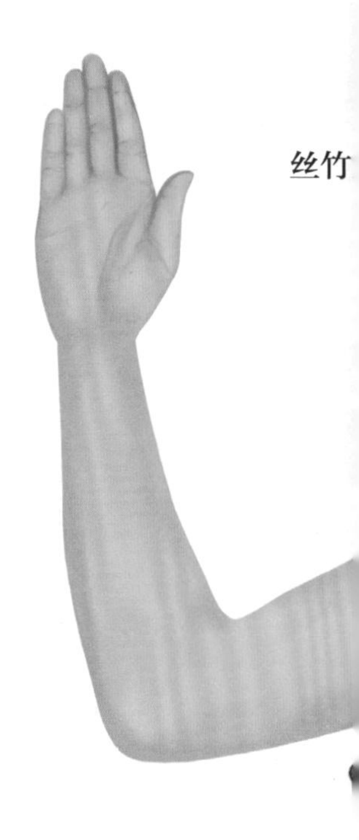

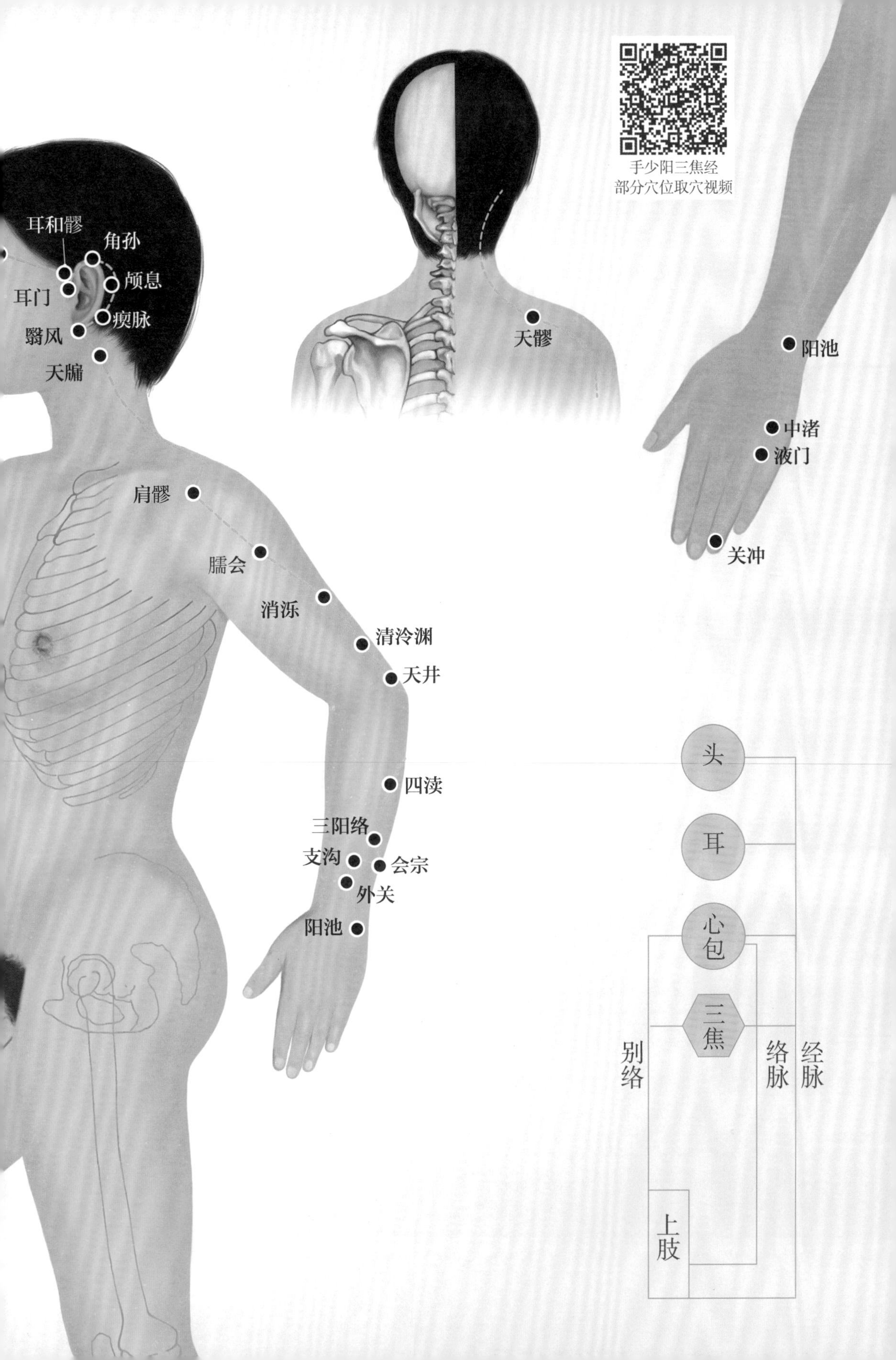
手少阳三焦经
部分穴位取穴视频
耳和髎
角孙
颅息
耳门
瘈脉
翳风
天牖
天髎
阳池
中渚
液门
关冲
肩髎
臑会
消泺
清冷渊
天井
四渎
三阳络
支沟
会宗
外关
阳池
头
耳
心包
三焦
上肢
别络
络脉
经脉

落枕

落枕以冬、春季多见，晨起后感到项背部明显酸痛，颈部活动受限。此时，可以先用热毛巾热敷颈部，再用拇指指腹按揉外关、列缺和后溪 3 个穴位，每个穴位 1~3 分钟，症状很快就会缓解。

液门 TE2

主治：清头目，利三焦，通络止痛。主治手背红肿、五指拘挛、腕部无力、热病。

定位：在手背，当第 4、第 5 指间，指蹼缘后方赤白肉际处。抬臂俯掌，手背部第 4、第 5 指指缝间掌指关节前可触及一凹陷处即是。

中渚 TE3

主治：清热通络，开窍益聪。主治前臂疼痛、脂溢性皮炎、头痛、目眩、耳聋。

定位：在手背，第 4、第 5 掌骨间，第 4 掌指关节近端凹陷中。抬臂俯掌，手背部第 4、第 5 指指缝间掌指关节后可触及一凹陷处即是。

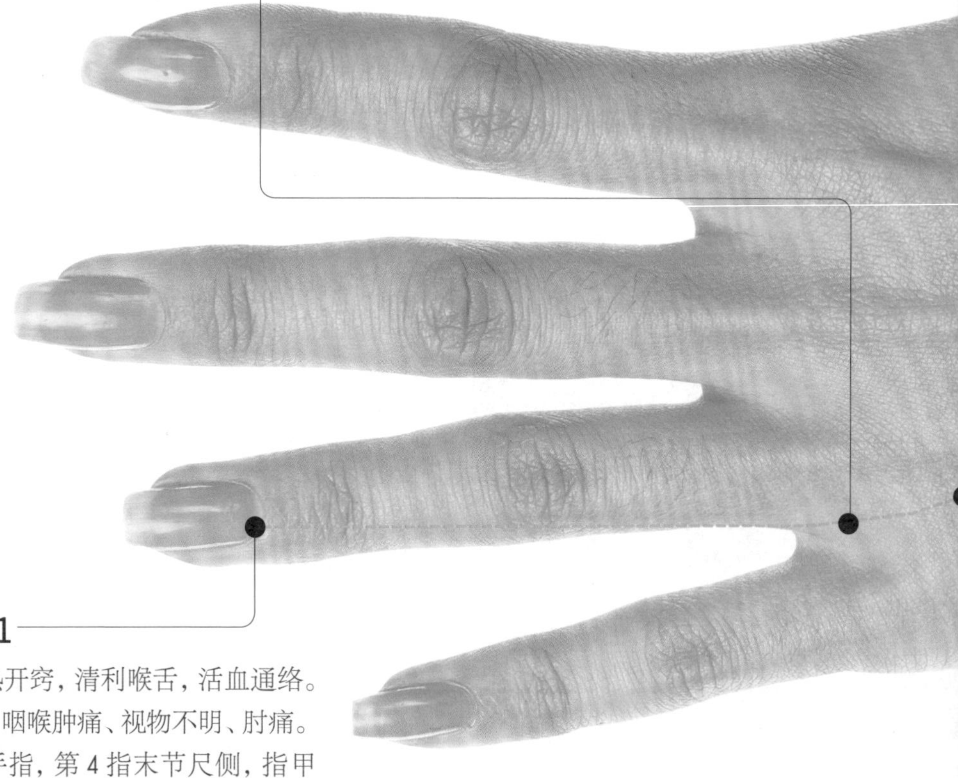

关冲 TE1

主治：泄热开窍，清利喉舌，活血通络。主治头痛、咽喉肿痛、视物不明、肘痛。

定位：在手指，第 4 指末节尺侧，指甲根角侧上方 0.1 寸（指寸）。沿手无名指指甲底部与侧缘引线的交点处即是。

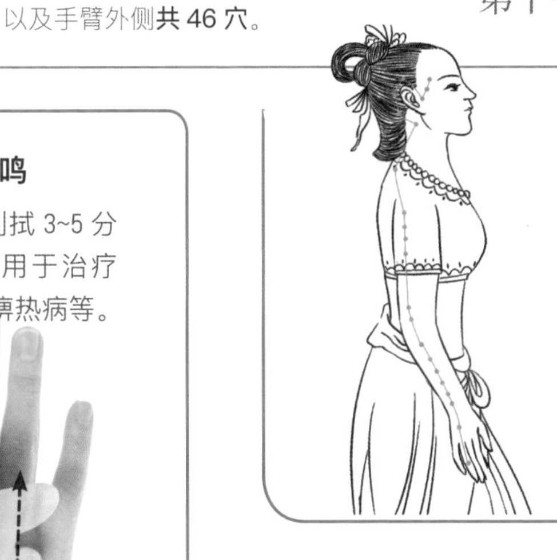

晚上临睡前在手臂外侧中间的三焦经上来回搓 100 下，能有效地缓解全身各个脏器的疲劳，使睡眠质量提高，好的睡眠也是女性补血的关键。

刮拭中渚治目眩耳鸣

从手指近端向指尖刮拭 3~5 分钟，每天 3~5 次，可用于治疗目赤肿痛、耳鸣、喉痹热病等。

阳池 TE4

主治：清热通络，通调三焦，益阴增液。主治腕关节肿痛、手足怕冷、口干、糖尿病。

定位：在腕后区，腕背侧远端横纹上，指总伸肌腱的尺侧缘凹陷中。抬臂垂腕，背面，由第 4 掌骨向上推至腕关节横纹，可触及凹陷处即是。

外关 TE5

主治：清热解表，通经活络。主治感冒、头痛、三叉神经痛、颈椎病、落枕。

定位：在前臂外侧，腕背侧远端横纹上 2 寸，尺骨与桡骨间隙中点。抬臂俯掌，掌腕背横纹中点直上 3 横指，前臂两骨头之间的凹陷处即是。

支沟 TE6

主治：清利三焦，通腑降逆。主治胸胁痛、腹胀、便秘、心绞痛、上肢瘫痪。

定位：在前臂外侧，腕背侧远端横纹上 3 寸，尺骨与桡骨间隙中点。抬臂俯掌，掌腕背横纹中点直上 4 横指（一夫法），前臂两骨头之间的凹陷处即是。

三焦是六腑中**最大的**，为元气、水谷、水液运行之所。

肩背部酸痛不举

治疗肩背酸痛不举的穴位包括：清冷渊、肩髎、天髎、臑俞、养老、合谷。每天选择 3~5 个穴位进行刺激，艾灸、拔罐、刮痧都可以，坚持 15 天症状就会有明显好转。

会宗 TE7

主治：清利三焦，安神定志，疏通经络。主治偏头痛、耳聋、耳鸣、咳喘胸满、臂痛。

定位：在前臂外侧，腕背侧远端横纹上 3 寸，尺骨的桡侧缘。抬臂俯掌，掌腕背横纹中点直上 4 横指（一夫法），拇指侧按压有酸胀感处即是。

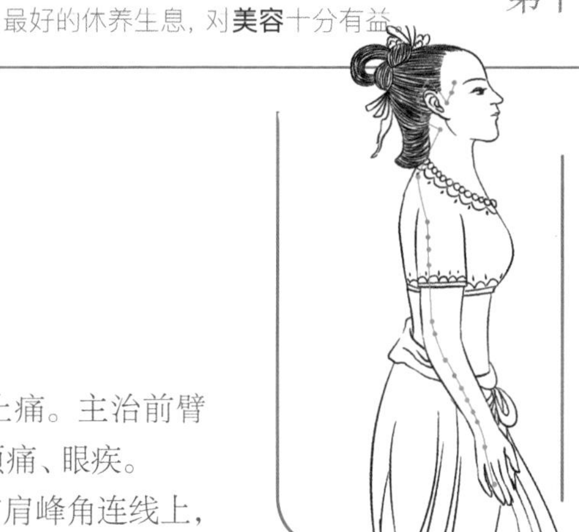

入睡前轻轻拍打三焦经循行路线，拍打3~5分钟即可，注意拍打力度。若不想此时睡觉，可听音乐、看书、看电视、练瑜伽，但最好不要超过亥时睡觉。

清泠渊 TE11

主治：疏散风寒，通经止痛。主治前臂及肩背部酸痛不举、头项痛、眼疾。

定位：在臂后侧，肘尖与肩峰角连线上，肘尖上2寸。屈肘，肘尖直上2横指凹陷处即是。

天井 TE10

主治：行气散结，安神通络。主治前臂酸痛、淋巴结核、落枕、偏头痛。

定位：在肘后侧，肘尖上1寸凹陷中。屈肘，肘尖直上1横指凹陷处即是。

按摩天井治淋巴结核

按摩天井对淋巴结核有特效，按摩时用一手轻握另一手肘下，弯曲拇指，以指尖垂直向上按摩肘尖处该穴位，有酸胀感，每天早晚各按1次，每次左右各按1~3分钟。

四渎 TE9

主治：开窍聪耳，清利咽喉。主治咽喉肿痛、耳聋、耳鸣、头痛、下牙痛、眼疾。

定位：在前臂外侧，肘尖下5寸，尺骨与桡骨间隙中。先找到阳池，其与肘尖连线的中点上1横指处即是。

三阳络 TE8

主治：舒筋通络，开窍镇痛。主治前臂酸痛、耳聋、牙痛、脑血管病后遗症。

定位：在前臂外侧，腕背侧远端横纹上4寸，尺骨与桡骨间隙中点。先找到支沟，直上1横指，前臂两骨头之间凹陷处即是。

三焦经亢进热证时症状：耳鸣、耳痛、头剧痛、上肢痛、肩颈无力、失眠、易怒。

肩膀酸痛

女性本来身体就瘦弱，如果肩负重物外出易造成肩膀酸痛，此时手头如有雨伞，可将伞柄朝后，拉伸肩髎 3~5 分钟，疼痛很快就会缓解。

天髎 TE15

主治：祛风除湿，通经止痛。主治肩臂痛、颈项僵硬疼痛、胸中烦满。

定位：在肩胛骨上角处，当肩井与曲垣之间的中点，横平第 1 胸椎棘突。肩胛骨上角，其上方的凹陷处即是。

按揉天髎治头疼

用拇指指腹在肩部的天髎上轻轻按摩 3~5 分钟，头疼或肩颈不适就会减轻很多。

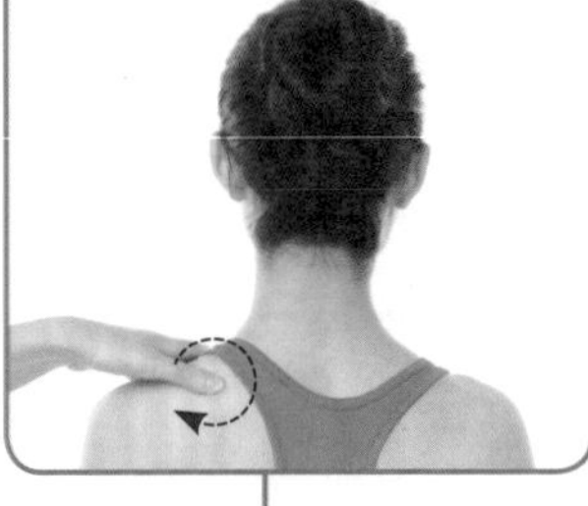

翳风 TE17

主治：聪耳通窍，散内泄热。主治打嗝、中耳炎、三叉神经痛、牙痛、颊肿、失眠。

定位：在颈部，耳垂后方，乳突下端前方凹陷中。头偏向一侧，将耳垂下压，所覆盖范围中的凹陷处即是。

天牖 TE16

主治：清头明目，通经活络。主治头痛、头晕、颈肩酸痛、目痛、耳鸣、喉痛。

定位：在项后，横平下颌角，胸锁乳突肌的后缘凹陷中。乳突后方直下平下颌角的凹陷处即是。

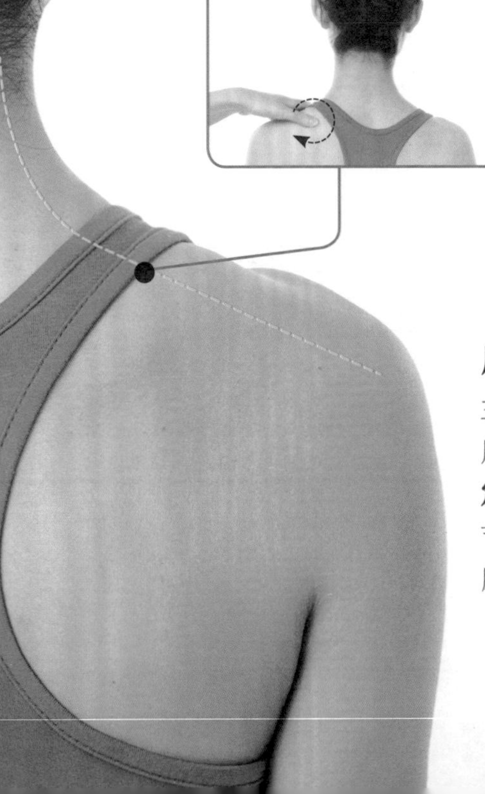

肩髎 TE14

主治：祛风湿，通经络。主治肩胛肿痛、肩臂痛、脑卒中偏瘫、荨麻疹。

定位：在肩部，肩峰角与肱骨大结节两骨间凹陷中。外展上臂，肩膀后下方凹陷处即是。

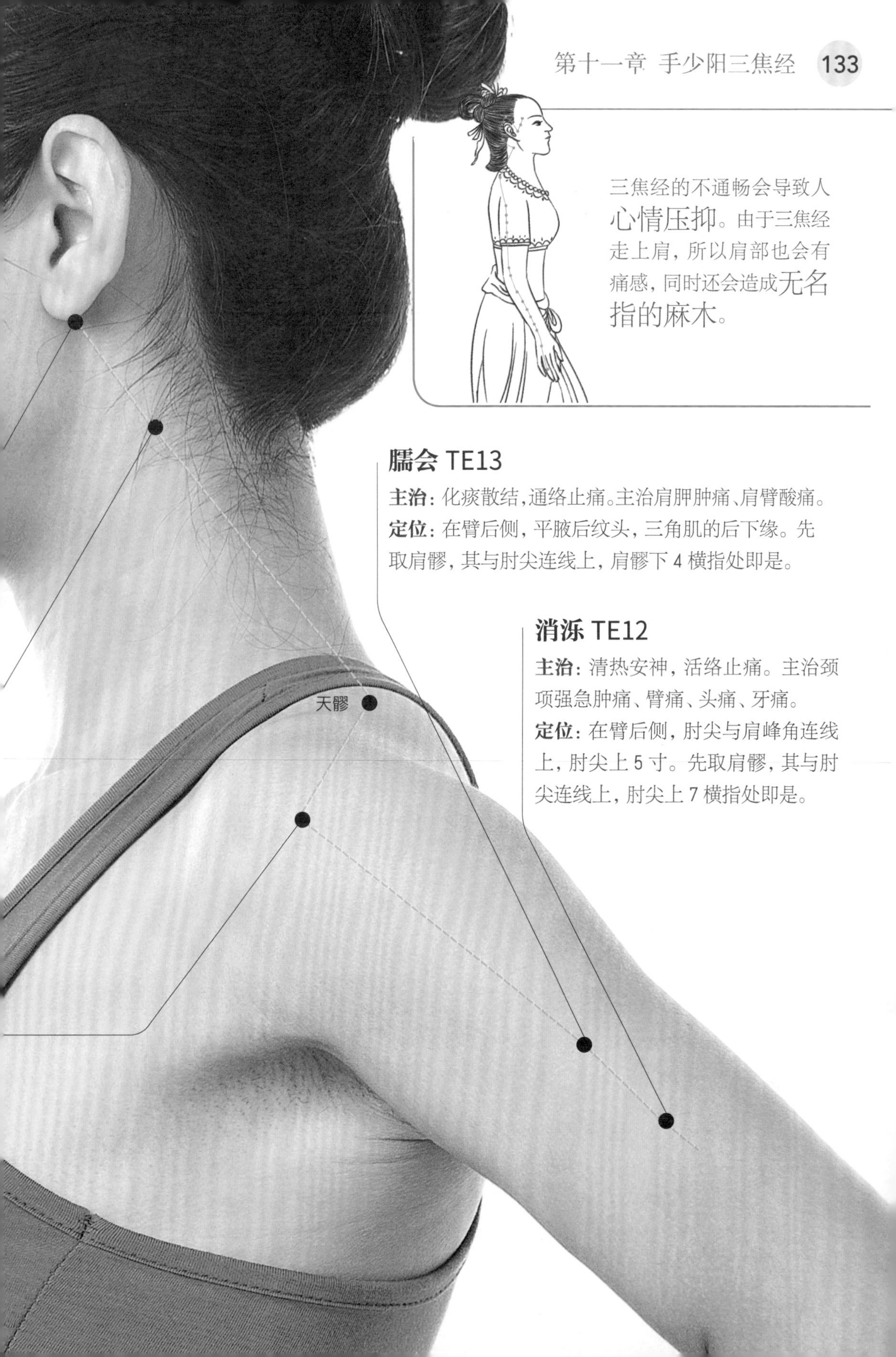

三焦经的不通畅会导致人心情压抑。由于三焦经走上肩，所以肩部也会有痛感，同时还会造成无名指的麻木。

臑会 TE13

主治： 化瘀散结，通络止痛。主治肩胛肿痛、肩臂酸痛。

定位： 在臂后侧，平腋后纹头，三角肌的后下缘。先取肩髎，其与肘尖连线上，肩髎下 4 横指处即是。

消泺 TE12

主治： 清热安神，活络止痛。主治颈项强急肿痛、臂痛、头痛、牙痛。

定位： 在臂后侧，肘尖与肩峰角连线上，肘尖上 5 寸。先取肩髎，其与肘尖连线上，肘尖上 7 横指处即是。

视物模糊

每天坚持按摩或刮拭睛明、承泣、瞳子髎、丝竹空、鱼腰和攒竹这 6 个眼周穴位，不仅对眼睛干涩、迎风流泪、眼睛疲劳、视物模糊等都有很好的效果，而且还能使眼周肌肤更加紧致而富有弹性。

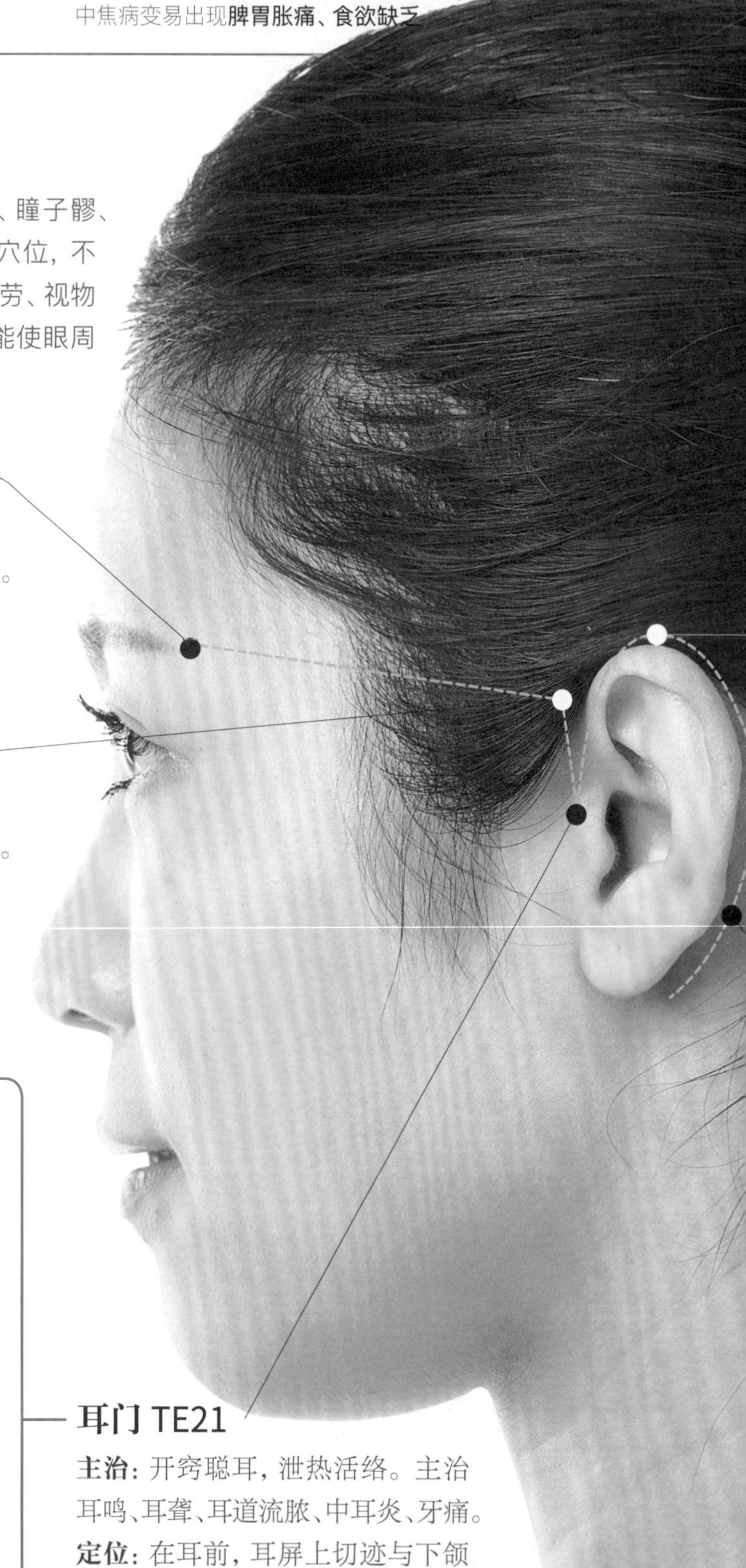

丝竹空 TE23

主治：清头明目，散骨镇惊。主治头痛、头晕、目赤肿痛、视神经萎缩。
定位：在面部，眉梢凹陷中。在面部，眉毛外侧缘眉梢凹陷处。

耳和髎 TE22

主治：祛风通络，解痉止痛。主治牙关拘急、口眼㖞斜、头重痛、耳鸣。
定位：在头部，鬓发后缘，耳郭根的前方，颞浅动脉的后缘。在头侧部，鬓发后缘作垂直线，耳郭根部作水平线，二者交点处即是。

按揉耳门治耳鸣

用拇指指腹按揉耳门 3~5 分钟，每天早、中、晚各 1 次，1 个月左右可以改善耳鸣症状。

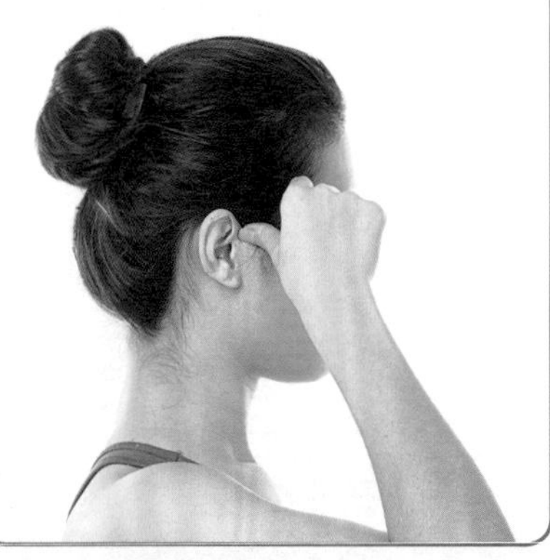

耳门 TE21

主治：开窍聪耳，泄热活络。主治耳鸣、耳聋、耳道流脓、中耳炎、牙痛。
定位：在耳前，耳屏上切迹与下颌骨髁突之间的凹陷中。耳屏上缘的前方，轻张口有凹陷处即是。

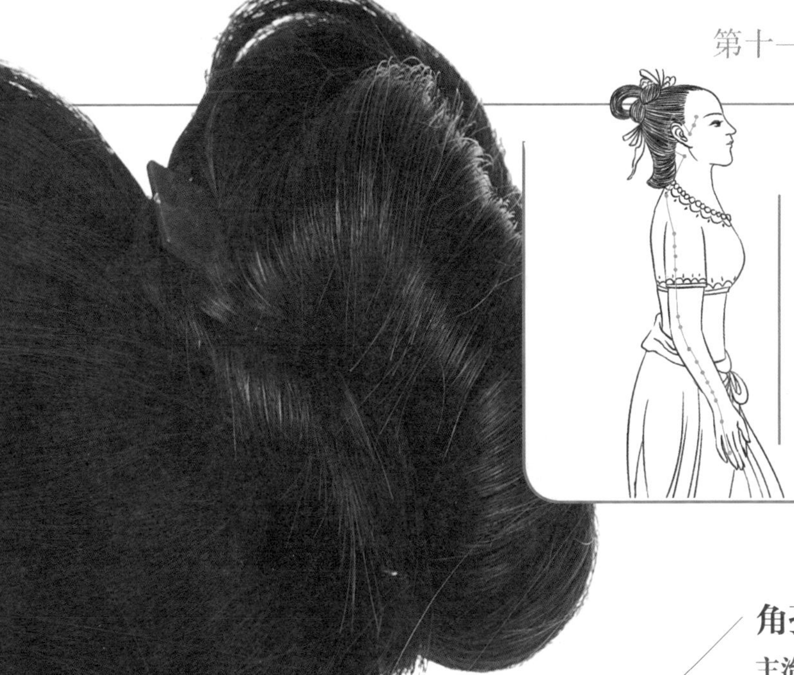

十二经脉循行了十二个时辰，三焦经为最后一站，过了此刻又是新一天的开始。可以说，三焦经通畅则水火交融、阴阳调和、身体健康。

角孙 TE20

主治：清热消肿，散风止痛。主治目赤肿痛、牙痛、头痛、颈项僵硬。

定位：在侧头部，耳尖正对发际处。在头部，将耳郭折叠向前，找到耳尖，耳尖直上入发际处即是。

颅息 TE19

主治：通窍聪耳，泄热镇惊。主治耳鸣、头痛、耳聋、小儿惊风、呕吐。

定位：在头部，角孙至翳风沿耳轮弧形连线的上 1/3 与下 2/3 交点处。先找到翳风和角孙，二者之间作耳轮连线，连线的上 1/3 与下 2/3 交点处即是。

瘈脉 TE18

主治：熄风解痉，活络通窍。主治头痛、耳聋、耳鸣、小儿惊风、呕吐。

定位：在头部，乳突中央，角孙至翳风沿耳轮弧形连线的上 2/3 与下 1/3 交点处。沿翳风和角孙作耳轮连线，连线的上 2/3 与下 1/3 交点处即是。

第十二章
足少阳胆经

足少阳胆经在目外眦与手少阳三焦经衔接，联系的脏腑器官有目、耳，属胆，络肝，在足大趾趾甲后与足厥阴肝经相接。胆经贯穿全身上下，上至头面部，中到肩胸肚腹，下至足部，身体所有的问题都能通过胆经一一解决，所以胆经是众人喜爱的明星经脉。

瞳子髎 GB1：治疗目赤眼花特效穴

听会 GB2：有助改善耳鸣耳聋

上关 GB3：常按预防视力减退

颔厌 GB4：五官疾病不必苦恼

悬颅 GB5：集中精力不走神

悬厘 GB6：偏头痛的终结者

曲鬓 GB7：牙痛颊肿就揉它

率谷 GB8：艾灸治头痛

天冲 GB9：牙龈肿痛找天冲

浮白 GB10：专治头发白

头窍阴 GB11：耳鸣耳聋不担忧

完骨 GB12：常按可改善贫血

本神 GB13：头痛、目眩就按它

阳白 GB14：淡化抬头纹

头临泣 GB15：头痛鼻塞及时了

目窗 GB16：擦亮你的眼睛

正营 GB17：专治头痛头晕

承灵 GB18：面部痉挛按按它

脑空 GB19：后脑疼痛不要怕

风池 GB20：疏风散寒治感冒

肩井 GB21：治疗落枕与肩痛

渊腋 GB22：腋窝汗多不用愁

辄筋 GB23：养肝护肝好帮手

日月 GB24：主治胆疾

京门 GB25：补肾大穴

带脉 GB26：调经止滞效果好

五枢 GB27：妇科疾病患者的福音

维道 GB28：消除四肢水肿

居髎 GB29：针对腰腿疾病

环跳 GB30：腰痛腿疼先按它

风市 GB31：常按常揉远离脑卒中

中渎 GB32：常按消除胆囊结石

膝阳关 GB33：治疗膝盖痛有特效

阳陵泉 GB34：快速止抽筋

阳交 GB35：急性疼痛找阳交

外丘 GB36：止痛能手

光明 GB37：除目赤，助视力

阳辅 GB38：熬夜头晕就按它

悬钟 GB39：降血压效果好

丘墟 GB40：清醒头脑

足临泣 GB41：呵护女性乳房

地五会 GB42：足趾麻木不适就找它

侠溪 GB43：头痛目眩按一按

足窍阴 GB44：点刺可治头痛牙痛

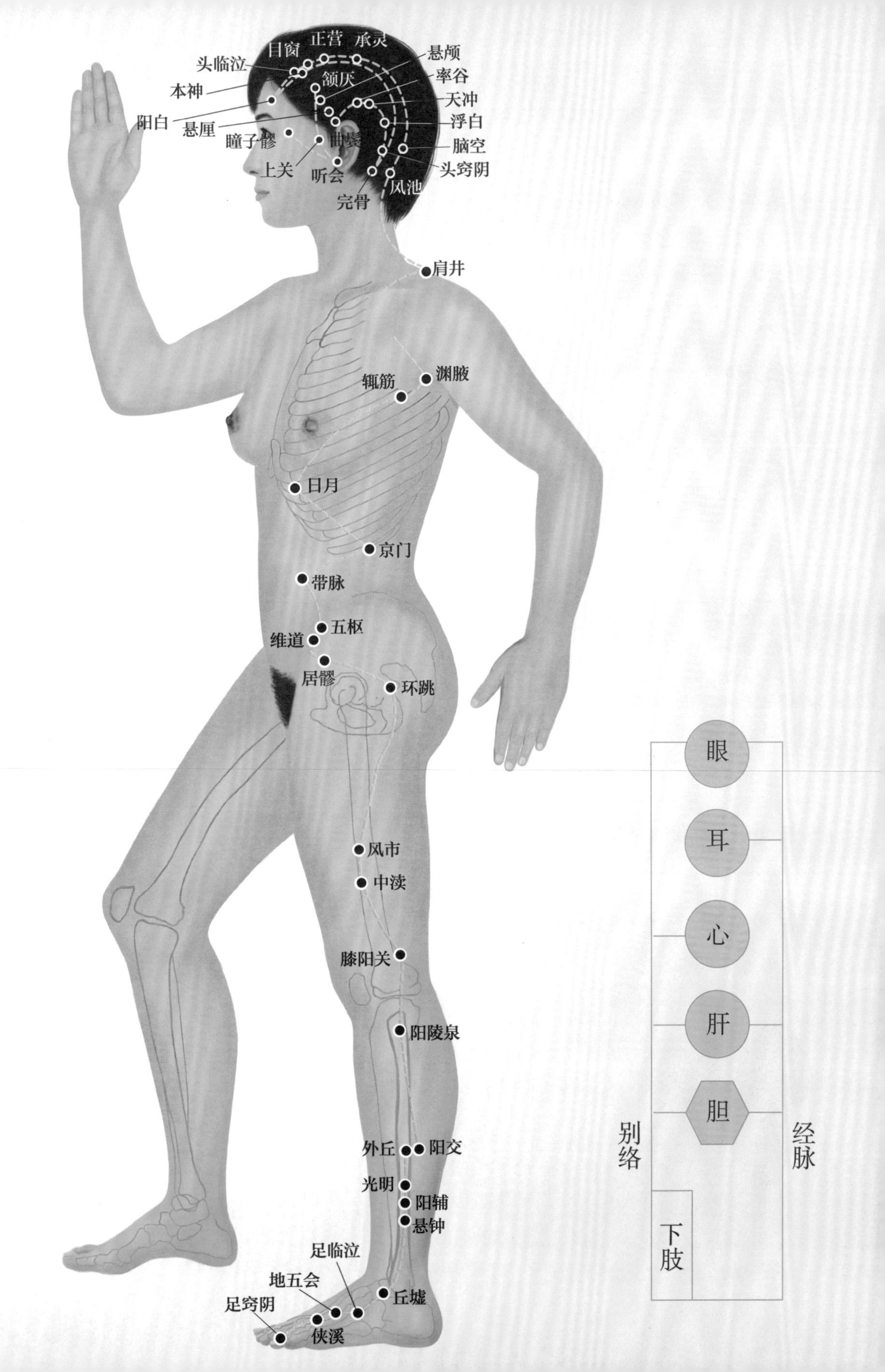

目窗
正营
承灵
悬颅
头临泣
颔厌
率谷
本神
天冲
阳白
悬厘
浮白
瞳子髎
曲鬓
脑空
上关
听会
头窍阴
风池
完骨
肩井
辄筋
渊腋
日月
京门
带脉
五枢
维道
居髎
环跳
风市
中渎
膝阳关
阳陵泉
外丘
阳交
光明
阳辅
悬钟
足临泣
地五会
丘墟
足窍阴
侠溪
眼
耳
心
肝
胆
下肢
别络
经脉

鱼尾纹

鱼尾纹增多，原因是胆经气血不足，到不了瞳子髎，此处皮肤就容易衰老，其表现就是长鱼尾纹。经常用刮痧板刮拭瞳子髎可以消除鱼尾纹。

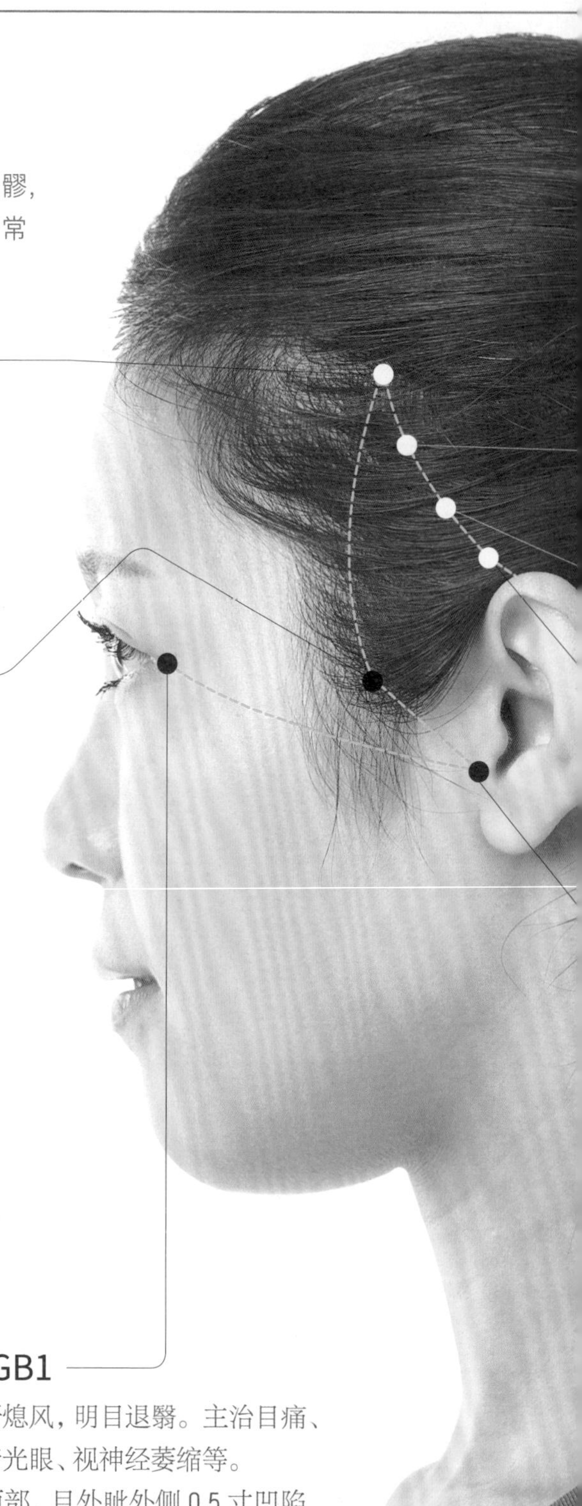

颔厌 GB4

主治：清热散风，通络止痛。主治头痛、眩晕、偏头痛、颈项痛、耳鸣、耳聋。

定位：在头部，从头维至曲鬓的弧形连线（其弧度与鬓发弧度相应）的上 1/4 与下 3/4 的交点处。先找到头维和曲鬓，两穴连线的上 1/4 处即是。

上关 GB3

主治：聪耳镇痉，散风活络。主治头痛、眩晕、偏风、口眼㖞斜、耳鸣、耳聋。

定位：在面部，颧弓上缘中央凹陷中。正坐，耳屏往前量 2 横指，耳前颧骨弓上侧凹陷处即是。

按揉瞳子髎治目赤眼花

头面部皮肤的粗糙、松弛、皱纹以及视力下降，通常都是衰老的最早信号。所以女性若要改善目赤眼花的症状、抗衰防老、养颜美容，可以经常用拇指指腹按揉瞳子髎。

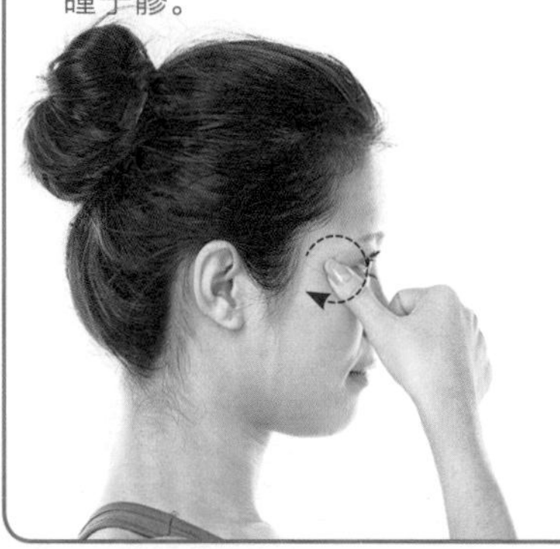

瞳子髎 GB1

主治：平肝熄风，明目退翳。主治目痛、角膜炎、青光眼、视神经萎缩等。

定位：在面部，目外眦外侧 0.5 寸凹陷中。正坐，目外眦旁，眼眶外侧缘处即是。

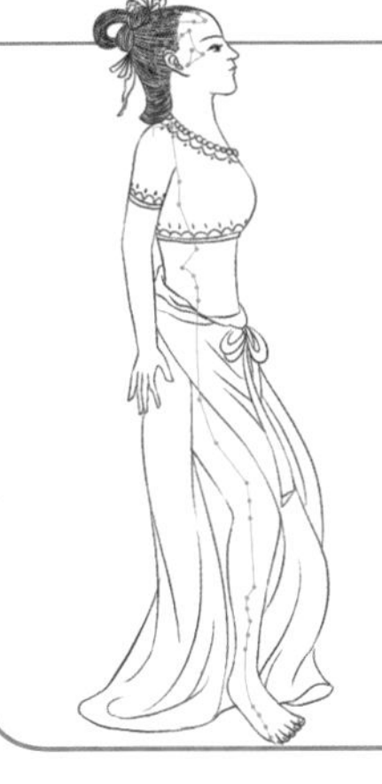

若选择子时入睡，可在睡前拍打胆经，头部可用手指刮拭，但要注意拍打力度，以舒适为宜，拍打过重不利于入睡，每次 3 分钟即可。

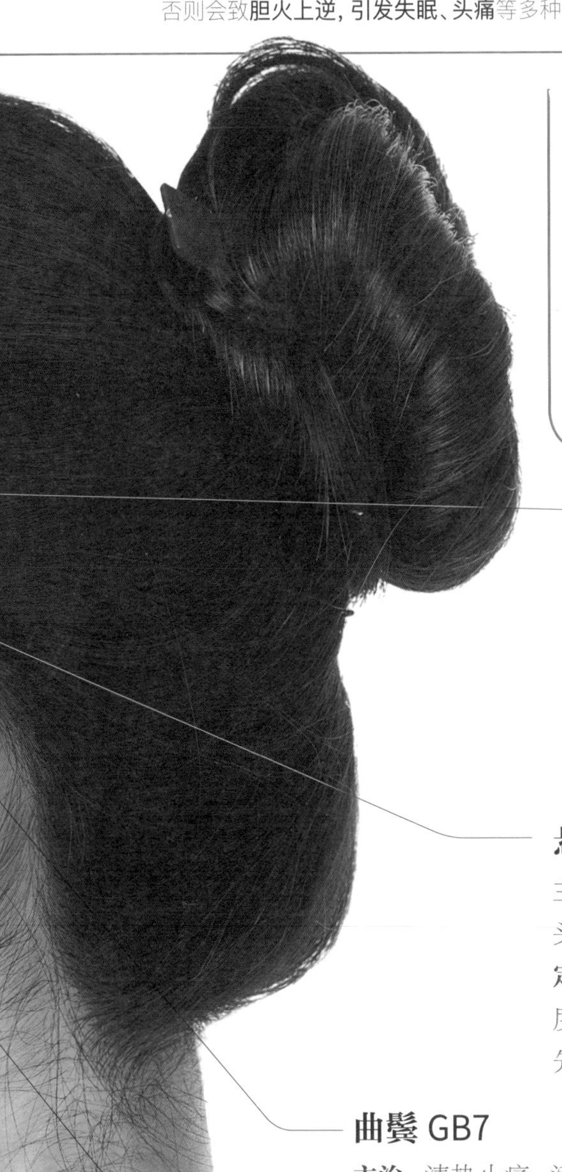

悬颅 GB5

主治：通络消肿，清热散风。主治偏头痛、目外眦红肿、牙痛、神经衰弱。

定位：在头部，头维至曲鬓的弧形连线（其弧度与鬓发弧度相应）的中点处。先找到头维和曲鬓，两穴连线的中点处即是。

悬厘 GB6

主治：通络止痛，清热散风。主治热病汗不出、头痛、眩晕、三叉神经痛。

定位：在头部，从头维至曲鬓的弧形连线（其弧度与鬓发弧度相应）的上 3/4 与下 1/4 的交点处。先找到头维和曲鬓，两穴连线的下 1/4 处即是。

曲鬓 GB7

主治：清热止痛，活络通窍。主治头痛、眩晕、口眼㖞斜、牙痛、颊肿。

定位：鬓角发际后缘与耳尖水平线的交点处。在耳前鬓角发际后缘作垂直线，与耳尖水平线相交处即是。

听会 GB2

主治：开窍聪耳，通经活络。主治头痛、下颌关节炎、口眼㖞斜、耳鸣、耳聋。

定位：在面部，耳屏间切迹与下颌骨髁突之间的凹陷中。正坐，耳屏下缘前方，张口有凹陷处即是。

失眠头痛

经常失眠头痛的女性，率谷多有痛点和结节，刮拭率谷、头维和风池有止头痛及放松头部的功效。

本神 GB13

主治：祛风定惊，安神止痛。主治头痛、眩晕、颈项强直、脑卒中、小儿惊风。

定位：前发际上 0.5 寸，头正中线旁开 3 寸。正坐，从外眼角直上入发际半横指，按压有酸痛感处即是。

阳白 GB14

主治：清头明目，祛风泄热。主治头痛、颈项强直、角膜痒痛、近视、面瘫。

定位：在头部，眉上 1 寸，瞳孔直上。正坐，眼向前平视，自眉中直上 1 横指处即是。

按压阳白促进眉毛的生长

阳白是面部美容保健中一个非常重要的穴位。眉毛稀疏、脱落者，按压阳白，能刺激毛囊根部的营养和血液循环，促进眉毛的生长。

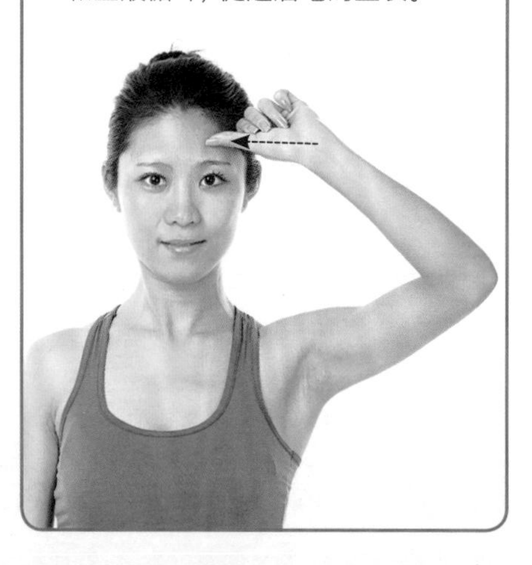

率谷 GB8

主治：平肝熄风，疏经活络。主治头痛、眩晕、小儿惊风、胃寒、呕吐。

定位：在头部，耳尖直上入发际 1.5 寸。角孙直上 2 横指处即是。

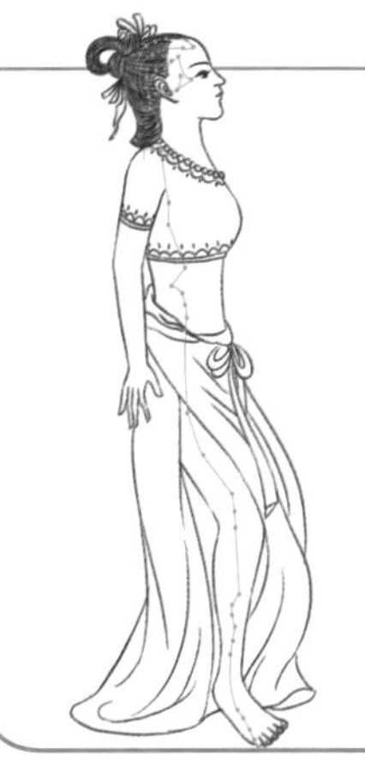

常于子时内不能入睡的女性，则面色青白、眼眶昏黑。同时因胆汁排毒代谢不良更容易生成结晶、结石。

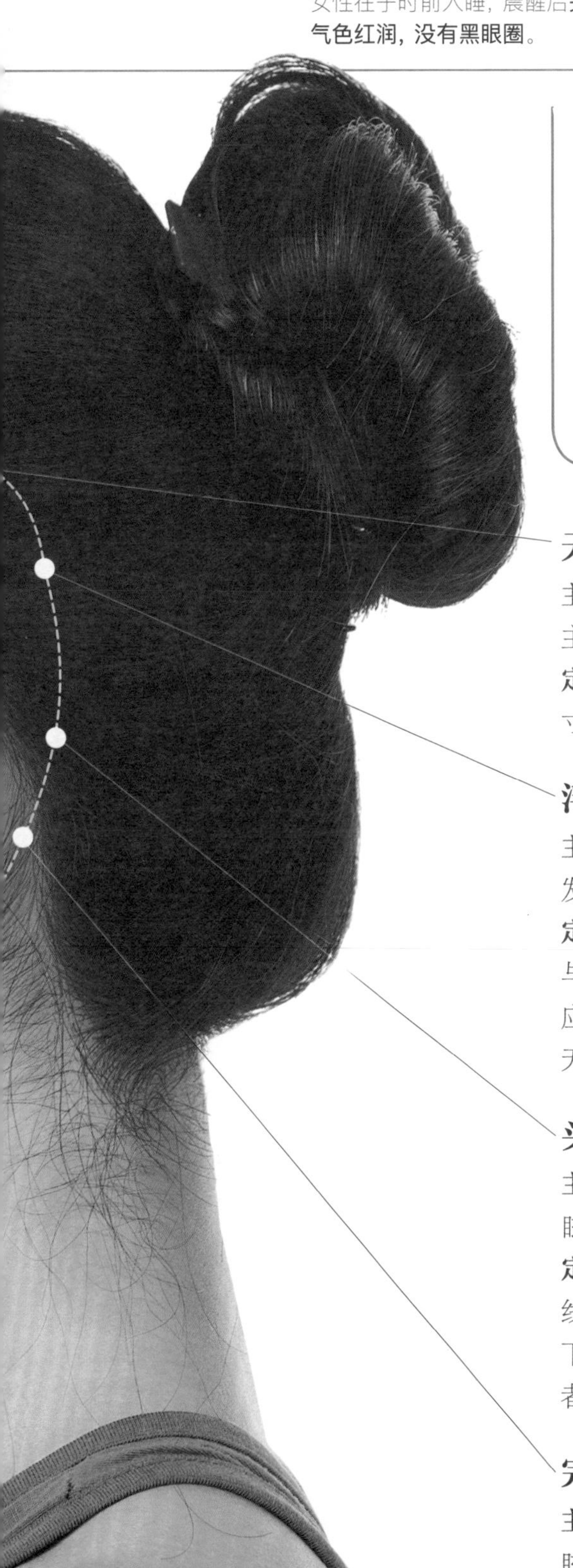

天冲 GB9

主治：祛风定惊，清热消肿，益气补阳。主治头痛、眩晕、癫痫、呕吐、牙龈肿痛。

定位：在头部，耳根后缘直上，入发际2寸。耳根后缘，直上入发际3横指处即是。

浮白 GB10

主治：理气散结，散风止痛。主治头痛、发白、颈项强痛、胸痛、打嗝、耳聋。

定位：在头部，耳后乳突的后上方，天冲与完骨弧形连线（其弧度与鬓发弧度相应）的上1/3与下2/3交点处。先找到天冲和完骨，二者弧形连线上1/3处即是。

头窍阴 GB11

主治：平肝镇痛，开窍聪耳。主治头痛、眩晕、耳鸣、耳聋、牙痛、口苦。

定位：在头部，当天冲与完骨的弧形连线（其弧度与耳郭弧度相应）的上2/3与下1/3交点处。先找到天冲和完骨，二者弧形连线下1/3处即是。

完骨 GB12

主治：通络宁神，祛风清热。主治头痛、眩晕、耳鸣、耳聋、失眠、失语症。

定位：在头部，耳后乳突的后下方凹陷中。耳后明显凸起，其下方凹陷处即是。

眩晕

眩晕的时候眼目昏花，眼前发黑或星光闪烁，此时只要动手按摩头部的风池和风府，以及腿部的风市就可以很快缓解症状。

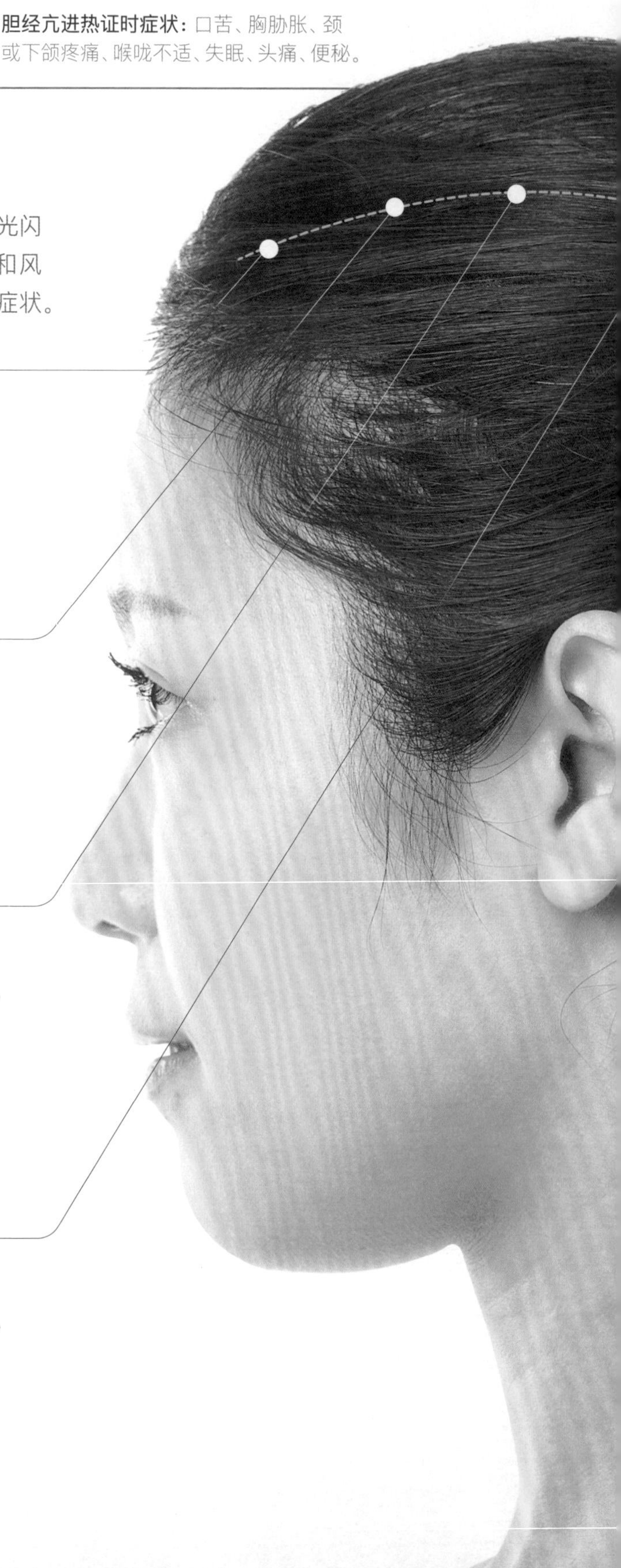

头临泣 GB15

主治：聪耳明目，安神定志。主治头痛、目眩、目赤肿痛、耳鸣、耳聋。

定位：在头部，前发际上 0.5 寸，瞳孔直上。正坐，眼向前平视，自眉中直上半横指处即是。

目窗 GB16

主治：明目开窍，祛风定惊。主治头痛、头晕、小儿惊风、白内障、近视。

定位：在头部，前发际上 1.5 寸，瞳孔直上。正坐，眼向前平视，自眉中直上，前发际直上 2 横指处即是。

正营 GB17

主治：平肝明目，疏风止痛。主治头痛、头晕、目痛、眩晕、呕吐、惶恐不安。

定位：在头部，前发际上 2.5 寸，瞳孔直上。取前发际到百会的中点作一水平线，再找到目窗作一垂直线，两线交点处即是。

承灵 GB18

主治：通利官窍，散风清热。主治头痛、眩晕、目痛、风寒、鼻塞、鼻出血。

定位：在头部，前发际上 4 寸，瞳孔直上。先找到百会，向前 1 横指作一水平线，再找到目窗作一垂直线，两线交点处即是。

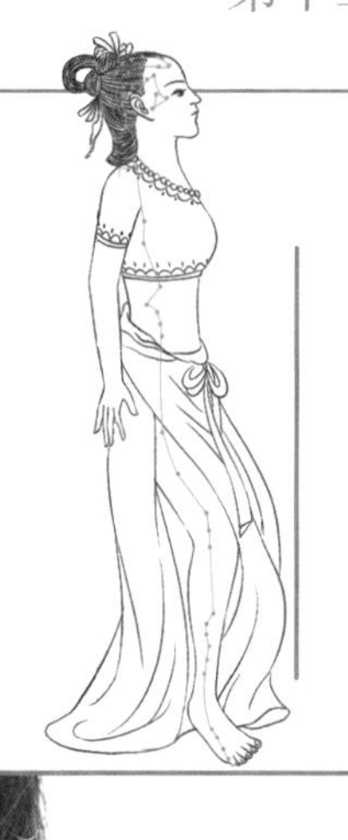

胆经发生病变时，主要表现为口苦口干、偏头痛、白发、脱发、怕冷怕热、腋下肿痛、膝或踝关节痛、坐骨神经痛等。

脑空 GB19

主治：散风清热，醒脑宁神。主治头痛、耳聋、癫痫、眩晕、身热、颈强、惊悸。

定位：横平枕外隆凸的上缘，风池直上。在后脑勺摸到隆起的最高骨，上缘外约 3 横指凹陷处即是。

风池 GB20

主治：平肝熄风，祛风散毒。主治外感发热、头痛、眩晕、荨麻疹、黄褐斑、小儿脊柱侧弯、高血压。

定位：在项后，枕骨之下，胸锁乳突肌上端与斜方肌上端之间的凹陷中。正坐，后头骨下两条大筋外缘陷窝中，与耳垂齐平处即是。

按摩风池防感冒

经常按摩风池可有效预防感冒。按摩时以双手拇指指腹同时揉按，重按时鼻腔有酸胀感。每次按压不少于 30 下。风寒感冒时可以用温热的毛巾热敷风池 5~10 分钟。

全身酸痛

因为运动过度或长期疲劳透支体力往往会引起疲劳乏力、全身酸痛，这时马上按揉肩井、期门和大包，可以迅速疏通经络，缓解疲劳，让身体恢复活力。

肩井 GB21

主治：祛风清热，活络消肿。主治肩臂疼痛、落枕、颈椎病、肩周炎、抑郁症、乳房胀痛、小儿脊柱侧弯、更年期综合征。

定位：在肩胛区，第 7 颈椎棘突与肩峰最外侧点连线的中点。先找到大椎，再找到锁骨肩峰端，二者连线中点处即是。

辄筋 GB23

主治：降逆平喘，理气止痛。主治咳嗽、气喘、呕吐、肋间神经痛。

定位：在胸外侧，第 4 肋间隙中，腋中线前 1 寸。正坐举臂，从渊腋向前下量 1 横指处即是。

渊腋 GB22

主治：理气宽胸，消肿止痛。主治胸满、胁痛、腋下汗多、腋下肿、臂痛不举。

定位：在胸外侧，第 4 肋间隙中，在腋中线上。正坐举臂，从腋横纹水平沿腋中线直下 4 横指处即是。

京门 GB25

主治：补肾通淋，健脾温阳。主治胁肋痛、腹胀、腹泻、腰痛、尿黄、肾炎。

定位：在上腹部，第 12 肋骨游离端下际。章门后 2 横指处即是。

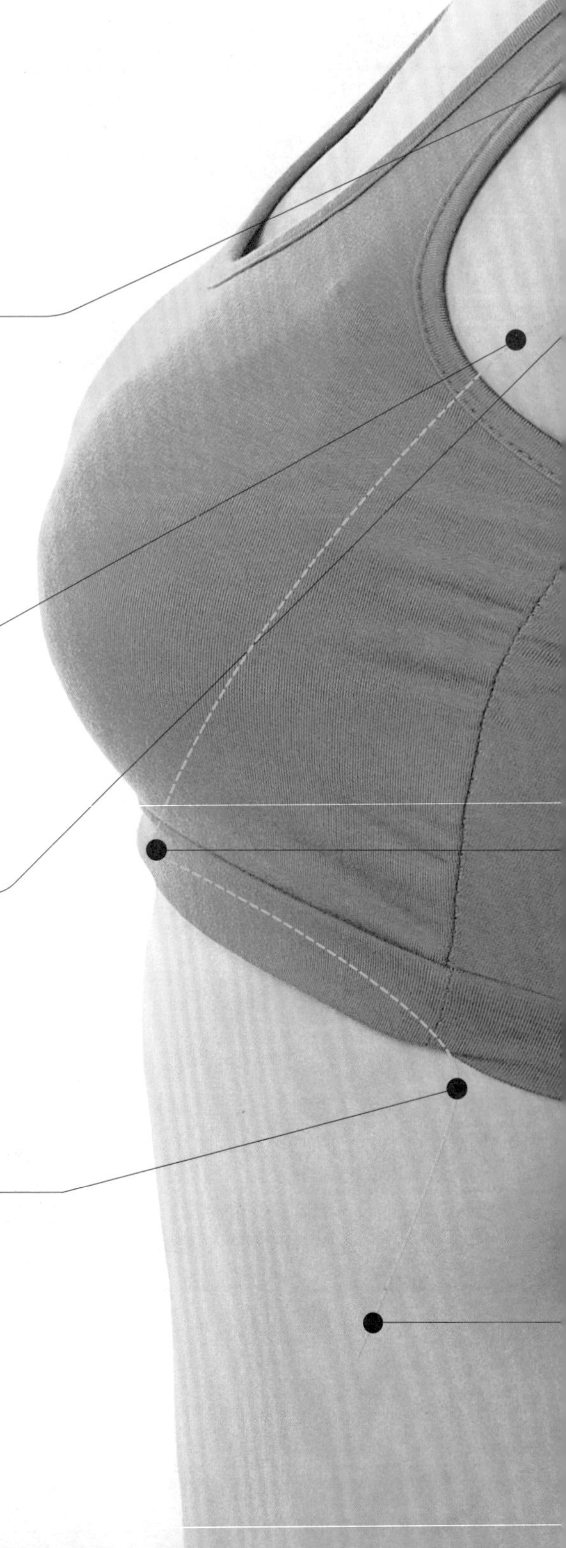

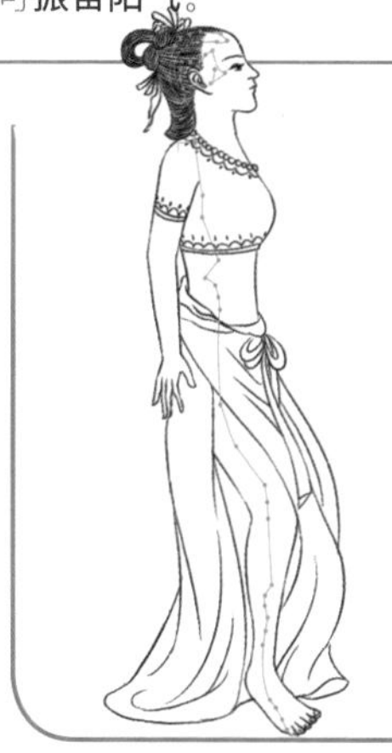

如果胆经不通，您会发现您的抬头纹和鱼尾纹增多，两鬓的秀发大量脱落或变白，腰部、臀部、大腿部脂肪堆积。

日月 GB24

主治：利胆疏肝，降逆和胃。主治肋间神经痛、肝炎、抑郁症、口苦、胆囊炎。

定位：在胸部，第 7 肋间隙，前正中线旁开 4 寸。正坐或仰卧，自乳头垂直向下推 3 个肋间隙，按压有酸胀感处即是。

按压日月治慢性胆囊炎

常按日月对慢性胆囊炎临床症状改善有良好效果。指压日月时，缓缓吐气连压 6 秒钟，如此重复 30 次。

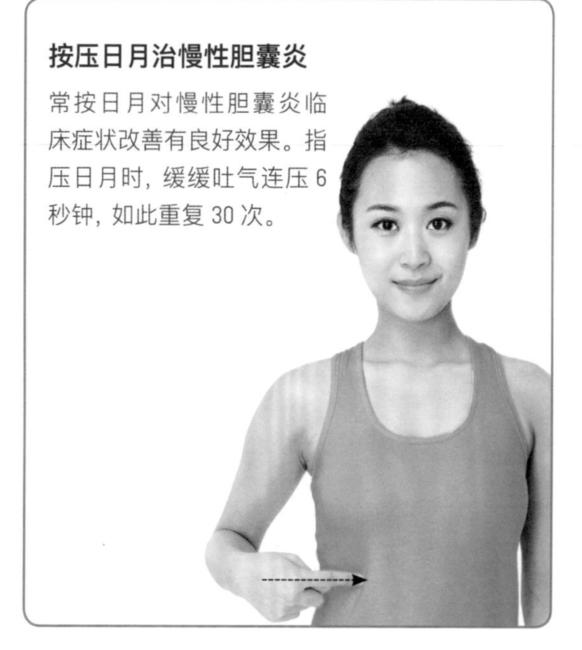

带脉 GB26

主治：健脾利湿，调经止带。主治月经不调、赤白带下、闭经、痛经、不孕。

定位：在侧腹部，第 11 肋骨游离端垂线与脐水平线的交点上。腋中线与肚脐水平线相交处即是。

胆经上的腧穴主治骨所发生的疾病，尤其是**对头、腰、膝、关节疼痛**有特殊疗效。

五枢 GB27

主治：调经止带，调理下焦。主治月经不调、子宫内膜炎、痛经。

定位：在下腹部，横平脐下 3 寸，髂前上棘内侧。从肚脐向下 4 横指处作水平线，与髂前上棘相交处即是。

居髎 GB29

主治：舒筋活络，益肾强腰。主治腰腿痹痛、月经不调、白带过多。

定位：在臀区，髂前上棘与股骨大转子最凸点连线的中点处。髂前上棘是侧腹隆起的骨性标志，股骨大转子是髋部最隆起处，二者连线中点即是。

环跳 GB30

主治：祛风化湿，强健腰膝。主治腰胯疼痛、腰痛、下肢痿痹、坐骨神经痛。

定位：在臀区，股骨大转子最凸点与骶管裂孔连线上的外 1/3 与内 2/3 交点处。侧卧上腿弯曲，拇指横纹按在股骨大转子头上，拇指指向脊柱，指尖所在凹陷处即是。

风市 GB31

主治：祛风化湿，通经活络。主治眩晕、脑卒中、半身不遂、下肢痿痹、神经性皮炎、皮肤瘙痒、脂溢性皮炎、荨麻疹。

定位：在大腿外侧中线上，当臀下横纹与腘横纹之间中点处。直立垂手，手掌并拢伸直，中指指尖处即是。

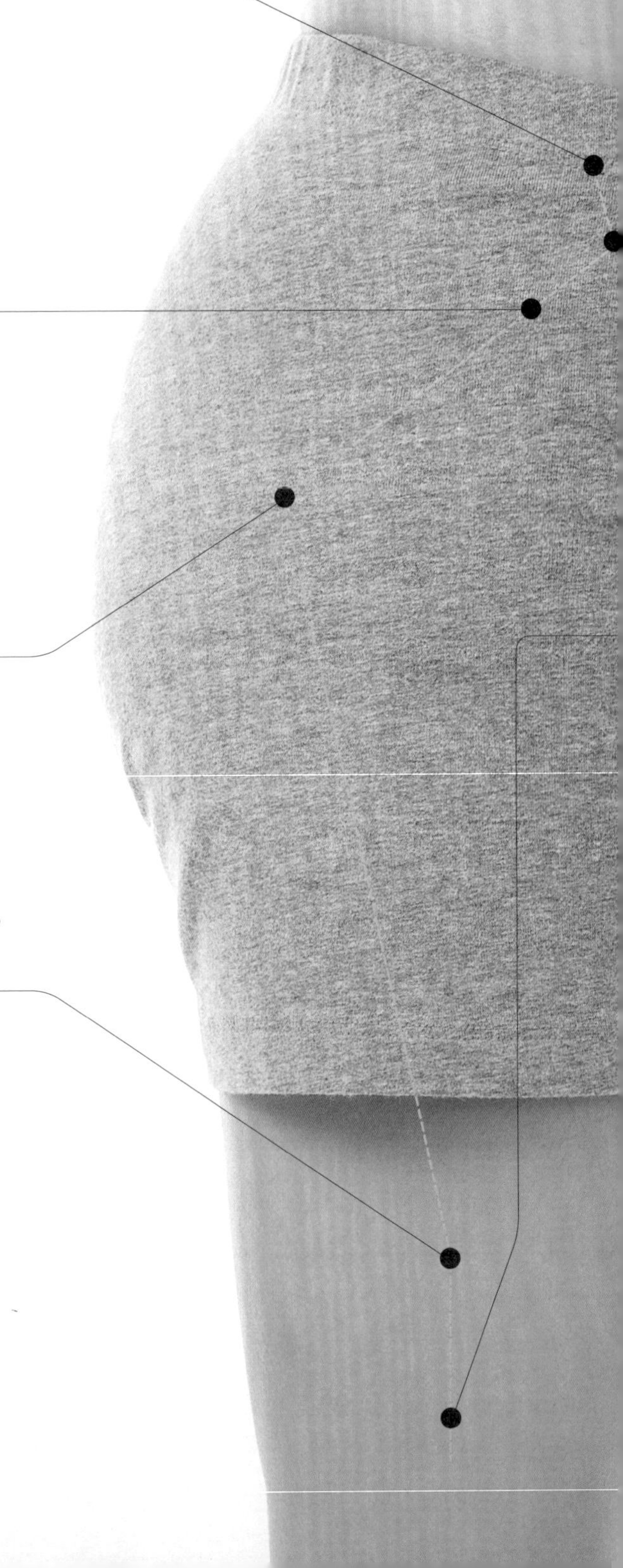

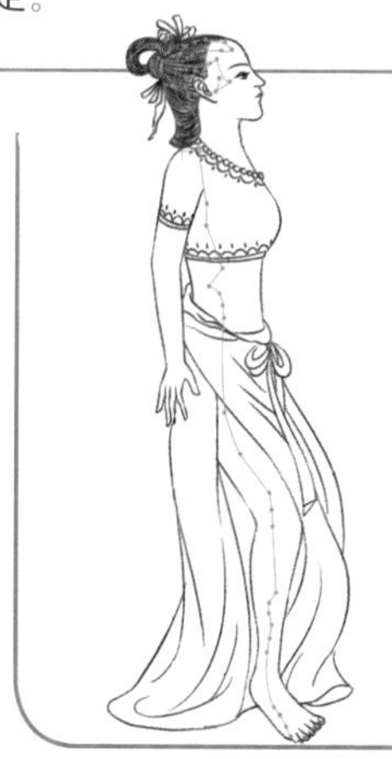

《黄帝内经》中说："凡十一脏皆取于胆。"也就是说，其他十一脏功能的发挥，都取决于胆的少阳之气，这也恰恰说明了胆经的重要性。

维道 GB28

主治：调理冲任，利水止痛。主治四肢水肿、盆腔炎、附件炎、子宫脱垂。

定位：在下腹部，髂前上棘内下 0.5 寸。先找到五枢，其前下半横指处即是。

按揉维道调月经

以拇指指腹置于维道处，适度用力按摩，有酸、胀、麻等感觉，每次左右各按摩 1~3 分钟，长期坚持可改善月经不调。

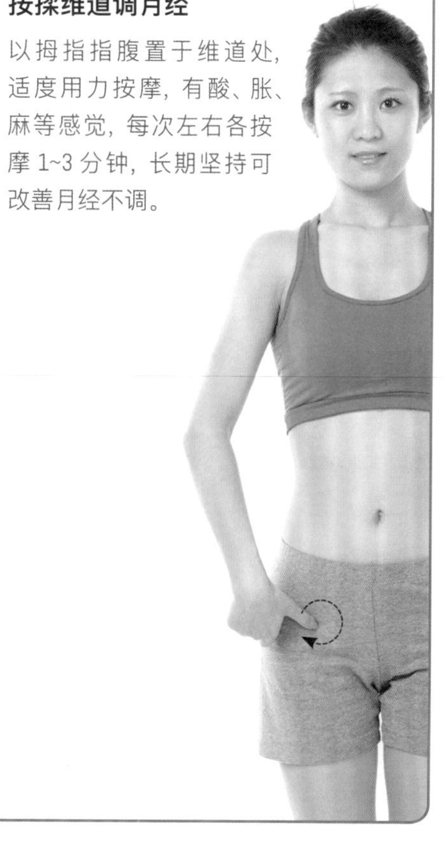

中渎 GB32

主治：祛风散寒，疏通经络。主治胆结石、下肢痿痹、半身不遂、坐骨神经痛。

定位：在股部，腘横纹上 5 寸，髂胫束后缘。先找到风市，直下量 3 横指处即是。

腰痛

环跳是治疗腰腿疼痛的要穴，能够通经活络、祛风散寒。因为此穴的深层有坐骨神经，所以现代常用于治疗坐骨神经痛以及腰椎间盘突出等腰骶髋关节病。用拇指指腹轻轻按揉背部的腰痛点和环跳，就能够迅速缓解腰痛，并使疼痛难受的身体得以舒缓。

光明是胆经的络穴，**肝胆相表里**，所以通过**刺激光明**就可以使得肝胆气血畅通。

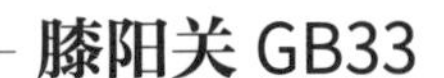

膝阳关 GB33

主治：疏利关节，祛风化湿。主治膝关节肿痛、腘筋挛急、小腿麻木。

定位：在膝部，股骨外上髁后上缘，股二头肌腱与髂胫束之间的凹陷中。屈膝 90° ，膝上外侧有一高骨，其上方有一凹陷处即是。或阳陵泉直上 4 横指处。

阳交 GB35

主治：疏肝理气，安神定志。主治膝痛、足胫痿痹、面部水肿、坐骨神经痛。

定位：在小腿外侧，外踝尖上 7 寸，腓骨后缘。腘横纹头与外踝尖连线上，中点向下 1 横指，腓骨后缘处即是。

阳辅 GB38

主治：清热散风，疏通经络。主治胸胁痛、下肢外侧痛、膝下水肿。

定位：在小腿外侧，外踝尖上 4 寸，腓骨前缘。腘横纹头与外踝尖连线的下 1/4 ，腓骨前缘。

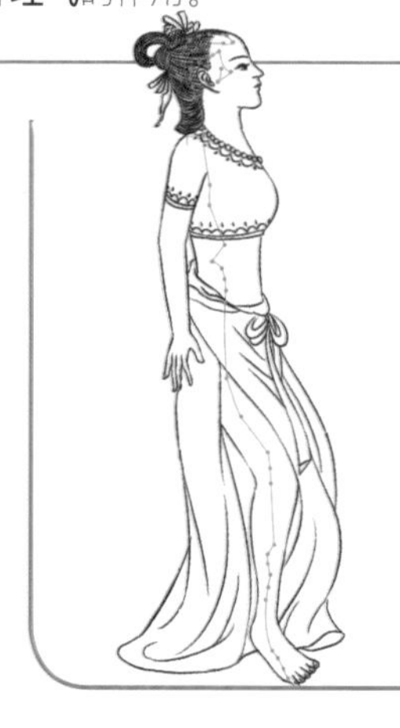

胆经的病也会造成心脏不适，比如说心胁痛，人躺在床上只要一转身，心脏就有刺痛感。这是胆经的生机不旺，气化不利所造成的心脏病。

小腿抽筋

很多女性都有过类似的经历，睡着后常被小腿抽筋的疼痛感给惊醒了，这时可以拍打阳陵泉、承山和承筋这 3 个穴位，力度不要太大，匀速拍打直到疼痛缓解即可。

阳陵泉 GB34

主治：利胆疏肝，强健腰膝。主治耳鸣、耳聋、口苦、坐骨神经痛、腿抽筋、甲状腺肿大、脂溢性皮炎、白癜风、乳房胀痛、胆囊炎。

定位：在小腿外侧，腓骨头前下方凹陷中。屈膝 90°，膝关节外下方，腓骨小头前下方凹陷处即是。

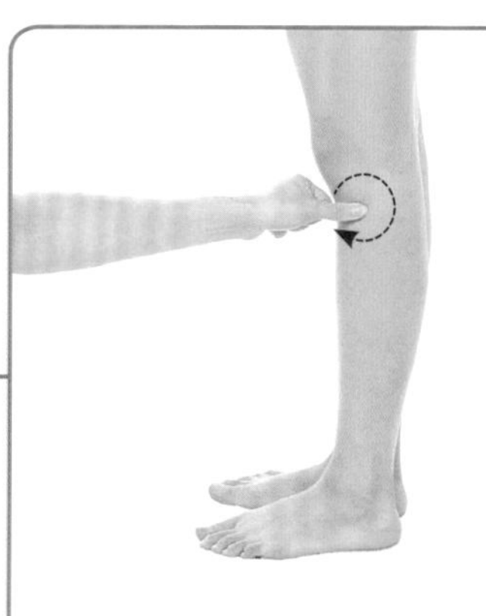

按揉阳陵泉可美白

有些女性天生皮肤发黄，没有光泽。要想让自己白起来，每天按揉阳陵泉 20 分钟，配合敷一些美白面膜，坚持 1 个月，就能收到惊人的美白效果。

外丘 GB36

主治：疏肝理气，通络安神。主治癫疾呕沫、腹痛、脚气、小腿抽筋。

定位：在小腿外侧，外踝尖上 7 寸，腓骨前缘。腘横纹头与外踝尖连线中点向下 1 横指，腓骨前缘处即是。

光明 GB37

主治：疏肝明目，活络消肿。主治目赤肿痛、视物不明、偏头痛、精神病。

定位：在小腿外侧，外踝尖上 5 寸，腓骨前缘。先找到外丘，沿腓骨前缘向下 3 横指处即是。

月经发黑带血块

经常腰腿酸软没劲，月经发黑并夹杂着血块，艾灸阳辅 10~15 分钟，寒痛立止。坚持艾灸 1 个月，症状即改善。

乳房胀痛

因为用脑过度而使乳房胀痛，并且噩梦连连，可以每天按揉足窍阴3~5分钟，坚持15天，症状就会改善。

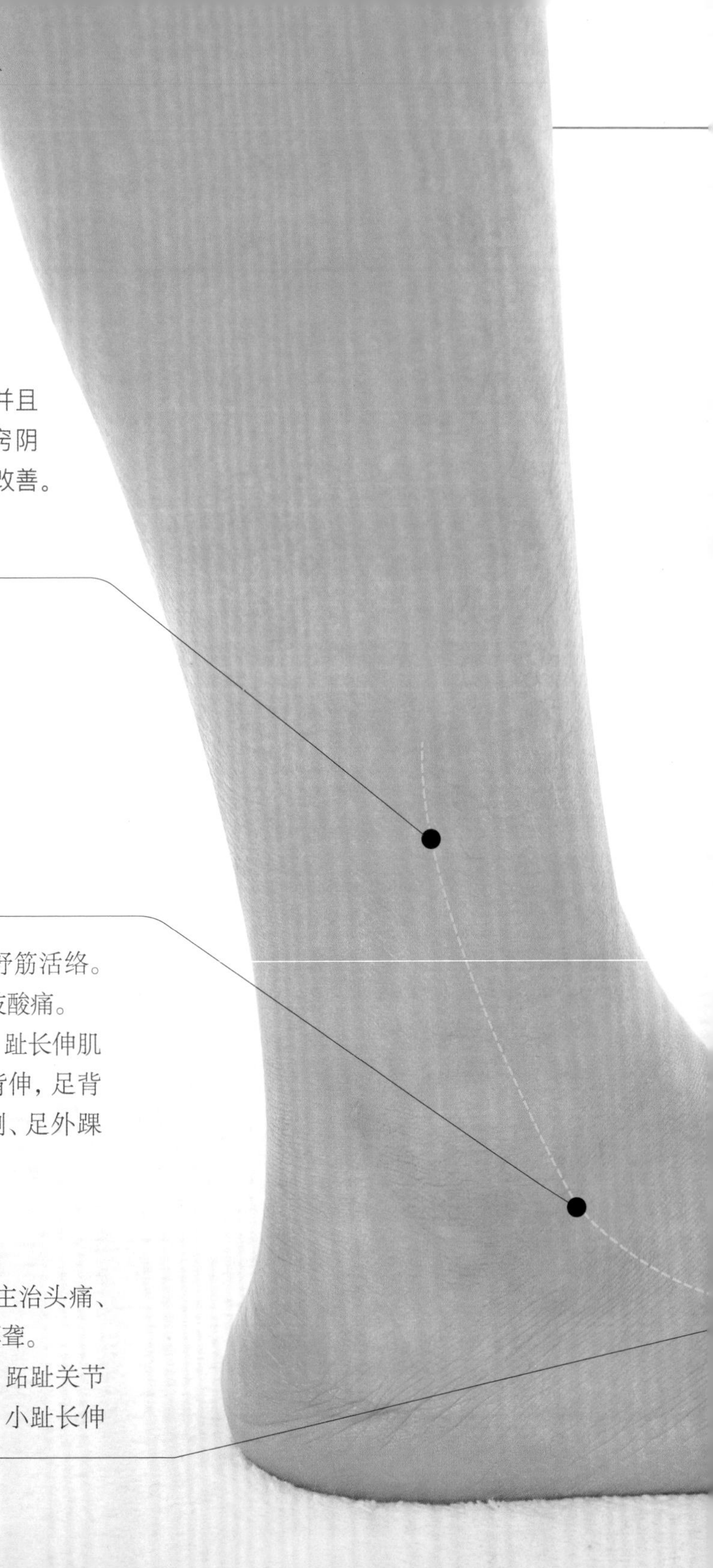

悬钟 GB39

主治：疏肝益肾，平肝熄风。主治颈项僵硬、半身不遂、头晕、耳鸣、高血压。

定位：在小腿外侧，外踝尖上3寸，腓骨前缘。外踝尖直上4横指处，腓骨前缘处即是。

丘墟 GB40

主治：健脾利湿，泄热退黄，舒筋活络。主治胸胁痛、髋关节疼痛、下肢酸痛。

定位：在踝部，外踝的前下方，趾长伸肌腱的外侧凹陷中。脚掌用力背伸，足背可见明显趾长伸肌腱，其外侧、足外踝前下方凹陷处即是。

地五会 GB42

主治：疏肝消肿，通经活络。主治头痛、目眩、目赤肿痛、腋部肿痛、耳聋。

定位：第4、第5跖骨间，第4跖趾关节近端凹陷中。小趾向上翘起，小趾长伸肌腱内侧缘处即是。

足临泣 GB41

主治：疏肝熄风，化痰消肿。主治头痛、目赤肿痛、牙痛、乳痈、胁肋痛、白带过多。

定位：在足背，第 4、第 5 跖骨底结合部的前方，第 5 趾长伸肌腱外侧凹陷中。坐位，小趾向上翘起，小趾长伸肌腱外侧凹陷中，按压有酸胀感处即是。

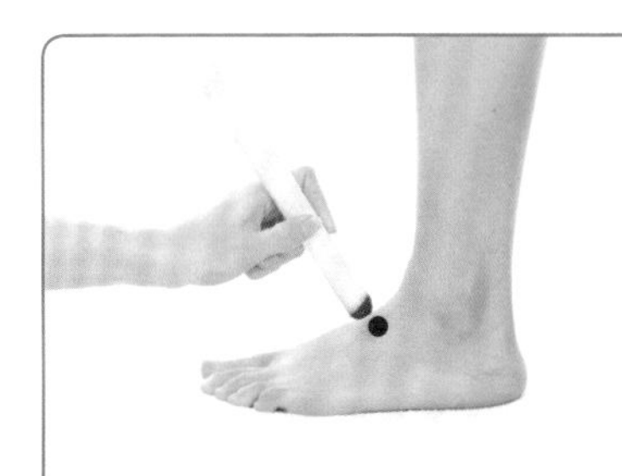

艾灸足临泣治腰痛

若不仅月经不调，还伴有腰痛时，可以按揉或艾灸足临泣 10~15 分钟，5 天即可见效。

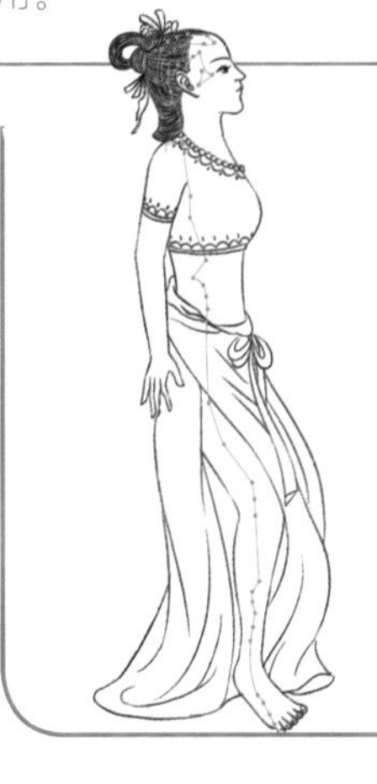

《素问·灵兰秘典论》说："肝者，将军之官，谋虑出焉。胆者，中正之官，决断出焉。"肝负责出主意，胆则是负责具体实施，是肝的执行官。

肝胆火旺

很多女性朋友做事总是过于追求完美，导致自己肝胆火旺、脸颊肿痛、头痛，每天用力按揉侠溪 3~5 分钟，7 天就可降火，消除肿痛。

侠溪 GB43

主治：平肝熄风，消肿止痛。主治头痛、耳鸣、贫血、肋间神经痛、高血压。

定位：第 4、第 5 趾间，趾蹼缘后方赤白肉际处。坐位，在足背部第 4、第 5 趾之间连接处的缝纹头处即是。

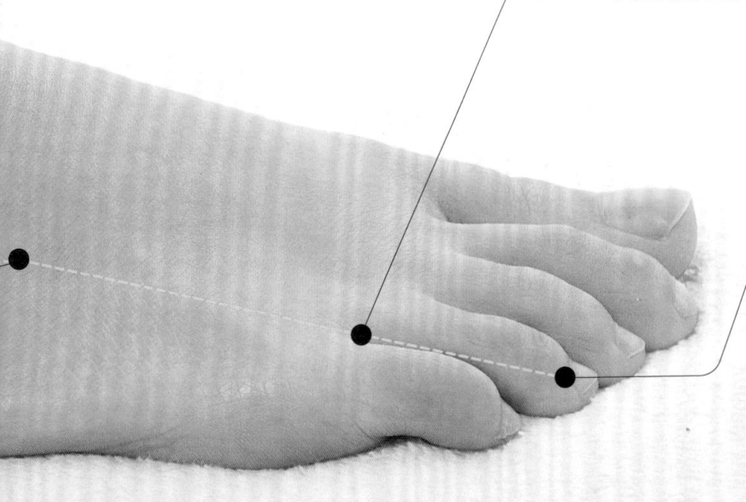

足窍阴 GB44

主治：疏肝解郁，通经活络。主治偏头痛、目赤肿痛、耳鸣、耳聋、胸胁痛。

定位：第 4 趾末节外侧，趾甲根角侧后方 0.1 寸。坐位，第 4 趾趾甲外侧缘与下缘各作一垂线，其交点处即是。

第十三章
足厥阴肝经

足厥阴肝经在足大趾趾甲后与足少阳胆经衔接，联系的脏腑器官有阴器、目系、喉咙之后、颃颡（咽上软腭与鼻相通的部位）、唇内、胃、肺，属肝，络胆，在肺中与手太阴肺经相接。肝和人的情绪紧密相联，肝经出现压抑或者其他问题，人的情绪就会烦躁、低落，与之相联的脏器功能就不能得到很好地发挥，进而影响全身健康。

大敦 LR1：快速止血的能手
行间 LR2：改善目赤与头痛
太冲 LR3：清肝火，消怒气
中封 LR4：保养精血之要穴
蠡沟 LR5：治疗瘙痒有奇效
中都 LR6：急性疼痛揉中都
膝关 LR7：膝关节疼痛就揉它
曲泉 LR8：乳腺增生就找它
阴包 LR9：生殖泌尿它统管
足五里 LR10：通利小便见效快
阴廉 LR11：给女人多一点呵护
急脉 LR12：急性腹痛就按它
章门 LR13：腹胀按之效如神
期门 LR14：疏肝理气化淤积

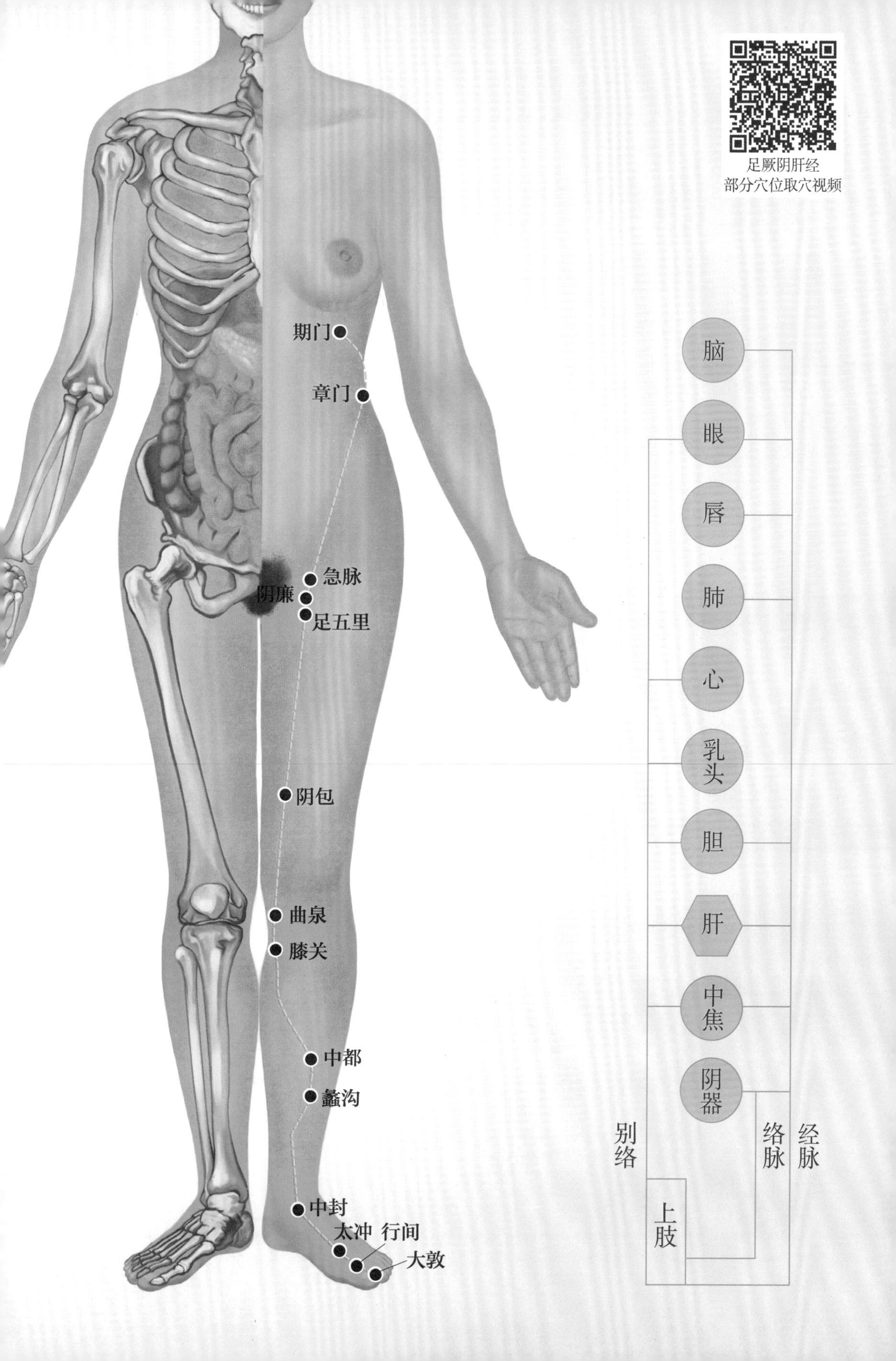
足厥阴肝经
部分穴位取穴视频
期门
章门
急脉
阴廉
足五里
阴包
曲泉
膝关
中都
蠡沟
中封
太冲
行间
大敦
脑
眼
唇
肺
心
乳头
胆
肝
中焦
阴器
上肢
别络
络脉
经脉

中都 LR6

主治：疏肝理气，调经止血。主治疝气、痢疾、小腹痛、遗精、崩漏。

定位：在小腿内侧，内踝尖上7寸，胫骨内侧面的中央。坐位，内踝尖与阴陵泉连线之中点上半横指处即是。

蠡沟 LR5

主治：疏肝理气，调经止带。主治疝气、遗尿、阴痛阴痒、月经不调、崩漏。

定位：在小腿内侧，内踝尖上5寸，胫骨内侧面的中央。坐位，内踝尖垂直向上量7横指，胫骨内侧凹陷处即是。

中封 LR4

主治：清泻肝胆，通利下焦，舒筋通络。主治内踝肿痛、足冷、小腹痛、嗌干、肝炎。

定位：在内踝前，胫骨前肌腱的内侧缘凹陷处。坐位，跗趾上翘，足背可见一大筋，其内侧、足内踝前下方凹陷处即是。

太冲 LR3

主治：平肝泄热，疏肝养血，清利下焦。失眠、头痛、腰痛、全身胀痛、甲状腺肿大、肝炎、闭经、胆囊炎、胆结石。

定位：在足背，当第1、第2跖骨间，跖骨底结合部前方凹陷中。足背，沿第1、第2趾间横纹向足背上推，感觉到有一凹陷处即是。

大敦 LR1

主治：回阳救逆，调经通淋。主治闭经、崩漏、遗尿、月经过多、睾丸炎。

定位：在足趾，大趾末节外侧，趾甲根角侧后方0.1寸（指寸）。坐位，大趾趾甲外侧缘与下缘各作一垂线，其交点处即是。

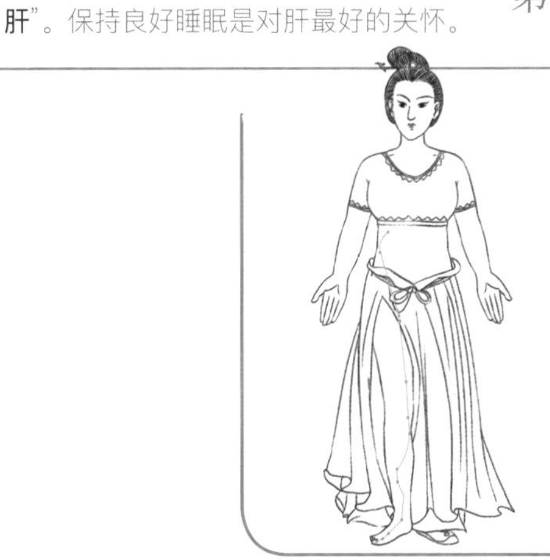

熬夜对肝经的伤害很大，丑时前未能入睡者，面色青灰，情志怠慢而躁，易生肝病，脸色晦暗易长斑。

性冷淡

面色发青，腰痛脚冷，性冷淡，每天轻轻按揉或艾灸中封、内关和太冲各5~10分钟，坚持7天，就能收到令人惊喜的疗效。

膝关 LR7

主治：散风祛湿，疏通关节。主治膝髌肿痛、膝关节痛、下肢痿痹。

定位：在膝部，胫骨内侧髁的下方，阴陵泉后1寸。先找到阴陵泉，向后量1横指，可触及一凹陷处即是。

行间 LR2

主治：清肝泄热，凉血安神，熄风活络。主治目赤、头痛、高血压、阳痿、痛经、甲状腺肿大。

定位：在足背，第1、第2趾间，趾蹼缘后方赤白肉际处。坐位，在足背部第1、第2两趾之间连接处的缝纹头处即是。

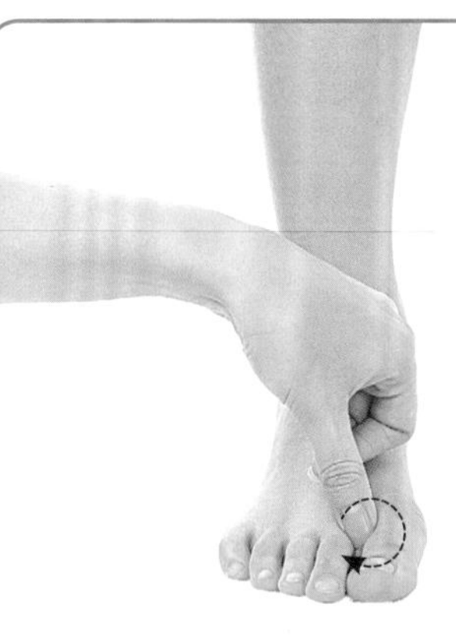

按揉行间治卵巢囊肿

若您来月经时腹部胀痛，有卵巢囊肿，每天用力按揉行间（荥火穴）20分钟，坚持1个月，症状即可有所改善。

肝经亢进热证时症状：头痛、肤黄、腰痛、小便困难疼痛、痛经、易怒、兴奋易冲动。

期门 LR14

主治：疏肝健脾，理气活血。主治乳房胀痛、肋间神经痛、肝炎、抑郁症。

定位：在胸部，第 6 肋间隙，前正中线旁开 4 寸。正坐或仰卧，自乳头垂直向下推 2 个肋间隙，按压有酸胀感处即是。

急脉 LR12

主治：疏理肝胆，通调下焦。主治小腹痛、疝气、阴茎痛、股内侧部疼痛。

定位：在腹股沟区，横平耻骨联合上缘，前正中线旁开 2.5 寸处。腹股沟动脉搏动处即是。

阴廉 LR11

主治：调经止带，通利下焦。主治月经不调、小腹疼痛、下肢痉挛。

定位：在股前侧，气冲直下 2 寸。先取气冲，直下 3 横指处即是。

足五里 LR10

主治：疏肝理气，清利祛热。主治腹胀、小便不通、阴囊湿痒、风痨。

定位：在股前侧，气冲直下 3 寸，动脉搏动处。先取气冲，直下 4 横指（一夫法）处即是。

阴包 LR9

主治：调经止痛，利尿通淋。主治月经不调、腰骶痛、小便难、遗尿。

定位：在股前区，髌底上 4 寸，股内肌与缝匠肌之间。大腿内侧，膝盖内侧上端的骨性标志，直上 5 横指处即是。

夜晚应保持**静卧休息**，不必刺激肝经上的穴位。

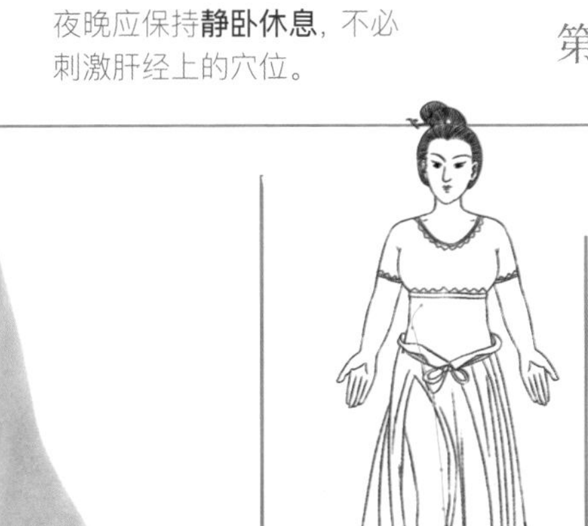

肝经和肝、胆、胃、肺、膈、眼、头、咽喉都有联系，虽然循行路线不长，穴位不多，但作用一点也不小。肝经病变易导致女性月经不调、乳腺增生、子宫肌瘤等。

乳房胀痛

有些女性总是乳房胀痛、胸闷、腹胀，可以试试每天按揉或敲打期门和太冲各3~5分钟，坚持15天，症状即可改善。

章门 LR13

主治：疏肝健脾，理气散结。主治腹痛、腹胀、口干、口苦、呕吐、打嗝、腹泻。

定位：在侧腹部，第11肋游离端的下际。正坐，屈肘合腋，肘尖所指处，按压有酸胀感处即是。

艾灸曲泉治妇科病

白带清稀，又凉又多，月经不调，阴道瘙痒，膝盖酸痛，每天按揉、敲打或艾灸曲泉20分钟，7天即可见到效果。

曲泉 LR8

主治：清利湿热，通调下焦。主治月经不调、子宫脱垂、乳腺增生、阳痿。

定位：在膝部，腘横纹内侧端，半腱肌腱内缘凹陷中。膝内侧，屈膝时可见膝关节内侧面横纹端，其横纹头凹陷处即是。

第十四章 督脉

督脉主干行于身后正中线。按十四经流注与足厥阴肝经衔接，交于任脉。联系的脏腑器官主要有胞中（包含丹田、下焦、肝、胆、肾、膀胱）、心、脑、喉、目。督脉运行于人体后背，取其在背后监督的意思。它总管一身的阳气，对于头痛脑热以及阳虚导致的各种症状都有极好的调治作用，所以，督脉可说是调节阳经气血的总督。

长强 GV1：治疗便秘痔疮的首选
腰俞 GV2：腰酸腰痛不用怕
腰阳关 GV3：遗精阳痿不复返
命门 GV4：强腰膝，补肾气
悬枢 GV5：腰脊强痛就按它
脊中 GV6：增强肠腑功能
中枢 GV7：健脾胃，促消化
筋缩 GV8：善治筋脉拘挛
至阳 GV9：快速止痛有绝招
灵台 GV10：治疗忧郁失眠的养心穴
神道 GV11：缓解心绞痛
身柱 GV12：治疗咳嗽和气喘
陶道 GV13：常按可愉悦身心
大椎 GV14：感冒清热找大椎
哑门 GV15：声音沙哑不苦恼
风府 GV16：感冒及时擦风府
脑户 GV17：头痛感即刻减轻
强间 GV18：让你睡好心情好
后顶 GV19：头痛眩晕就按它
百会 GV20：长命百岁保健穴
前顶 GV21：头晕头痛找前顶
囟会 GV22：头痛鼻塞不见了
上星 GV23：有效缓解眼疲劳
神庭 GV24：头昏呕吐不怕了
素髎 GV25：主治鼻塞
水沟 GV26：人体急救“120”
兑端 GV27：牙痛鼻塞就揉它
龈交 GV28：治疗急性腰扭伤有妙招

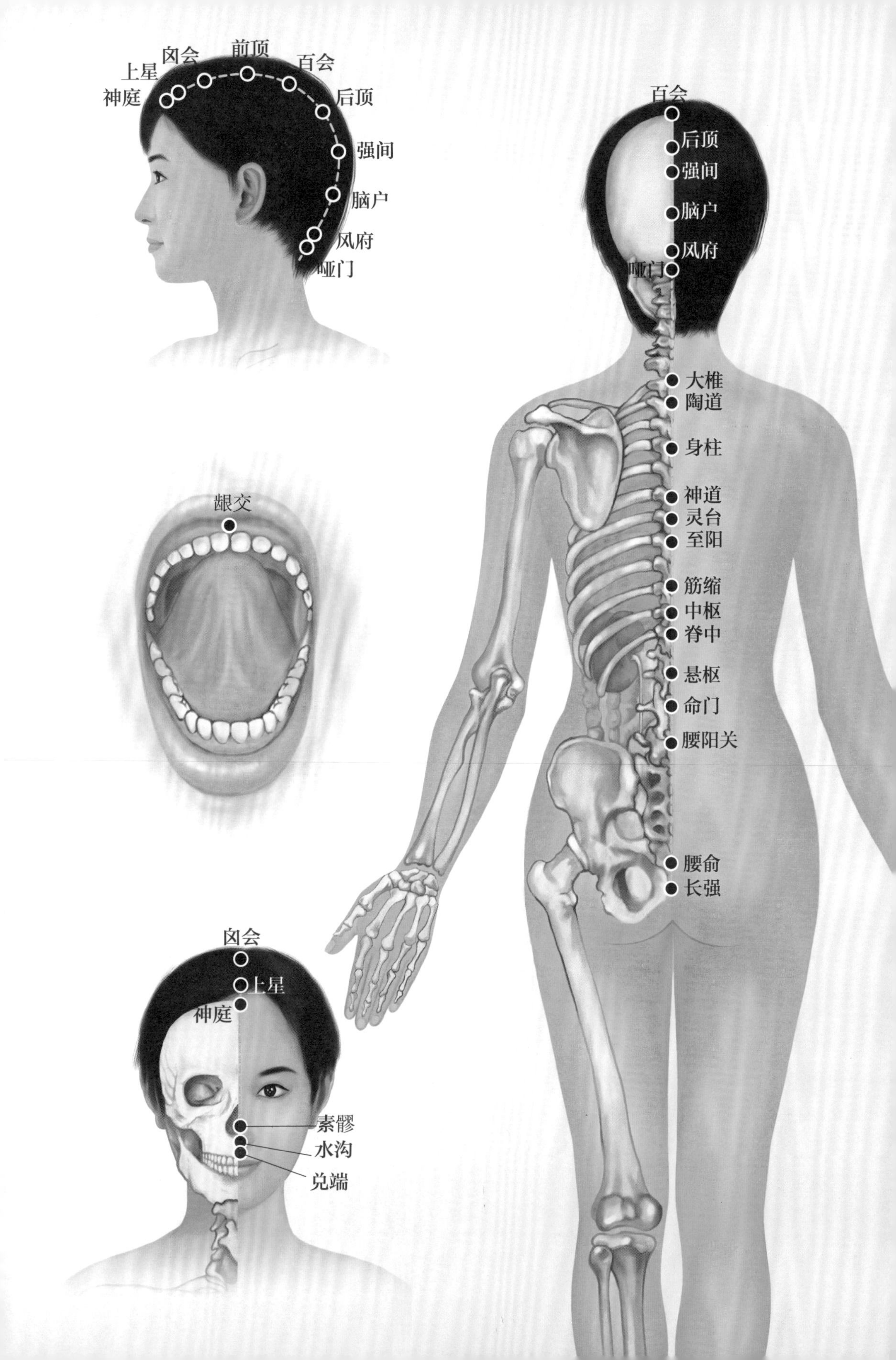

上星
囟会
前顶
百会
神庭
后顶
强间
脑户
风府
哑门
龈交
囟会
上星
神庭
素髎
水沟
兑端
百会
后顶
强间
脑户
风府
哑门
大椎
陶道
身柱
神道
灵台
至阳
筋缩
中枢
脊中
悬枢
命门
腰阳关
腰俞
长强

督脉是人体阳气的**总库**，是保证人体生命力旺盛的**总源头**。

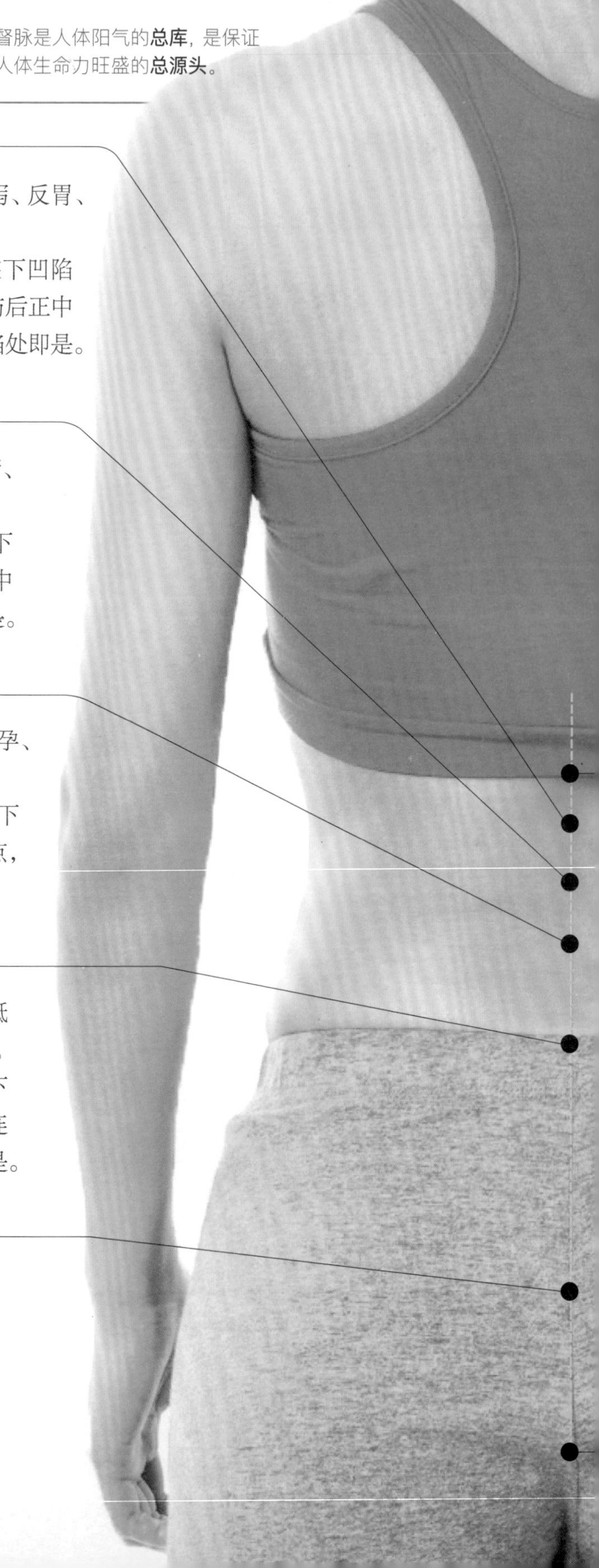

脊中 GV6

主治：健脾利湿，宁神镇惊。主治腹泻、反胃、吐血、痢疾、痔疮、小儿疳积。

定位：在背部脊柱区，第 11 胸椎棘突下凹陷中，后正中线上。两侧肩胛下角连线与后正中线相交处向下推 4 个椎体，其下缘凹陷处即是。

悬枢 GV5

主治：助阳健脾，通调肠气。主治遗精、阳痿、不孕、腰脊强痛、下肢痿痹。

定位：在腰部脊柱区，第 1 腰椎棘突下凹陷中，后正中线上。从命门沿后正中线向上推一个椎体，其上缘凹陷处即是。

命门 GV4

主治：补肾壮阳。主治遗精、阳痿、不孕、腰脊强痛、下肢痿痹。

定位：在腰部脊柱区，第 2 腰椎棘突下凹陷中。肚脐水平线与后正中线交点，按压有凹陷处即是。

腰阳关 GV3

主治：祛寒除湿，舒筋活络。主治腰骶痛、下肢痿痹、遗精、阳痿、月经不调。

定位：在腰部脊柱区，第 4 腰椎棘突下凹陷中，后正中线上。两侧髂前上棘连线与脊柱交点处，可触及一凹陷处即是。

腰俞 GV2

主治：调经清热，散寒除湿。主治腹泻、便秘、痔疮、尾骶痛、月经不调。

定位：在骶区，正对骶管裂孔，后正中线上。俯卧，后正中线上，顺着脊柱向下，正对骶管裂孔处即是。

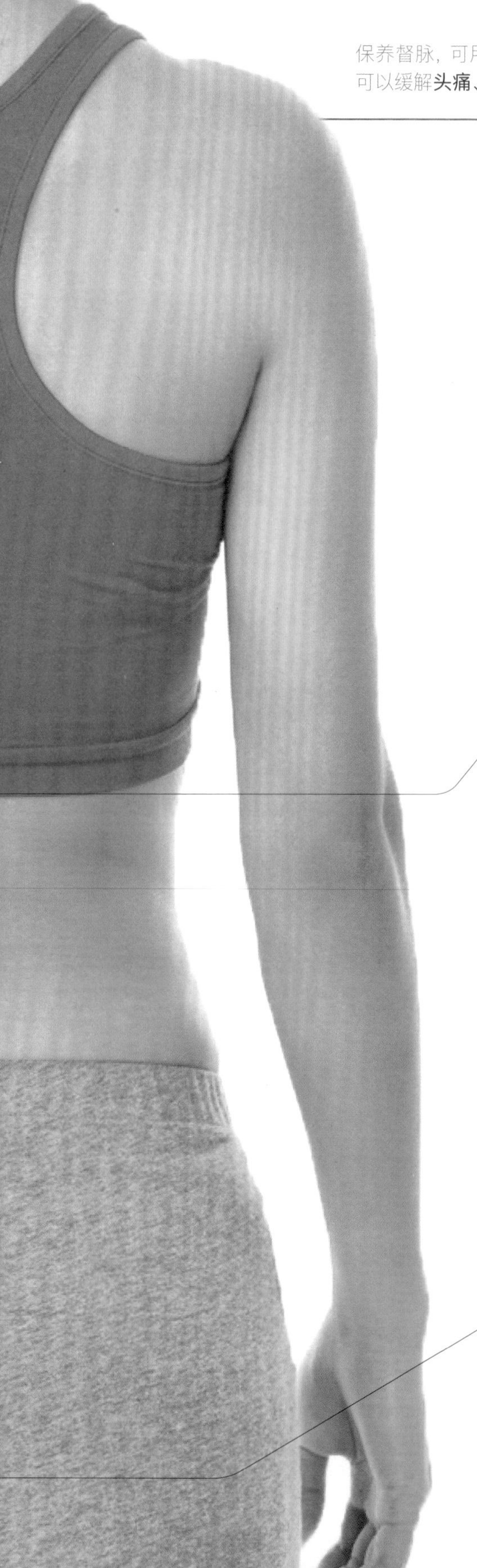

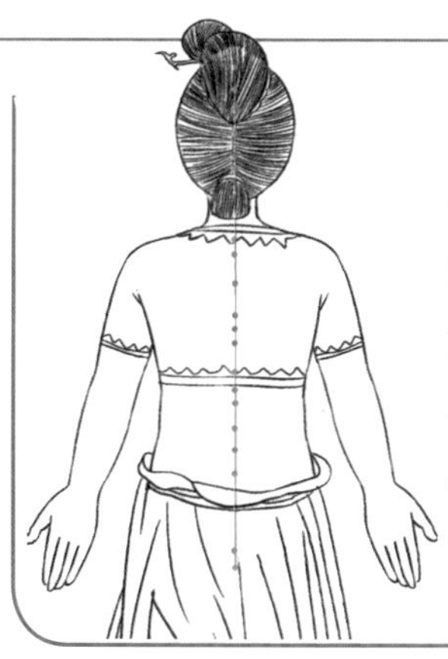

督脉总督一身之阳经，六条阳经都与督脉交会于大椎，督脉有调节阳经气血的作用，故称为“阳脉之海”。

肾虚

命门、肾俞、志室在腰部的同一水平线上，是肾精和元气聚集之地，按摩搓揉这 3 个穴位，可以补充元气，滋养肾精。从而令女人身体强壮，气血充足。

中枢 GV7

主治：健脾利湿，清热止痛。主治呕吐、腹满、胃痛、食欲缺乏、腰背痛。

定位：在背部脊柱区，第 10 胸椎棘突下凹陷中，后正中线上。两侧肩胛下角连线与后正中线相交处向下推 3 个椎体，其下缘凹陷处即是。

按揉长强治痔疮

患有痔疮的女性，按摩长强会感到酸胀。坚持每天早晚各揉按 1~3 分钟，有很好的调理作用。

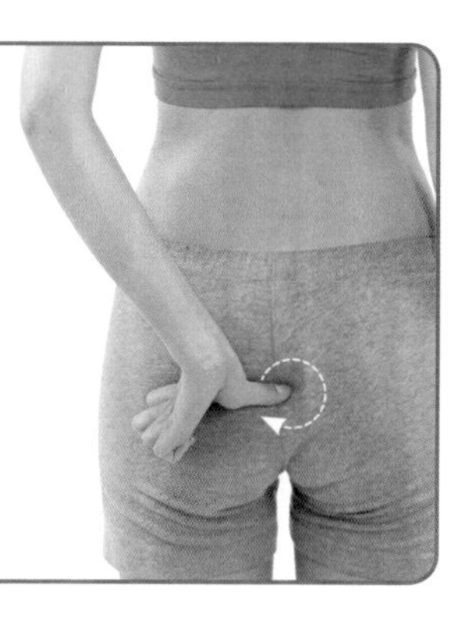

长强 GV1

主治：宁神镇惊，通便消痔。主治腹泻、便秘、便血、痔疮、女性阴道瘙痒、阴囊湿疹。

定位：在尾骨下方，尾骨端与肛门连线的中点处。仰卧屈膝，在尾骨端下，尾骨端与肛门连线中点处即是。

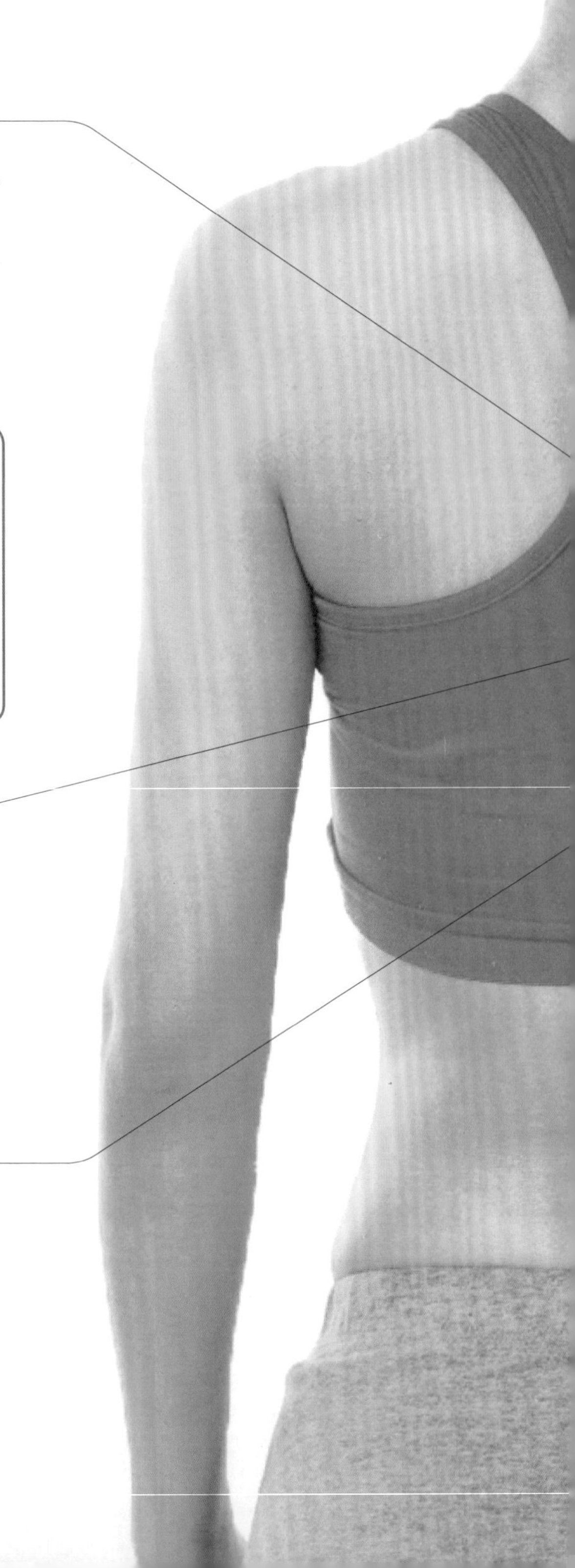

灵台 GV10

主治：清热化湿，止咳定喘。主治咳嗽、气喘、颈项僵硬、背痛、忧郁、失眠。

定位：在背部脊柱区，第 6 胸椎棘突下凹陷中，后正中线上。两侧肩胛下角连线与后正中线相交处向上推 1 个椎体，其下缘凹陷处即是。

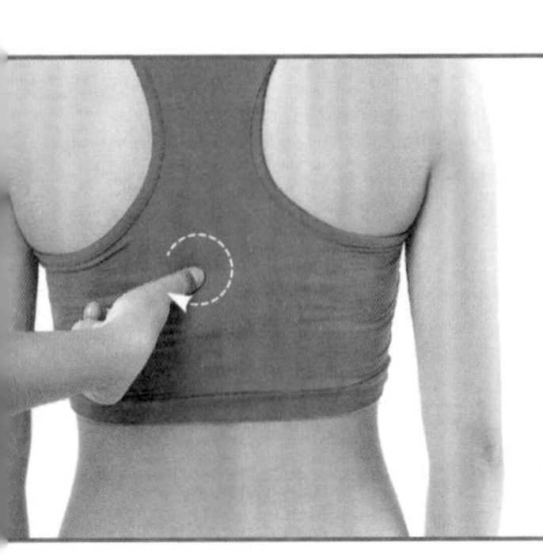

按揉至阳治胃痛

至阳是缓解胃痉挛的重要穴位，治疗各种抽筋的病，针对胃痉挛急性的胃痛，用拇指指腹按揉两三分钟就好了。

至阳 GV9

主治：利胆退黄，宽胸利膈。主治胃痛、胸胁胀痛、黄疸、腰背疼痛、心悸。

定位：在背部脊柱区，第 7 胸椎棘突下凹陷中，后正中线上。两侧肩胛下角连线与后正中线相交处椎体，其下缘凹陷处即是。

筋缩 GV8

主治：平肝熄风，宁神镇痉。主治抽搐、脊强、四肢不收、筋挛拘急。

定位：在背部脊柱区，第 9 胸椎棘突下凹陷中，后正中线上。两侧肩胛下角连线与后正中线相交处向下推 2 个椎体，其下缘凹陷处即是。

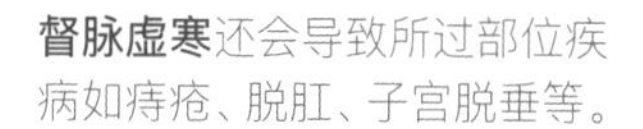

督脉虚寒还会导致所过部位疾病如痔疮、脱肛、子宫脱垂等。

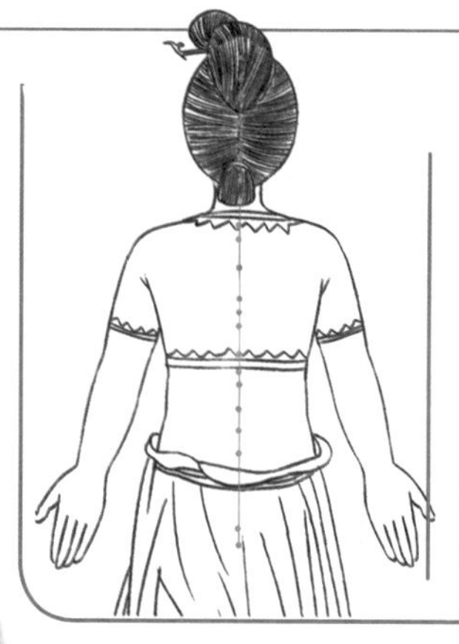

用大拇指和食指的下半部分的侧面拿捏督脉称为捏脊。捏脊可以激活“躲”在脊椎两侧大量的免疫细胞，以达到增强体质的目的。它和刮痧的线路是一样的 。

陶道 GV13

主治：解表清热，截虐宁神。主治头痛、目眩、闭经、荨麻疹、精神病。

定位：在项背部脊柱区，第 1 胸椎棘突下凹陷中，后正中线上。低头，颈背交界椎骨高突处垂直向下推1个椎体，其下缘凹陷处即是。

身柱 GV12

主治：宣肺清热，宁神镇咳。主治咳嗽、气喘、腰脊强痛、神经衰弱、牛皮癣。

定位：在上背部脊柱区，第 3 胸椎棘突下凹陷中，后正中线上。两侧肩胛骨内侧角连线与后正中线相交处椎体，其下缘凹陷处即是。

神道 GV11

主治：宁神安心，清热平喘。主治失眠、肩背痛、小儿惊风、咳嗽、神经衰弱。

定位：在背部脊柱区，第 5 胸椎棘突下凹陷中，后正中线上。两侧肩胛下角连线与后正中线相交处向上推 2 个椎体，其下缘凹陷处即是。

低血压

不要小看低血压,它同高血压一样可怕。可以选用按揉或温灸的方法治疗低血压,每天温灸内关、涌泉和百会各5~10分钟,对迅速回升血压有比较明显的效果。

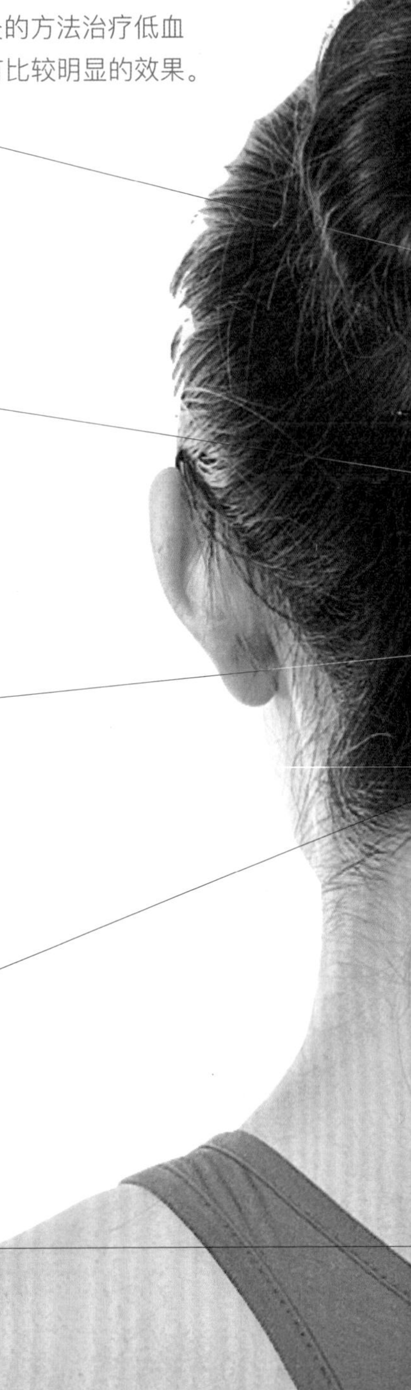

强间 GV18

主治:醒神宁心,平肝熄风。主治头痛、颈项强不得回顾、目眩、口㖞、痫症。

定位:在头部正中线上,后发际正中直上4寸。百会与风府连线的中点即是。

脑户 GV17

主治:醒神开窍,平肝熄风。主治癫狂、痫症、眩晕、头重、头痛、颈项僵硬。

定位:在头部正中线上,枕外隆突的上缘凹陷中。正坐或俯卧,在后正中线上,枕外粗隆上缘的凹陷处即是。

风府 GV16

主治:散风熄风,通关开窍。主治感冒、颈项强痛、眩晕、咽喉肿痛、脑卒中。

定位:在颈后区,枕外隆突直下,两侧斜方肌之间凹陷中。沿脊柱向上,入后发际上1横指处即是。

哑门 GV15

主治:散风熄风,开窍醒神。主治舌缓不语、重舌、失语、大脑发育不全。

定位:在项后,第2颈椎棘突上际凹陷中,后正中线上。沿脊柱向上,入后发际上半横指处即是。

大椎 GV14

主治:清热解表,截虐止痫。主治感冒发热、手足怕冷、颈椎病、扁桃体炎、痤疮。

定位:在项背部脊柱区,第7颈椎棘突下凹陷中,后正中线上。低头,颈背交界椎骨高突处椎体,其下缘凹陷处即是。

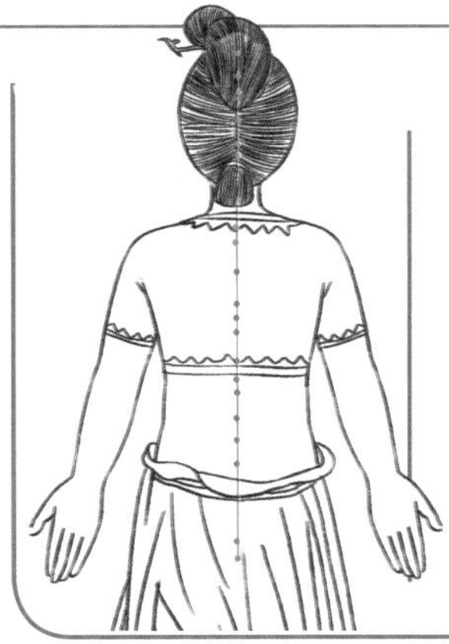

督脉上的命门、腰阳关、身柱、大椎为重要的养生穴位，用艾条温和灸，每次10~15分钟，对整个督脉有很好的保养作用，还可以提升人体阳气，增强抵抗力。

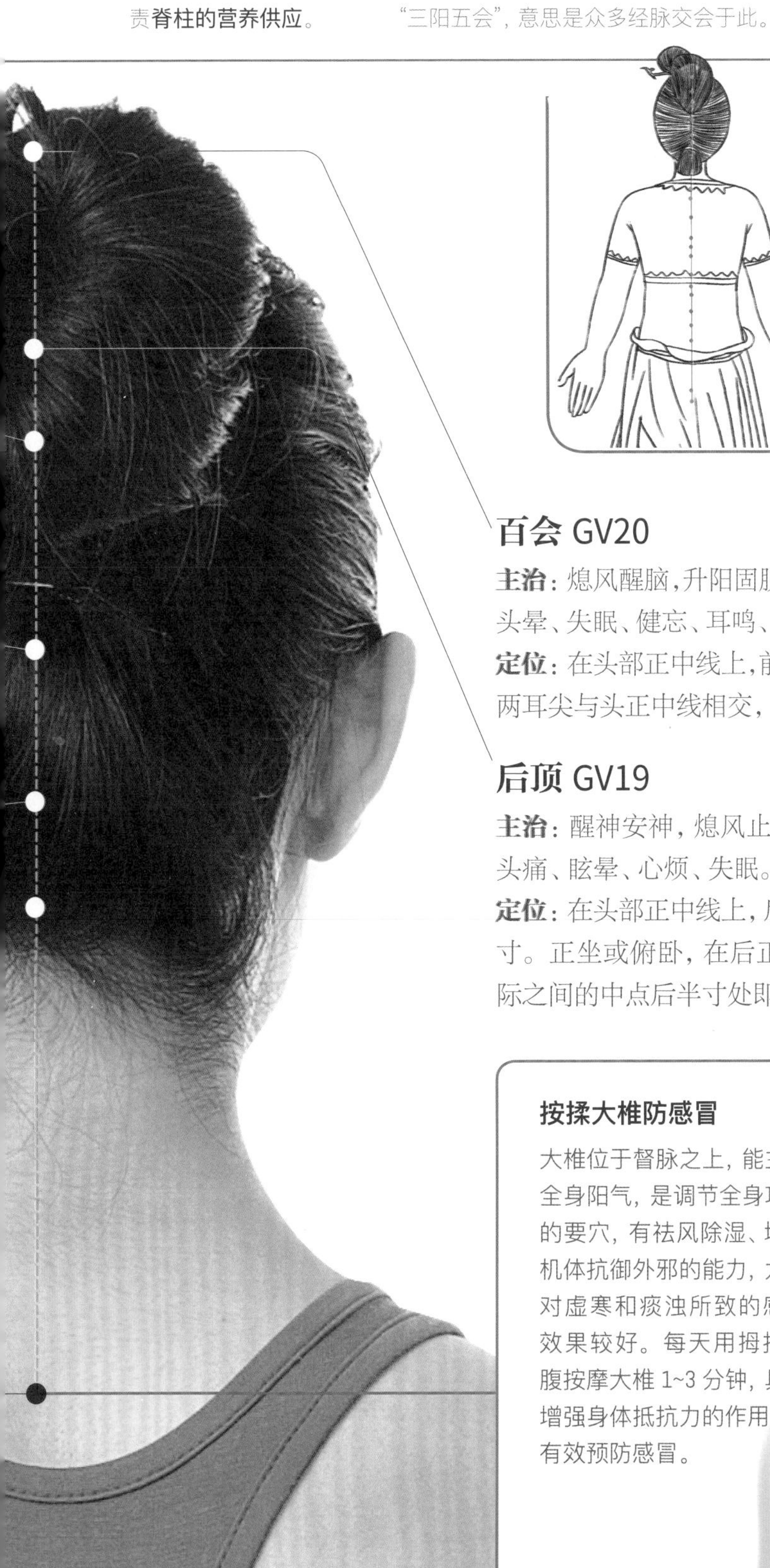

百会 GV20

主治：熄风醒脑，升阳固脱。主治脑卒中、惊悸、头痛、头晕、失眠、健忘、耳鸣、眩晕、脱肛、痔疮、低血压。

定位：在头部正中线上，前发际正中直上5寸。正坐，两耳尖与头正中线相交，按压有凹陷处即是。

后顶 GV19

主治：醒神安神，熄风止痉。主治颈项僵硬、头痛、眩晕、心烦、失眠。

定位：在头部正中线上，后发际正中直上5.5寸。正坐或俯卧，在后正中线上，前、后发际之间的中点后半寸处即是。

按揉大椎防感冒

大椎位于督脉之上，能主宰全身阳气，是调节全身功能的要穴，有祛风除湿、增强机体抗御外邪的能力，尤其对虚寒和痰浊所致的感冒效果较好。每天用拇指指腹按摩大椎1~3分钟，具有增强身体抵抗力的作用，可有效预防感冒。

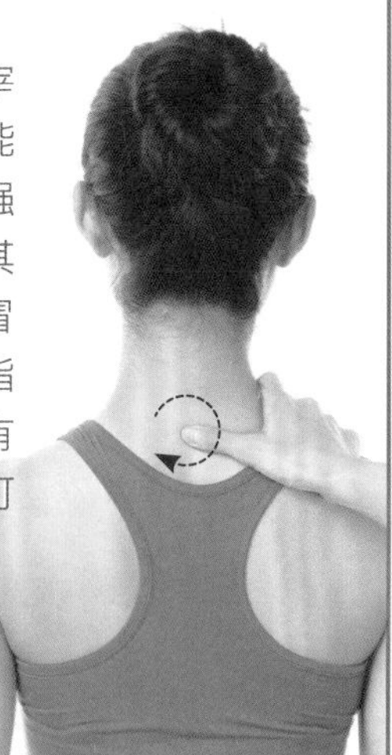

上星 GV23

主治：熄风清热，宁神通鼻。主治头痛、眩晕、目赤肿痛、鼻出血、鼻痛、眼疲劳。

定位：在头部，正中线上，前发际正中直上1寸。正坐，前发际正中直上1横指处即是。

前顶 GV21

主治：安神醒脑，清热消肿。主治头痛、鼻塞、目眩、心悸、面肿、鼻塞。

定位：在头部，正中线上，前发际正中直上3.5寸。正坐，从前发际正中直上约3横指处即是。

囟会 GV22

主治：安神醒脑，清热消肿。主治头痛、鼻塞、目眩、心悸、面肿、鼻塞。

定位：在头部，正中线上，前发际正中直上2寸。正坐，从前发际正中直上2横指处即是。

神庭 GV24

主治：宁神醒脑，降逆平喘。主治失眠、头晕、目眩、鼻塞、流泪、目赤肿痛。

定位：在头部，正中线上，前发际正中直上0.5寸。正坐，从前发际正中直上1横指，拇指指甲中点处即是。

鼻塞

反反复复地感冒鼻塞，不仅影响工作更加影响人的心情。掌握2个穴的按摩方法就可以摆脱这种恼人的困境，用拇指指腹按揉印堂和迎香各3~5分钟，鼻子很快就会通气了。

刺激水沟可救命

刺激水沟可以升高血压，而在紧要关头升高血压可以保证机体各个重要脏器的血液供应，维持生命活力。用拇指尖掐患者的水沟，每分钟掐压20次，每次持续1秒。

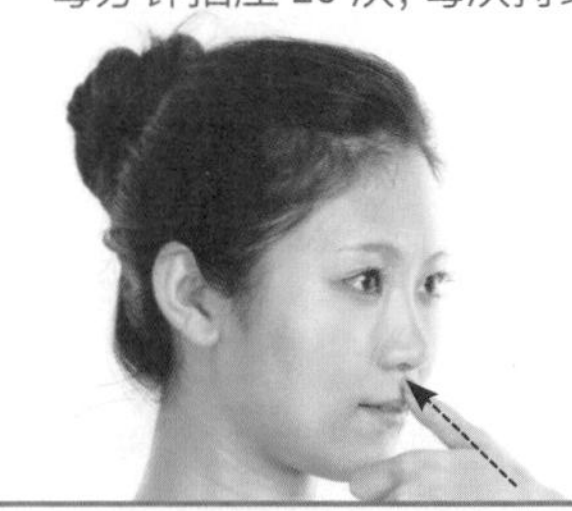

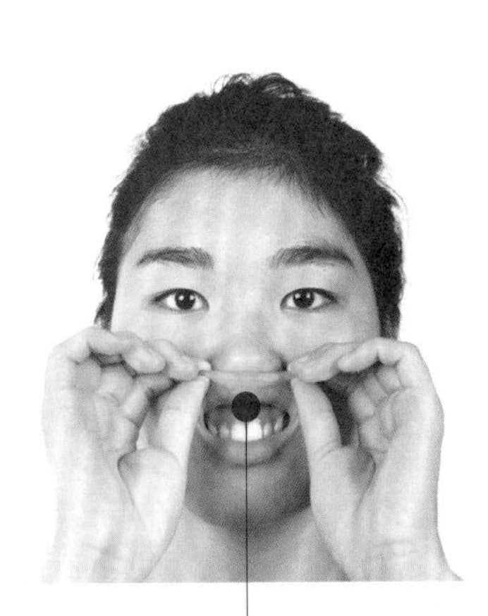

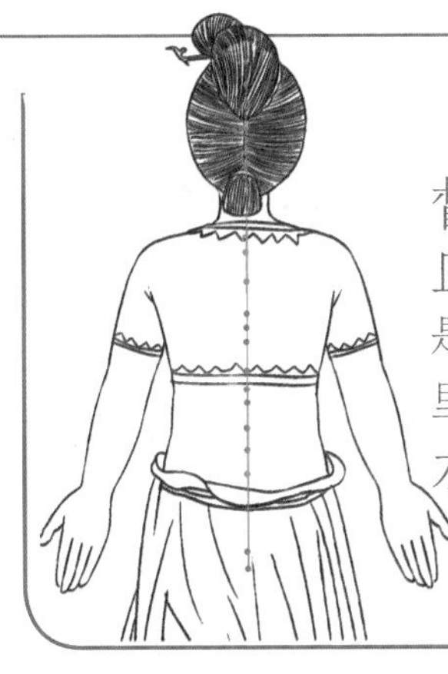

督脉主气，任脉主血，所以水沟这个地方就是气血交通的沟渠，从这里就可以看出人的气血水平。

龈交 GV28

主治：宁神镇痉，清热消肿。主治小儿面疮、鼻塞、鼻息肉、癫狂、心烦。

定位：在上唇内，上唇系带与上牙龈的交点。唇内的正中线上，上唇系带与上牙龈相接处即是。

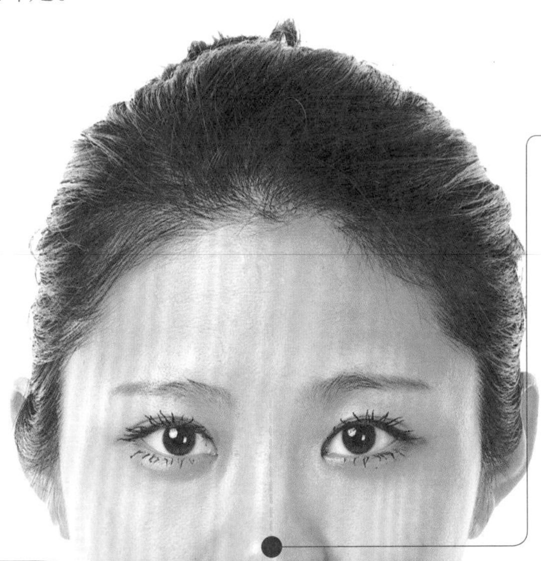

素髎 GV25

主治：清热消肿，通利鼻窍。主治惊风、昏迷、鼻塞、低血压、休克、小儿惊风。

定位：在面部，鼻尖的正中央。正坐或仰卧，面部鼻尖正中央即是。

兑端 GV27

主治：宁神醒脑，生津止渴。主治昏迷、牙痛、齿龈痛、鼻塞。

定位：在面部，上唇结节的中点。仰卧，面部人中沟下端的皮肤与上唇的交界处即是。

水沟 GV26

主治：醒神开窍，清热熄风。主治晕厥、中暑、惊风、面肿、腰脊强痛。

定位：在面部，人中沟的上1/3与中1/3交点处。仰卧，面部人中沟上1/3处即是。

第十五章

任脉

任脉起于胞中，其主干行于前正中线，按十四经流注与督脉衔接，交于手太阴肺经。联系的脏腑器官主要有胞中（包含丹田、下焦、肝、胆、肾、膀胱）、咽喉、唇口、目。任脉运行的路线和人体的生殖系统相对应，从会阴出来，沿着腹部和胸部正中线上行，与女子经、带、胎、产等关系密切，是女性一生的保护神。

会阴 CV 1：专治女性功能障碍
曲骨 CV2：通小便调经止痛
中极 CV3：解除尿频尿痛
关元 CV4：第一性保健大穴
石门 CV5：治疗水肿就热敷
气海 CV6：任脉之补虚要穴
阴交 CV7：腹泻不止揉阴交
神阙 CV8：睡前按之补亏虚
水分 CV9：水肿腹水常按它
下脘 CV10：缓解胃痛促消化
建里 CV11：体虚之人的温补药
中脘 CV12：胃痛、呕吐有效止
上脘 CV13：增加你的胃动力
巨阙 CV14：治疗胃下垂有良效
鸠尾 CV15：皮肤干燥不用愁
中庭 CV16：胸满呕吐就找它
膻中 CV17：乳汁不足就灸它
玉堂 CV18：常按可增强胸腺活力
紫宫 CV19：让呼吸更加顺畅
华盖 CV20：咽喉的护理师
璇玑 CV21：定喘顺气找璇玑
天突 CV22：缓解声音嘶哑
廉泉 CV23：脑卒中失语就求它
承浆 CV24：治疗口腔疾病好帮手

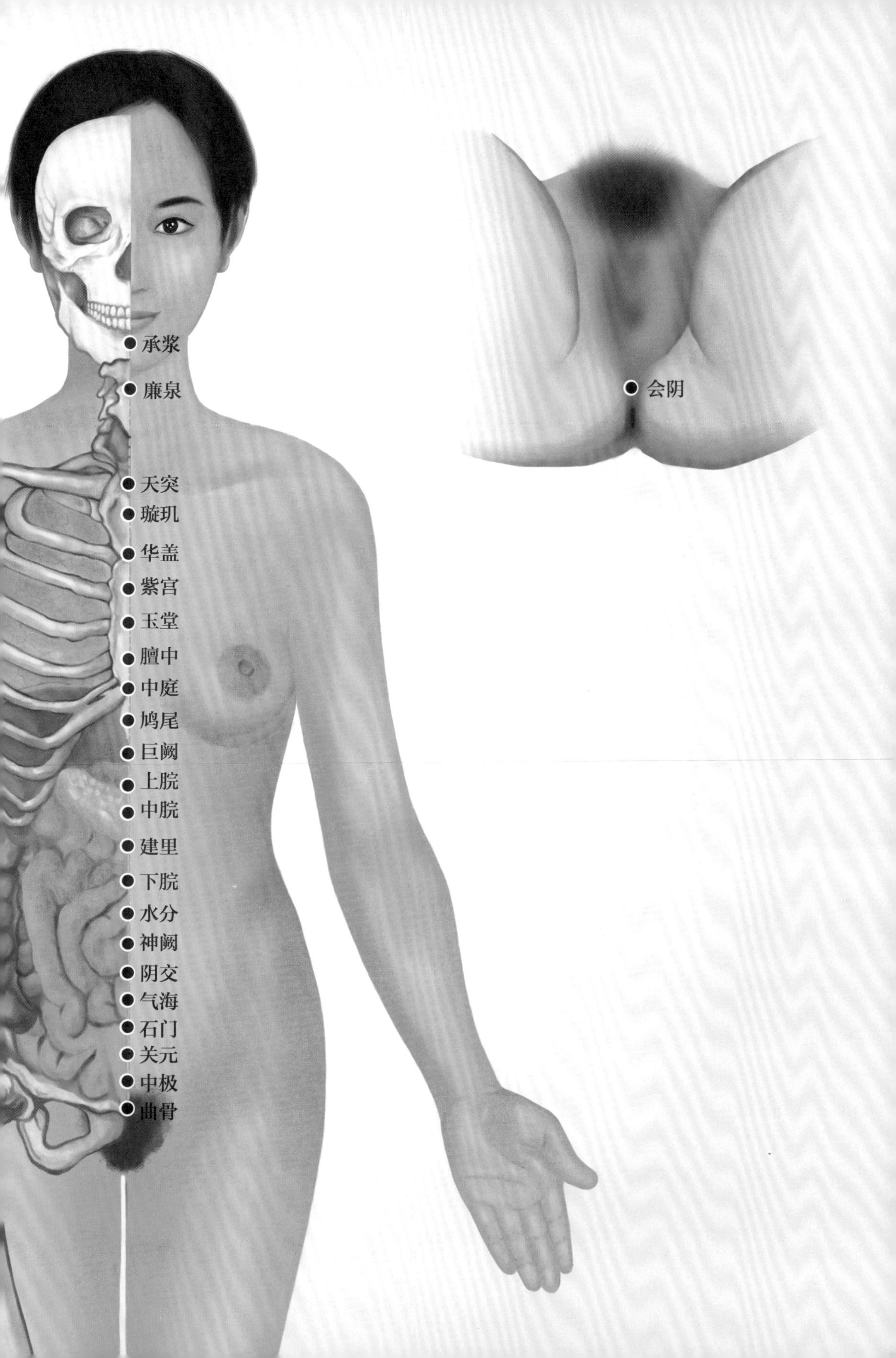

承浆
廉泉
会阴
天突
璇玑
华盖
紫宫
玉堂
膻中
中庭
鸠尾
巨阙
上脘
中脘
建里
下脘
水分
神阙
阴交
气海
石门
关元
中极
曲骨

保养任脉没有特定的时间。

子宫肌瘤

子宫肌瘤是正气不足、气血淤滞导致的疾病，可以通过按揉中极、血海、气海、三阴交等穴位来防治，每个穴位按摩 3~5 分钟，长期坚持，可以令身体气血畅通，减少女性患子宫肌瘤的几率。

艾灸关元治痛经

在每次月经来临的前 10 天开始直到月经来临，每天用艾条温和灸关元。一般连续治疗 3 个月就能除根。

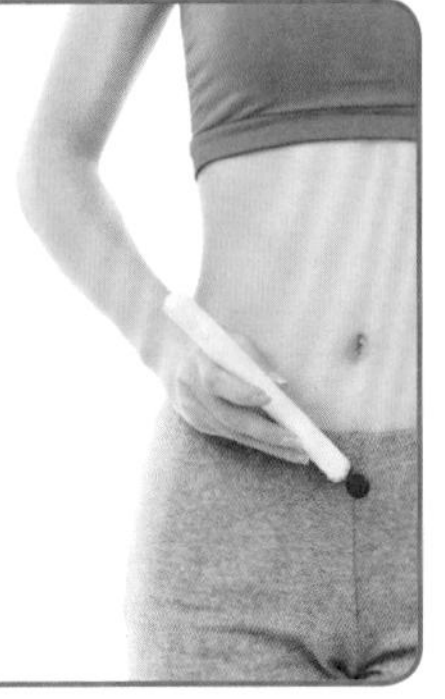

注：艾灸应直接对准皮肤，此图仅为示意。

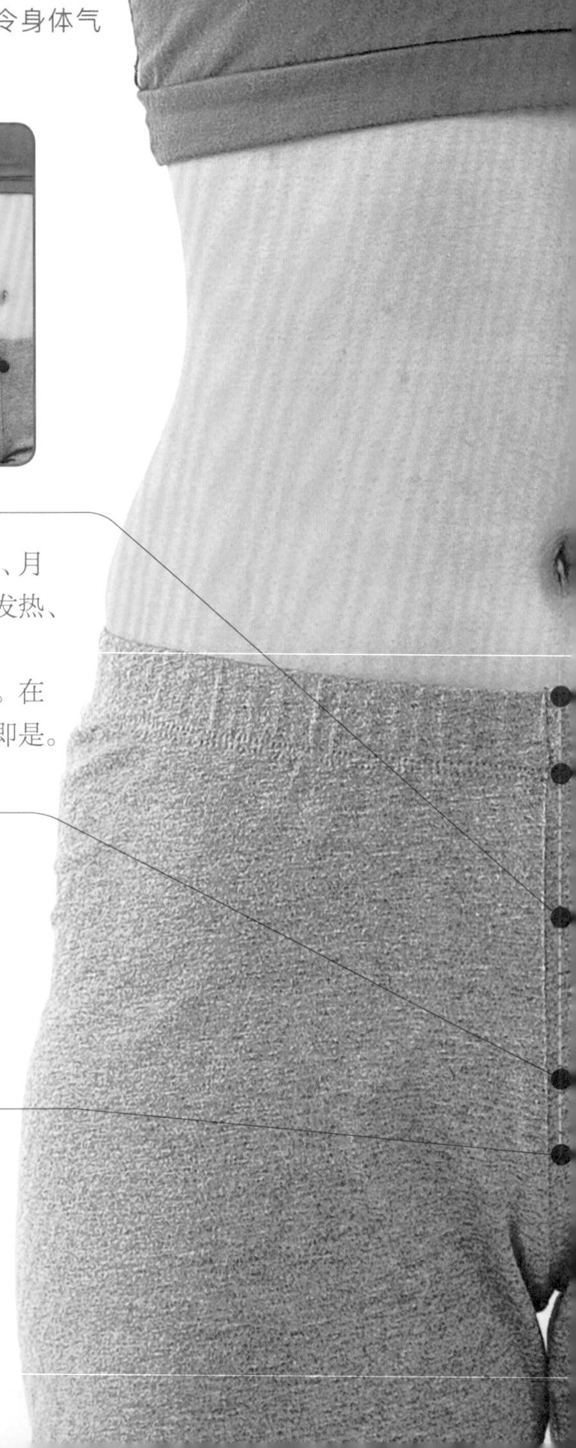

关元 CV4

主治：培肾固本，调气回阳。主治虚胖水肿、月经不调、痛经、遗精、阳痿、不孕不育、小儿发热、白带过多、肠胃疾病、脂肪肝。

定位：在下腹部，脐中下 3 寸，前正中线上。在下腹部，正中线上，肚脐中央向下 4 横指处即是。

中极 CV3

主治：益肾通经。主治尿频、遗精、月经不调、痛经、前列腺炎、夜尿症。

定位：在下腹部，脐中下 4 寸，前正中线上。在下腹部，正中线上，耻骨联合上缘 1 横指处即是。

曲骨 CV2

主治：调经止带，通利小便。主治遗精、阳痿、前列腺炎、月经不调、痛经。

定位：在下腹部，耻骨联合上缘，前正中线上。在下腹部，正中线上，从下腹部向下摸到一横着走行的骨性标志上缘即是。

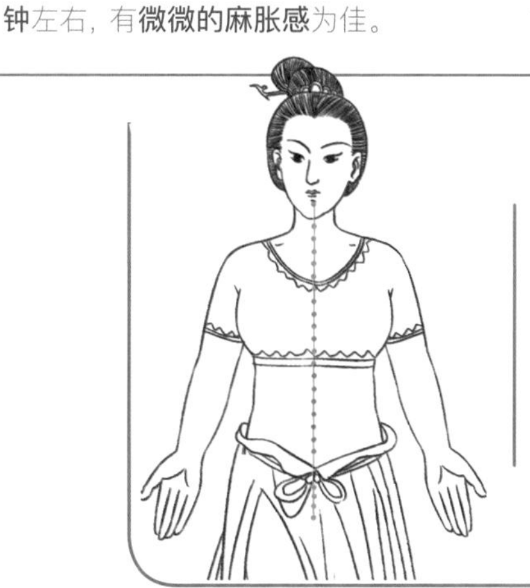

任脉上的中脘、气海、关元这 3 个重要的穴位，重点对它们进行刺激，可以对任脉起到保养作用。

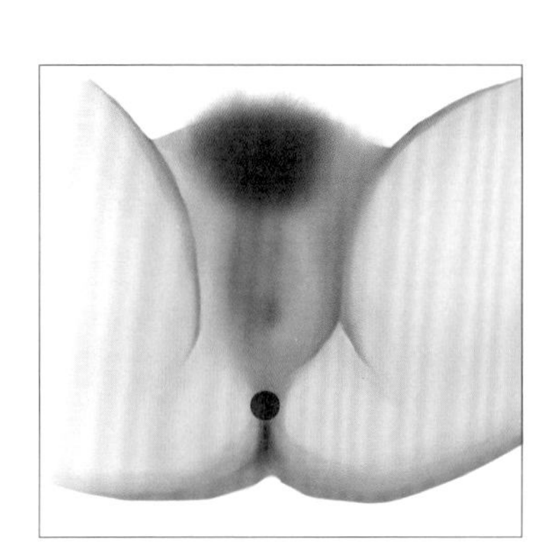

会阴 CV1

主治： 醒神镇惊，通调二阴。主治阴痒、阴痛、便秘、闭经、昏迷。

定位： 在会阴部。女性在大阴唇后联合与肛门连线的中点。仰卧屈膝，在会阴部，取 2 阴连线的中点即是。

气海 CV6

主治： 益气助阳，调经固经。主治小腹疾病、肠胃疾病、虚证、遗精。

定位： 在下腹部，脐中下 1.5 寸，前正中线上。在下腹部，正中线上，肚脐中央向下与关元之间的中点处即是。

石门 CV5

主治： 理气止痛，通利水道。主治闭经、带下、小腹绞痛、水肿、小便不利。

定位： 在下腹部，当脐中下 2 寸，前正中线上。在下腹部，正中线上，肚脐中央向下 2 横指处即是。

胃寒

正被胃寒困扰的女性朋友，无论哪个季节，只要胃部感到不适，都可以隔姜灸自己身上的 3 个穴位：任脉上的中脘和神阙，胃经上的足三里。连续灸 1 个月症状就会有明显的改善。

下脘 CV10

主治：健脾和胃，降逆止呕。主治胃痛、腹痛、腹胀、呕吐、打嗝、腹泻。

定位：在上腹部，脐中上 2 寸，前正中线上。在上腹部，正中线上，肚脐中央向上量 2 横指处即是。

水分 CV9

主治：通调水道，理气止痛。主治水肿、腹泻、腹痛、绕脐痛、肠鸣。

定位：在上腹部，脐中上 1 寸，前正中线上。在上腹部，肚脐中央向上量 1 横指处即是。

神阙 CV8

主治：温阳救逆，利水固脱。主治腹泻、腹胀、月经不调、崩漏、遗精、不孕、小儿腹泻。

定位：在脐区，脐中央。

阴交 CV7

主治：调经固带，利水消肿。主治阴部多汗湿痒、月经不调、血崩、带下。

定位：在下腹部，脐中下 1 寸，前正中线上。在下腹部，正中线上，肚脐中央向下量 1 横指处即是。

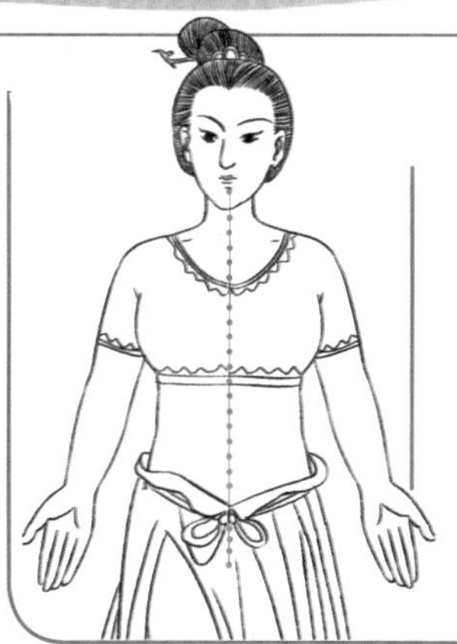

任脉失调也会导致腹胀、呕吐、打嗝、食欲缺乏、慢性咽炎等上腹部消化系统及胸部呼吸系统疾病。

中脘 CV12

主治：和胃降逆，健脾利水。主治胃痛、小儿厌食、呕吐、高血压、急性肠胃炎、脂肪肝。

定位：在上腹部，脐中上 4 寸，前正中线上。在前正中线上，胸剑结合与脐中连线的中点即是。

建里 CV11

主治：和胃健脾，通降腑气。主治胃痛、呕吐、食欲缺乏、肠中切痛。

定位：在上腹部，脐中上 3 寸，前正中线上。在上腹部，正中线上，中脘穴下 1 横指处即是。

按揉水分治腹痛

按揉水分有助于肠胃蠕动，锻炼腹肌，避免腹痛。按摩时以拇指按揉腹部的水分，按到有温热感为止。

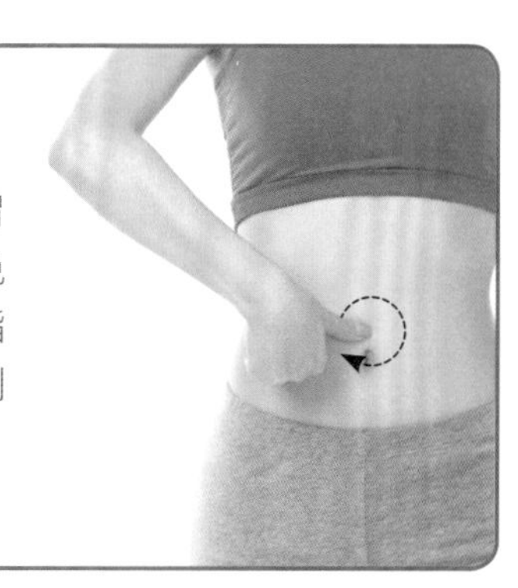

中丹田即膻中，属任脉，又名上气海，**为“气”之海。**

更年期综合征

更年期女性容易出现失眠、心悸、抑郁、多虑等症状，可以经常按揉肩井、三阴交和膻中，对更年期的各种不适症状有很好的缓解作用。

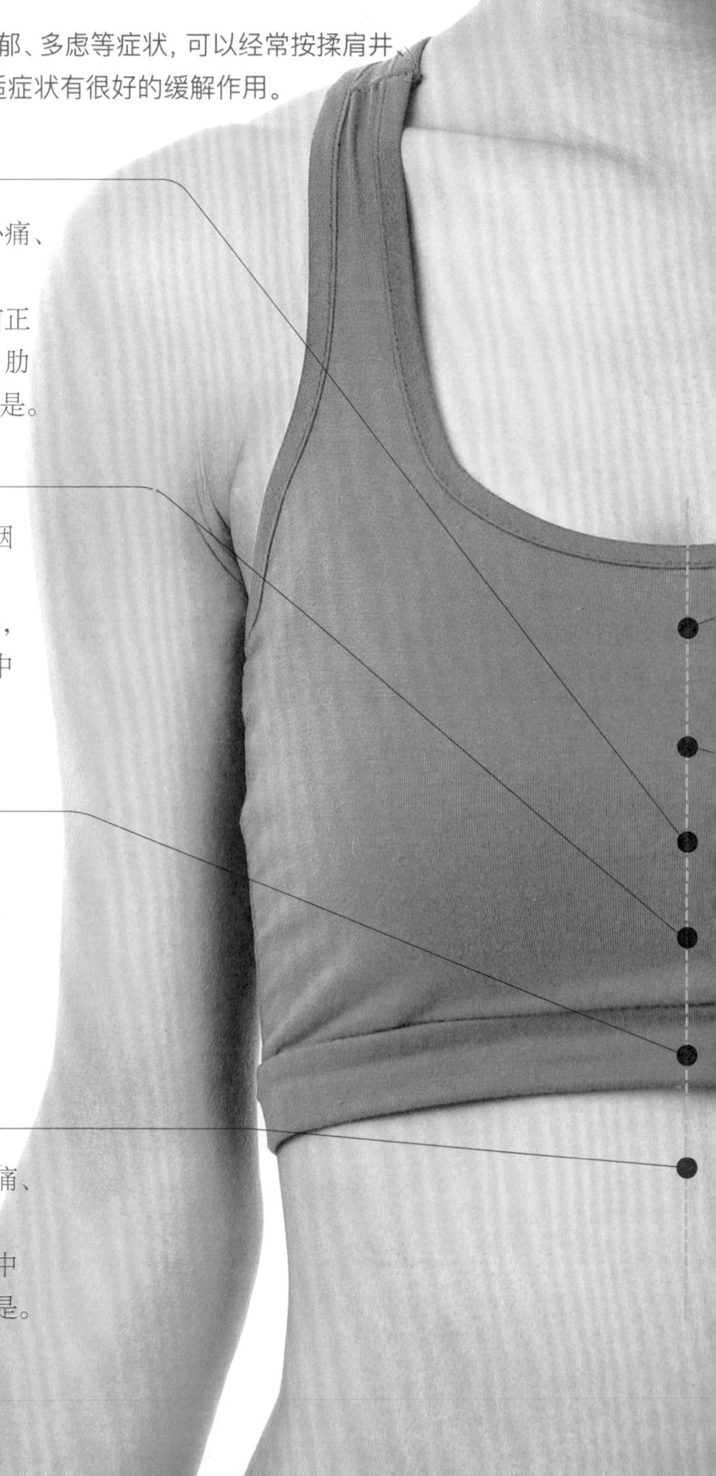

中庭 CV16

主治：宽胸消胀，降逆止呕。主治心痛、胸满、噎嗝、呕吐、小儿吐乳。

定位：在胸部，胸剑联合中点处，前正中线上。在胸部，由锁骨往下数第 5 肋间，平第 5 肋间隙，当前正中线上即是。

鸠尾 CV15

主治：安心宁神，宽胸定喘。主治咽喉肿痛、偏头痛、哮喘、呕吐、胃痛。

定位：在上腹部，胸剑联合部下 1 寸，前正中线上。从胸剑联合部沿前正中线直下量 1 横指处即是。

巨阙 CV14

主治：安神宁心，宽胸止痛。主治胃痛、心痛、腹胀、脚气、急性肠胃炎。

定位：在上腹部，脐中上 6 寸，前正中线上。在上腹部，正中线上，中脘与胸剑联合之间的中点处即是。

上脘 CV13

主治：和胃降逆，化痰宁神。主治胃痛、呕吐、打嗝、纳呆、痢疾。

定位：在上腹部，脐中上 5 寸，前正中线上。在上腹部，中脘上 1 横指处即是。

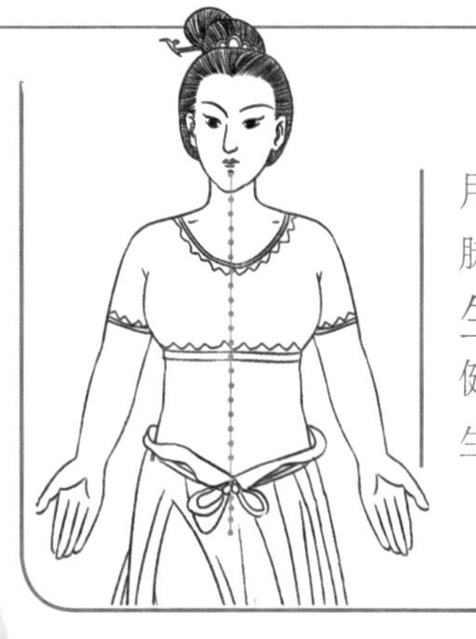

用艾灸的方法刺激任脉上的穴位，对于女性生殖系统有良好的保健养生作用，能保养整个生殖系统，预防早衰。

玉堂 CV18

主治：宽胸止痛，止咳平喘。主治咳嗽、胸痛、呕吐、哮喘、气短喘息。

定位：在胸部，横平第 3 肋间隙，前正中线上。在胸部，由锁骨往下数第 3 肋间隙，平第 3 肋间隙，当前正中线上即是。

膻中 CV17

主治：理气止痛，生津增液。主治胸闷、气短、气管炎、咳喘、呕吐、更年期综合征、产妇乳少、乳房胀痛。

定位：在胸部，横平第 4 肋间隙，前正中线上。在胸部，由锁骨往下数第 4 肋间隙，平第4肋间隙，当前正中线上即是。

按摩膻中治产妇乳汁不足

膻中在两乳中间，中医认为能行气开郁，对其进行指压或按摩可治疗乳房疼痛、产妇乳汁不足等病症。

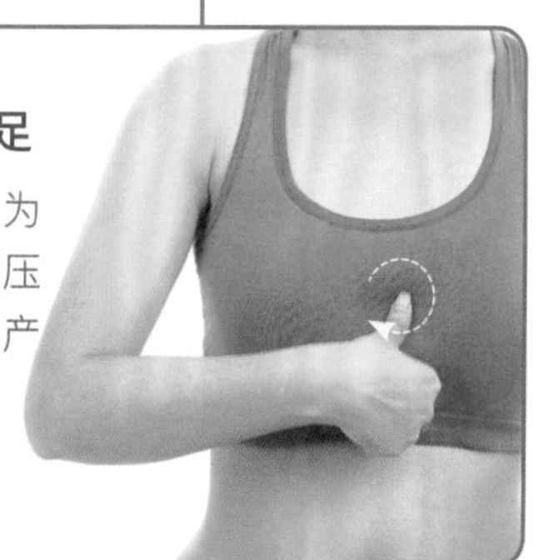

任脉主血，所以如果人的血气足，脸色就相对比较红润。

咽喉肿痛

平时说话说多了或者吃了太多辛辣的食物都有可能引起咽喉肿痛，此时可以用拇指指腹按揉廉泉、水突和列缺各 3~5 分钟，力度不要太大，疼痛很快就会得到缓解。

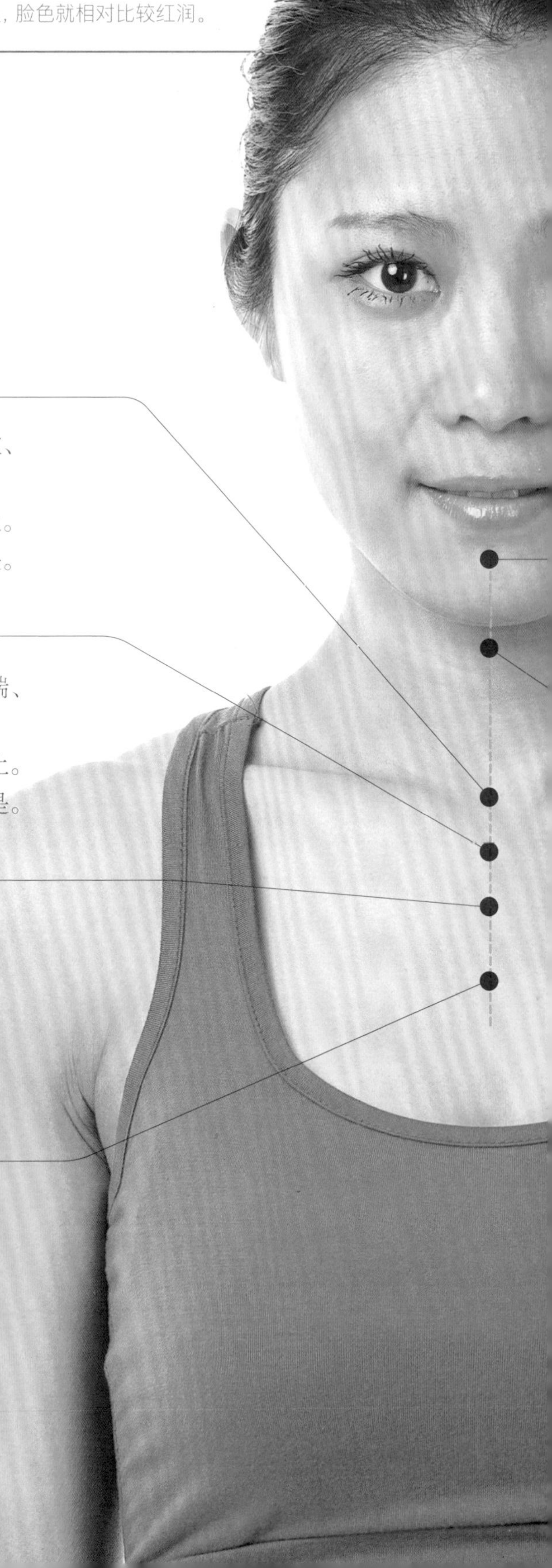

天突 CV22

主治：宣通肺气，消痰止咳。主治哮喘、咳嗽、咯吐脓血、暴喑、咽喉肿痛、小儿感冒。

定位：在颈前区，胸骨上窝中央，前正中线上。仰卧，由喉结直下可摸到一凹陷，中央处即是。

璇玑 CV21

主治：宽胸利肺，止咳平喘。主治咳嗽、气喘、胸胁支满、胸痛、咽喉肿痛。

定位：在胸部，胸骨上窝下 1 寸，前正中线上。仰卧，从天突沿前正中线向下量 1 横指处即是。

华盖 CV20

主治：宽胸利肺，止咳平喘。主治咳嗽、气喘、咽喉肿痛、胸胁支满、胸痛。

定位：在胸部，横平第 1 肋间隙，前正中线上。在胸部，由锁骨往下数第 1 肋间隙，平第 1 肋间隙，当前正中线上即是。

紫宫 CV19

主治：宽胸理气，止咳平喘。主治咳嗽、气喘、胸胁支满、胸痛、食欲缺乏。

定位：在胸部，横平第 2 肋间隙，前正中线上。在胸部，由锁骨往下数第 2 肋间隙，平第 2 肋间隙，当前正中线上即是。

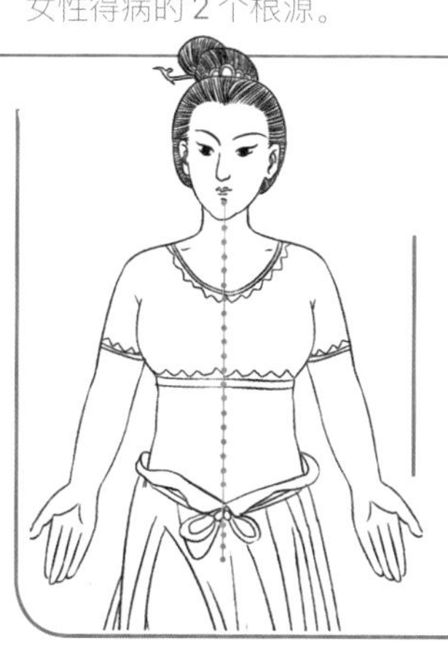

任脉起于胞中，具有调节月经，促进女子生殖功能的作用，故有“任主胞胎”之说。

承浆 CV24

主治：生津敛液，舒筋活络。主治脑卒中昏迷、口眼㖞斜、流涎、牙关紧闭。

定位：在面部，颏唇沟的正中凹陷处。正坐仰靠，颏唇沟正中按压有凹陷处即是。

按压承浆治昏迷

遇到有人昏迷不省人事时，用拇指指尖掐按承浆 30 秒，力度可以稍稍重一些，病人很快就会苏醒了。

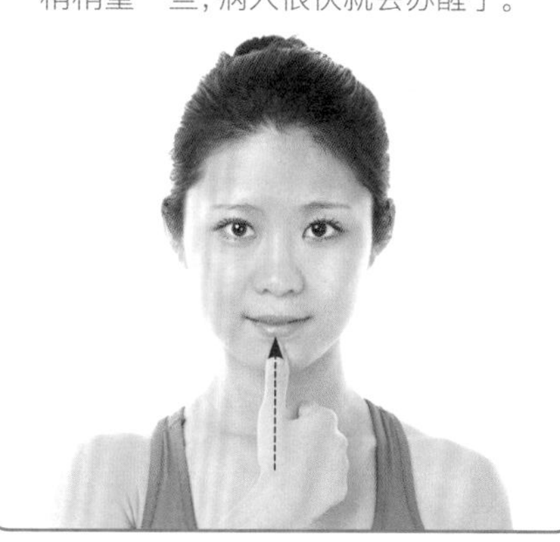

廉泉 CV23

主治：利喉舒舌，消肿止痛。主治舌下肿痛、舌强不语、口舌生疮、口苦。

定位：在颈前区，喉结上方，舌骨上缘凹陷中，前正中线上。仰坐，从下巴沿颈前正中线向下推，喉结上方可触及舌骨体，上缘中点处即是。

第十六章 经外奇穴

头颈部奇穴

颈百劳 EX-HN15

主治：延缓衰老。主治支气管炎、支气管哮喘、肺结核、颈椎病。

定位：在颈部，第 7 颈椎棘突直上 2 寸，后正中线旁开 1 寸。

四神聪 EX-HN1

主治：镇静安神，清头明目，醒脑开窍。主治失眠、健忘、癫痫、头痛、眩晕。

定位：在头部，百会前、后、左、右各旁开 1 寸，共 4 穴。先找百会，其前后左右各量 1 横指处即是，共 4 穴。

当阳 EX-HN2

主治：疏风通络，清热明目。主治失眠、健忘、癫痫、头痛、眩晕。

定位：在头部，瞳孔直上，前发际上 1 寸。直视前方，沿瞳孔垂直向上，自发际直上 1 横指处即是。

太阳 EX-HN5

主治：清肝明目，通络止痛。主治感冒、失眠、健忘、癫痫、头痛、眩晕、鼻出血、目赤肿痛、三叉神经痛、面瘫、小儿感冒。

定位：在头部，眉梢与目外眦之间，向后约 1 寸的凹陷中。眉梢与目外眦连线中点向后 1 横指，触及一凹陷处即是。

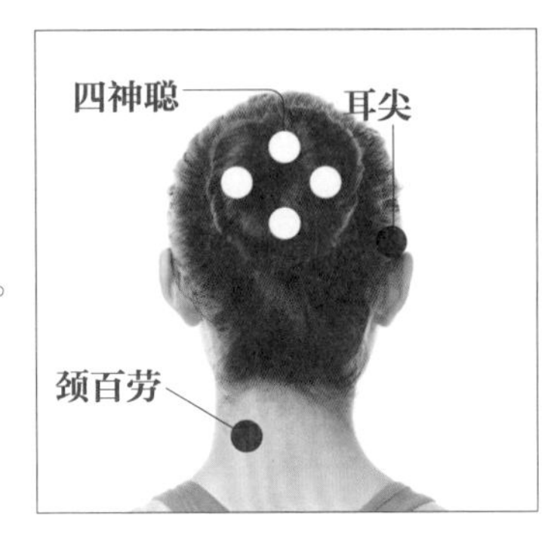

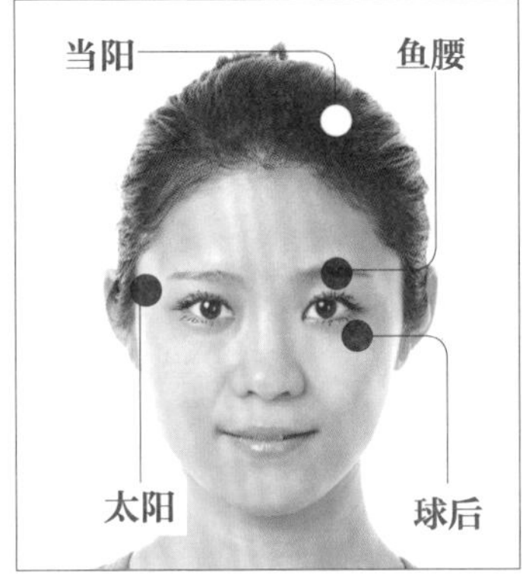

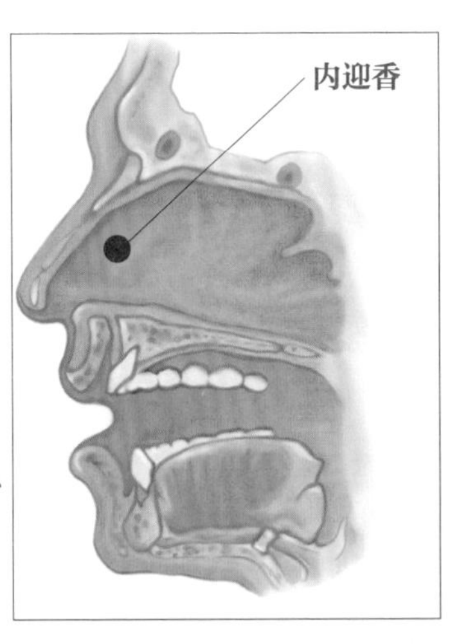

鱼腰 EX-HN4

主治：镇惊安神，疏风通络。主治口眼㖞斜、目赤肿痛、三叉神经痛、视物模糊、白内障。

定位：在额部，瞳孔直上，眉毛中。直视前方，从瞳孔直上眉毛中即是。

球后 EX-HN7

主治：清热明目。主治视神经炎、青光眼、斜视、虹膜睫状体炎。

定位：在面部，眶下缘外 1/4 与内 3/4 交界处。把眼眶下缘分成 4 等份，外 1/4 处即是。

内迎香 EX-HN9

主治：清热通窍。主治头痛、目赤肿痛、鼻炎、咽喉炎、中暑。

定位：在鼻孔内，当鼻翼软骨与鼻甲交界的黏膜处。正坐仰靠，在鼻孔内，当鼻翼软骨与鼻甲交界的黏膜处即是。

耳尖 EX-HN6

主治：清热祛风，解痉止痛。主治急性结膜炎、睑腺炎、沙眼、头痛、高血压。

定位：在耳区，在外耳轮的最高点。坐位，将耳郭折向前方，耳郭上方尖端处即是。

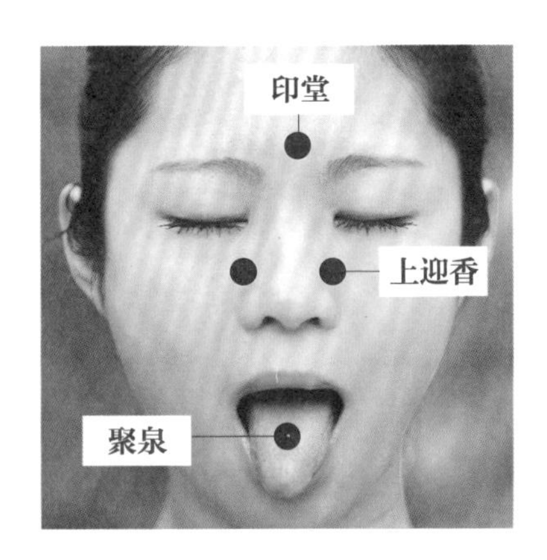

聚泉 EX-HN10

主治：清散风热，祛邪开窍。主治咳嗽、哮喘、语言障碍、味觉减退。

定位：在口腔内，舌背正中缝的中点处。正坐，张口伸舌，舌背正中缝的中点处即是。

海泉 EX-HN11

主治：祛邪开窍，生津止渴。主治口舌生疮、呕吐、腹泻、咽喉炎、糖尿病。

定位：在口腔内，舌下系带中点处。正坐，张口，舌转卷向后方，舌下系带中点处即是。

上迎香 EX-HN8

主治：清利鼻窍，通络止痛。主治过敏性鼻炎、鼻窦炎、鼻出血、嗅觉减退。

定位：在面部，鼻翼软骨与鼻甲的交界处，近鼻唇沟上端处。沿鼻侧鼻唇沟向上推，上端尽头凹陷处即是。

印堂 EX-HN3

主治：清头明目，通鼻开窍。失眠、头痛、眩晕、过敏性鼻炎、三叉神经痛。

定位：在头部，两眉毛内侧端中间的凹陷中。两眉头连线中点处即是。

金津 EX-HN12

主治：清泄热邪，生津止渴。主治口腔炎、咽喉炎、语言障碍、昏迷。

定位：在口腔内，舌下系带左侧的静脉上。伸出舌头，舌底面，系带左侧的静脉上即是。

玉液 EX-HN13

主治：清泄热邪，生津止渴。主治口腔炎、咽喉炎、语言障碍、昏迷。

定位：在口腔内，舌下系带右侧的静脉上。伸出舌头，舌底面，系带右侧的静脉上即是。

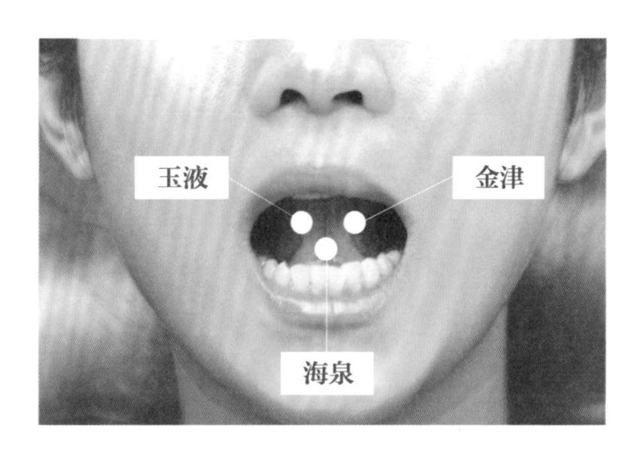

翳明 EX-HN14

主治：清泄热邪，生津止渴。主治远视、近视、白内障、青光眼、耳鸣、头痛、眩晕、失眠、精神病。

定位：在项部，翳风后 1 寸。

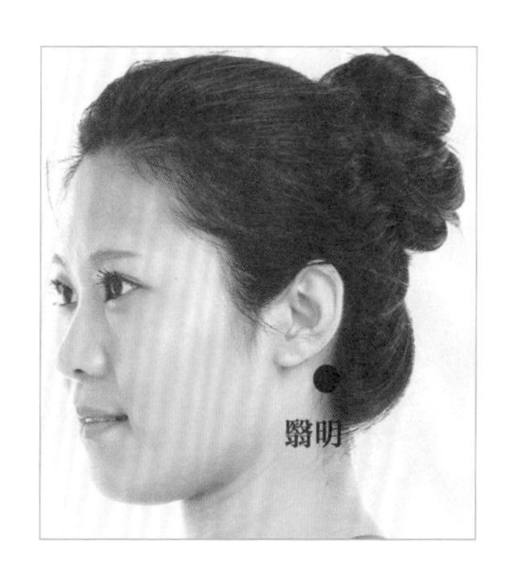

背部奇穴

胃脘下俞 EX-B3

主治：健脾和胃，理气止痛。主治胃炎、胰腺炎、支气管炎、肋间神经痛。

定位：在背部，横平第 8 胸椎棘突下，后正中线旁开 1.5 寸。两侧肩胛下角连线与后正中线相交处向下推 1 个椎体，下缘旁开 2 横指处即是。

夹脊 EX-B2

主治：调节脏腑机能。主治心、肺、上肢疾病，肠胃疾病，腰、腹、下肢疾病。

定位：在脊柱区，第 1 胸椎至第 5 腰椎棘突下两侧，后正中线旁开 0.5 寸，一侧 17 穴。低头，颈背交界椎骨高突处椎体，向下推共有 17 个椎体，旁开半横指处即是。

胸腹部奇穴

子宫 EX-CA1

主治：调经理气，升提下陷。主治月经不调、子宫脱垂、盆腔炎、阑尾炎。

定位：在下腹部，脐中下 4 寸，前正中线旁开 3 寸。耻骨联合中点上缘上量 1 横指，旁开 4 横指处即是。

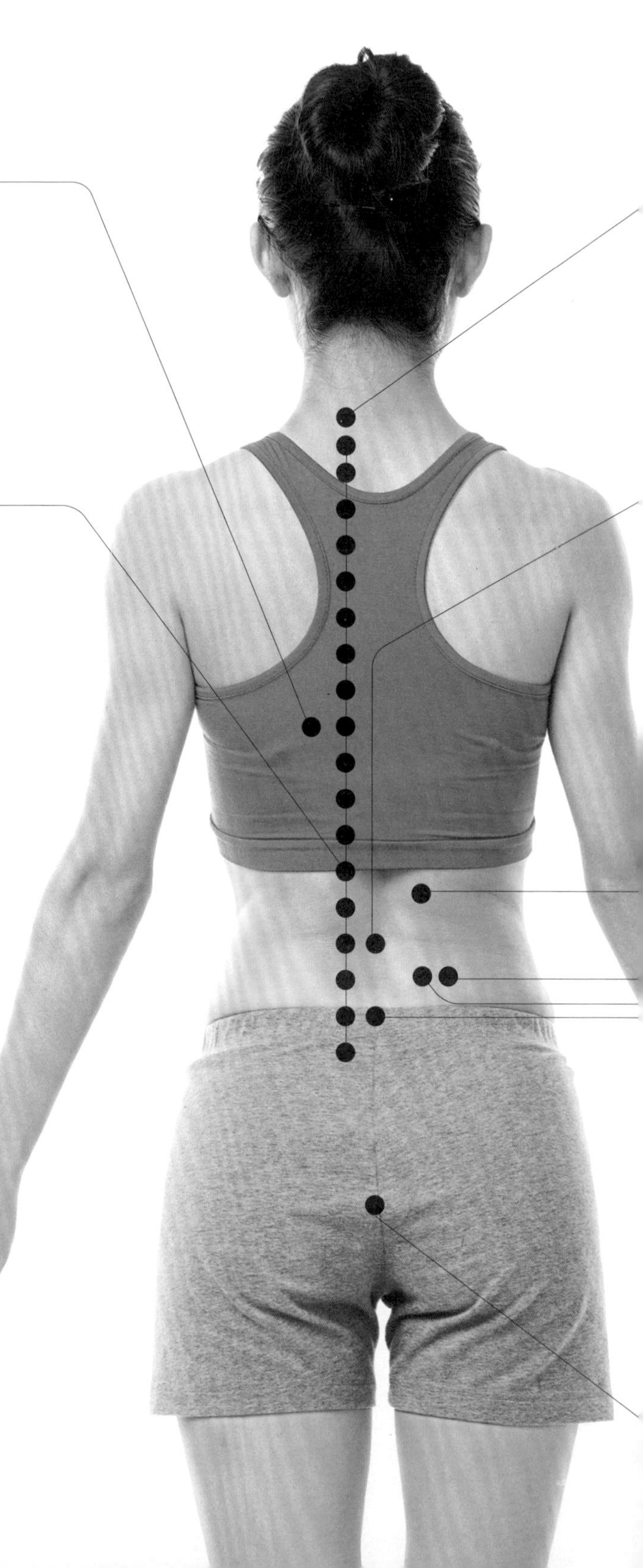

定喘 EX-B1

主治：止咳平喘，通宣理肺。主治支气管炎、支气管哮喘、百日咳、落枕。

定位：在脊柱区，横平第 7 颈椎棘突下，后正中线旁开 0.5 寸。低头，颈背交界椎骨高突处椎体，椎体下旁开半横指处即是。

下极俞 EX-B5

主治：强腰健肾。主治肾炎、遗尿、肠炎、腰肌劳损、阳痿、遗精。

定位：在腰部，第 3 腰椎棘突下。两侧髂前上棘连线与脊柱交点向上推 1 个椎体，下缘凹陷处即是。

痞根 EX-B4

主治：健脾和胃，理气止痛。主治胃痉挛、胃炎、肝炎、肝脾肿大、肾下垂。

定位：在腰部，横平第 1 腰椎棘突下，后正中线旁开 3.5 寸。肚脐水平线与后正中线交点向上推 1 个椎体，在其棘突下，旁开 3.5 寸处即是。

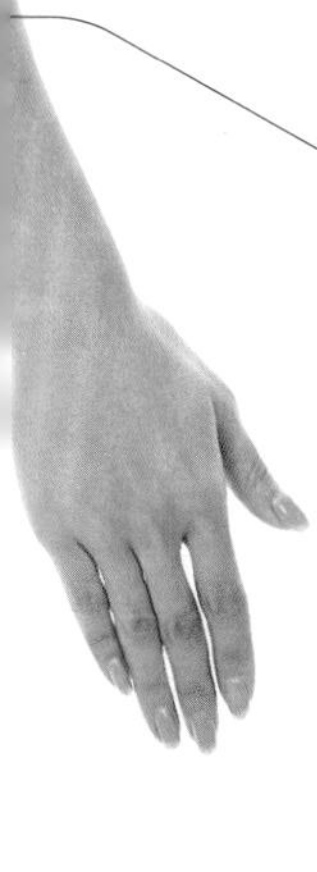

十七椎 EX-B8

主治：强健骨骼。主治月经不调、胎位不正、腰骶部疼痛。

定位：在腰部，当后正中线上，第 5 腰椎棘突下凹陷中。两侧髂前上棘水平线与脊柱交点向下推 1 个椎体，其棘突下即是。

腰眼 EX-B7

主治：强腰健肾。主治腰痛、睾丸炎、遗尿、肾炎、腰肌劳损、妇科病。

定位：在腰部，横平第 4 腰椎棘突下，后正中线旁开约 3.5 寸凹陷中。俯卧，两侧髂前上棘水平线与脊柱交点旁开约 1 横指凹陷处即是。

腰宜 EX-B6

主治：强腰健肾。主治睾丸炎、遗尿、肾炎、腰肌劳损。

定位：在腰部，横平第 4 腰椎棘突下，后正中线旁开约 3 寸凹陷中。俯卧，两侧髂前上棘连线与脊柱交点旁开 4 横指凹陷处即是。

腰奇 EX-B9

主治：防痔疮，止便秘。主治癫痫、失眠、头痛、便秘、痔疮。

定位：在骶部，尾骨端直上 2 寸，骶角之间凹陷中。顺着脊柱向下触，尾骨端直上 3 横指凹陷处即是。

上肢奇穴

肘尖 EX-UE1

主治：增强手臂关节灵活性。主治淋巴结核、痈疔疮疡。

定位：在肘后部，尺骨鹰嘴的尖端。屈肘，摸到肘关节的最尖端处，即为此穴。

二白 EX-UE2

主治：调和气血，提肛消痔。主治前臂神经痛、胸胁痛、脱肛、痔疮。

定位：在前臂前区，腕掌侧远端横纹上4寸，桡侧腕屈肌腱的两侧，一肢2穴。握拳，拇指侧一筋凸起，腕横纹直上5横指处与筋交点两侧即是。

中泉 EX-UE3

主治：强健肌肉。主治支气管炎、支气管哮喘、胃炎、肠炎。

定位：在前臂后区，腕背侧远端横纹上，指总伸肌腱桡侧凹陷中。手用力稍屈，总伸肌腱与腕背横纹交点靠拇指侧的凹陷处即是。

中魁 EX-UE4

主治：疏通经络，降逆和胃。主治反胃、呕吐、急性胃炎、贲门梗阻、鼻出血。

定位：在手指，中指背面，近侧指间关节的中点处。中指背侧靠近心脏端的指骨间关节中点处即是。

大骨空 EX-UE5

主治：退翳明目。主治目痛、结膜炎、白内障、急性胃肠炎。

定位：在手指，拇指背面，指间关节的中点处。抬臂俯掌，拇指指关节背侧横纹中点处即是。

小骨空 EX-UE6

主治：明目止痛。主治眼肿痛、咽喉炎、掌指关节痛、吐泻。

定位：在手指，小指背面，近侧指间关节的中点处。小指背侧第2指骨关节横纹中点处即是。

腰痛点 EX-UE7

主治：舒筋通络，化瘀止痛。主治急性腰扭伤、头痛、目眩、耳鸣、气喘。

定位：在手背，第2、第3掌骨及第4、第5掌骨间，腕背侧远端横纹与掌指关节中点处，一侧2穴。手背第2、第3掌骨及第4、第5掌骨间，当掌骨长度中点处即是。

肘尖

外劳宫 EX-UE8

主治：通经活络，祛风止痛。主治颈椎病、落枕、偏头痛、咽喉炎、手背红肿。

定位：在手背，第 2、第 3 掌骨间，掌指关节后 0.5 寸（指寸）凹陷中。手背第 2、第 3 掌骨间，从掌指关节向后半横指处即是。

八邪 EX-UE9

主治：祛风通络，清热解毒。主治手指关节疾病、手指麻木、手肿、头痛。

定位：在手背，第 1~5 指间，指蹼缘后方赤白肉际处，左右共 8 穴。手背，两手第 1~5 指间各手指根部之间，皮肤颜色深浅交界处即是。

四缝 EX-UE10

主治：消食导滞，祛痰化积。主治百日咳、哮喘、小儿消化不良、肠蛔虫病。

定位：在手指，第 2~5 指掌面的近侧指间关节横纹的中央，一手 4 穴。手掌侧，第 2~5 指近指关节中点即是。

十宣 EX-UE11

主治：清热开窍。主治昏迷、休克、急性胃肠炎、高血压。

定位：在手指，十指尖端，距指甲游离缘 0.1 寸（指寸），左右共 10 穴。仰掌，十指微屈，手十指尖端，距指甲游离缘尖端 0.1 寸处即是。

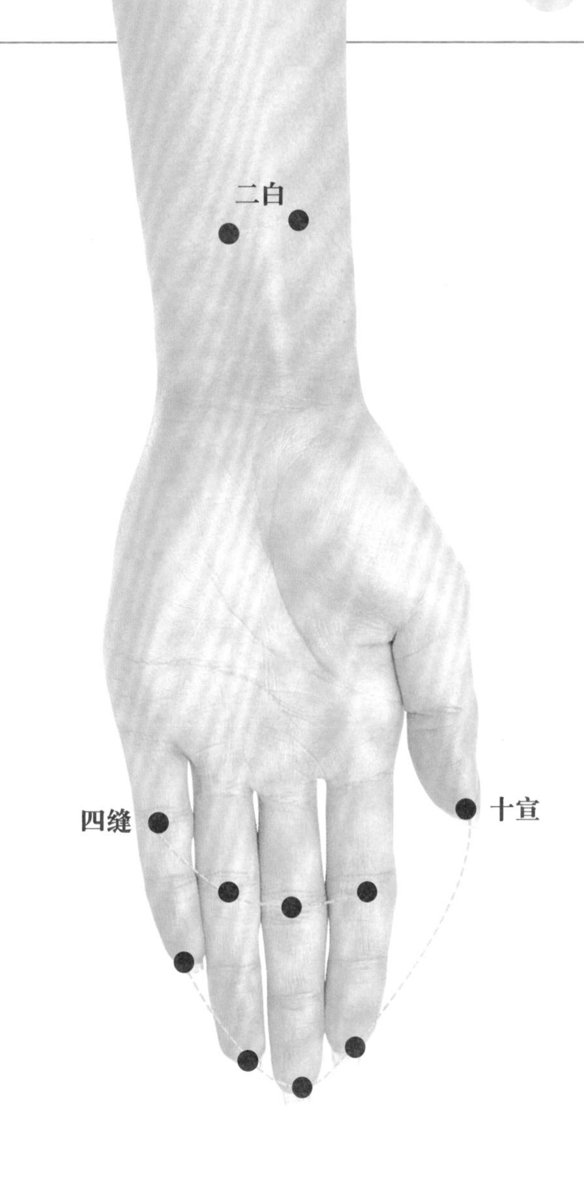

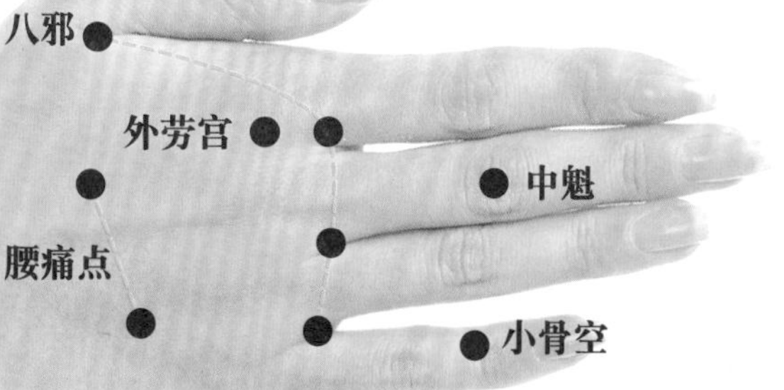

下肢奇穴

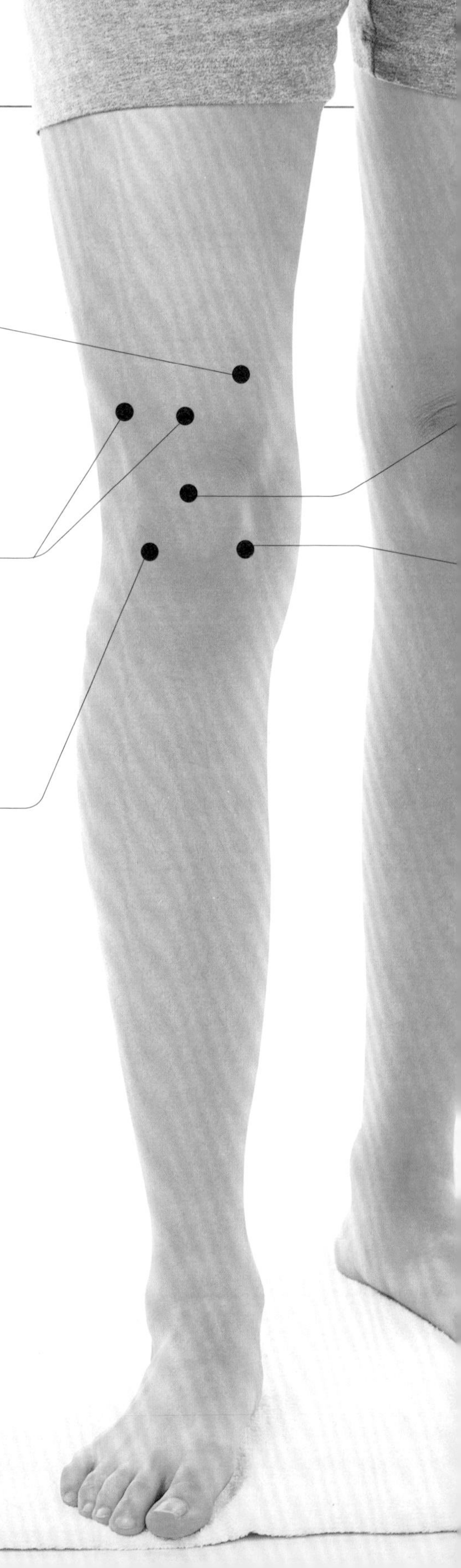

百虫窝 EX-LE3

主治：祛风活血，驱虫止痒。主治荨麻疹、风疹、皮肤瘙痒症、湿疹、蛔虫病。

定位：在股前区，髌底内侧端上 3 寸。屈膝，血海上 1 量横指处即是。

髋骨 EX-LE1

主治：强健腿部肌肉。主治腿痛、膝关节炎。

定位：在股前区，当梁丘两旁各 1.5 寸，一侧 2 穴。膝关节上，膝部正中骨头上缘正中凹陷处即是。

外膝眼 EX-LE5

主治：活血通络，疏利关节。主治各种原因引起的下肢无力、膝关节炎。

定位：在髌韧带两侧凹陷处。在内侧的称内膝眼，在外侧的称外膝眼。坐位，微伸膝关节，膝盖下左右两个凹窝处即是。

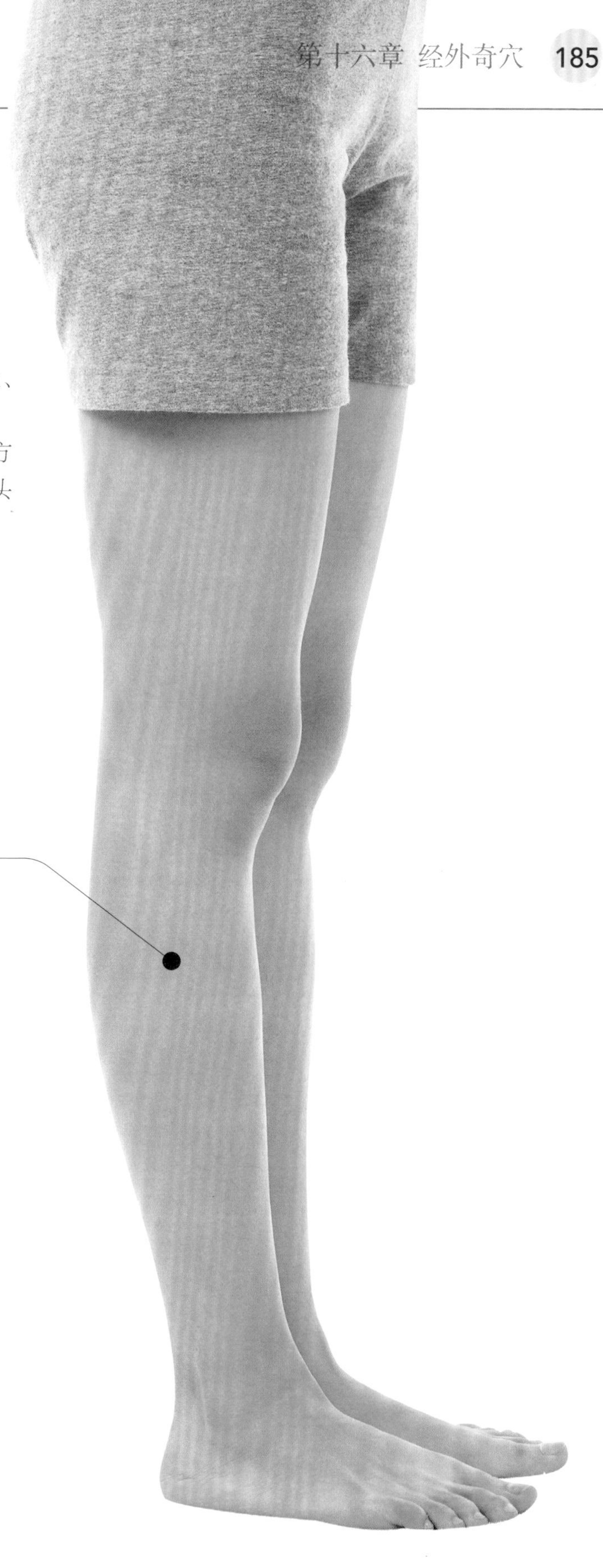

鹤顶 EX-LE2

主治：通利关节。主治膝关节炎、下肢无力、脑血管病后遗症。

定位：在膝前区，髌底中点的上方凹陷处。正坐垂足，膝部正中骨头上缘正中凹陷处即是。

内膝眼 EX-LE4

主治：活血通络，疏利关节。主治各种原因所致的膝关节炎。

定位：在膝部，髌韧带内侧凹陷处的中央。在髌韧带两侧凹陷处。在内侧的称内膝眼。

胆囊 EX-LE6

主治：利胆通腑。主治急、慢性胆囊炎，胆结石，下肢瘫痪。

定位：在小腿外侧，腓骨小头直下 2 寸。小腿外侧上部，阳陵泉直下约 2 横指处即是。

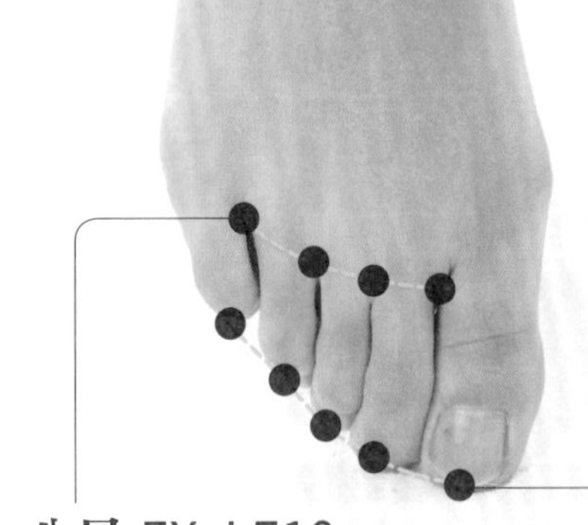

八风 EX-LE10

主治：祛风通络，清热解毒。主治头痛、牙痛、足部肿痛、趾痛、月经不调。

定位：在足背，第 1~5 趾间，趾蹼缘后方赤白肉际处，左右共 8 穴。足 5 趾各趾间缝纹头尽处即是。

内踝尖 EX-LE8

主治：舒筋活络。主治牙痛、腓肠肌痉挛、寒热脚气。

定位：在踝区，外踝的最凸起处。正坐垂足，外踝之最高点处即是。

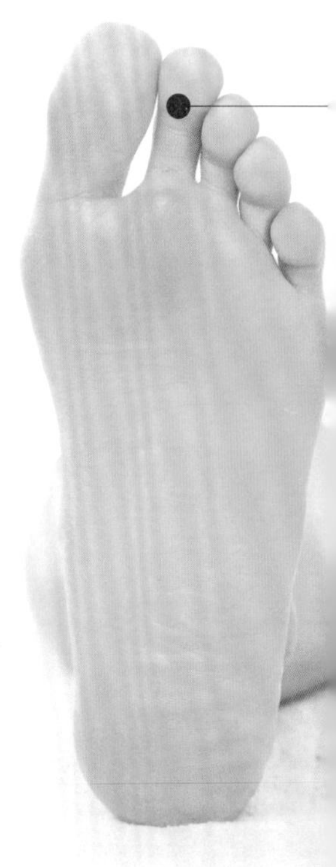

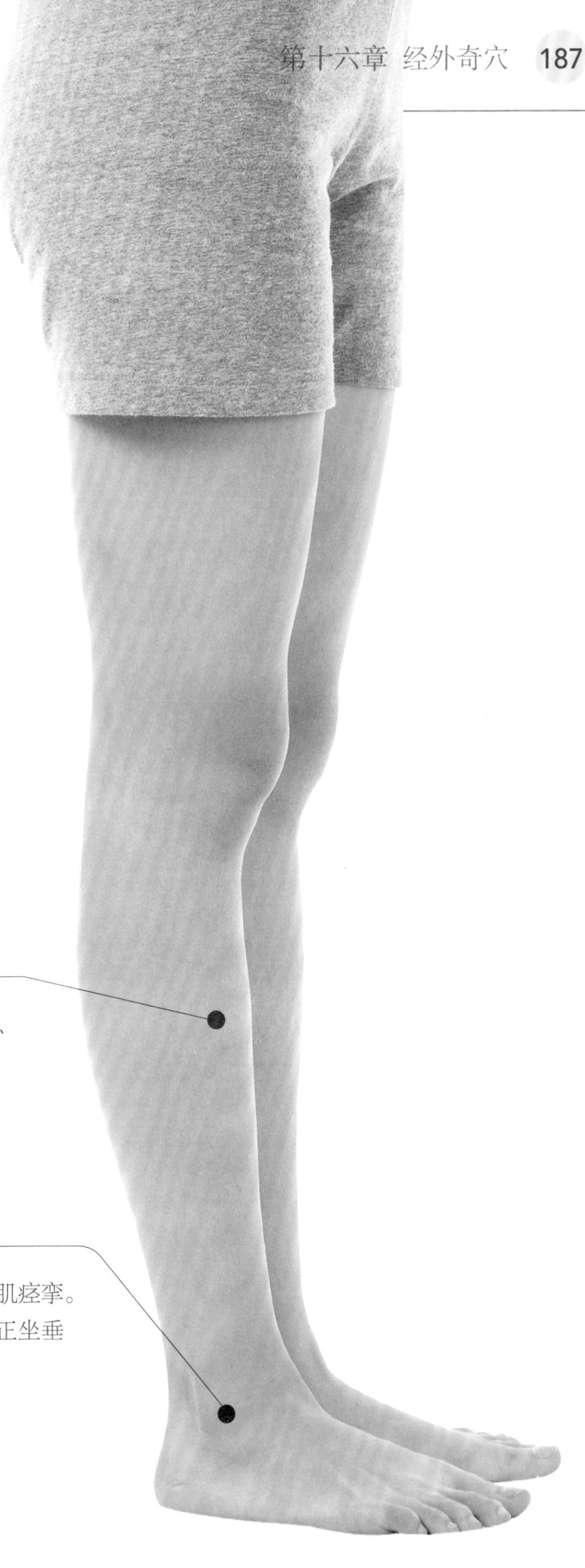

气端 EX-LE12

主治：通络开窍。主治足背肿痛、足趾麻木、脑血管意外、脑卒中。

定位：在足趾，十趾端的中央，距趾甲游离缘 0.1 寸（指寸），左右共 10 穴。正坐垂足，足十趾尖端趾甲游离尖端即是。

独阴 EX-LE11

主治：调理冲任。主治小肠疝气、心绞痛、女人干呕、月经不调。

定位：在足底，第 2 趾的跖侧远端，趾间关节的中点。仰足，第 2 足趾掌面远端，趾关节横纹中点处即是。

阑尾 EX-LE7

主治：清热解毒，化瘀通腑。主治急、慢性阑尾炎，胃炎，下肢瘫痪。

定位：在小腿外侧，髌韧带外侧凹陷下 5 寸，胫骨前嵴外 1 横指。足三里向下量约 2 横指处即是。

外踝尖 EX-LE9

主治：舒筋活络。主治下牙痛、腓肠肌痉挛。

定位：踝区，内踝尖的最凸起处。正坐垂足，内踝之最高点处即是。

附录 穴位拼音速查

图书在版编目(CIP)数据

女性经络穴位保养图册 / 查炜主编 .-- 南京：江苏凤凰科学技术出版社，2016.1
(汉竹•健康爱家系列)
ISBN 978-7-5537-5402-4

Ⅰ.①女… Ⅱ.①查… Ⅲ.①女性－经络－图集②女性－穴位－图集 Ⅳ.① R224.4

中国版本图书馆 CIP 数据核字 (2015) 第225010号

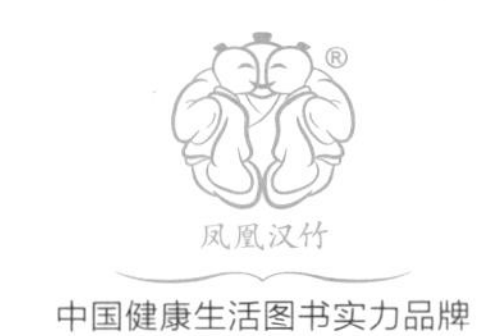

女性经络穴位保养图册

主编	查炜
编著	汉竹
责任编辑	刘玉锋 张晓凤
特邀编辑	徐金凤 李交交 范佳佳 段亚珍
责任校对	郝慧华
责任监制	曹叶平 方晨
出版发行	凤凰出版传媒股份有限公司 江苏凤凰科学技术出版社
出版社地址	南京市湖南路1号A楼，邮编：210009
出版社网址	http://www.pspress.cn
经销	凤凰出版传媒股份有限公司
印刷	南京精艺印刷有限公司
开本	720mm×1000mm 1/16
印张	12
字数	100千字
版次	2016年1月第1版
印次	2016年1月第1次印刷
标准书号	ISBN 978-7-5537-5402-4
定价	39.80元

图书如有印装质量问题，可向我社出版科调换。

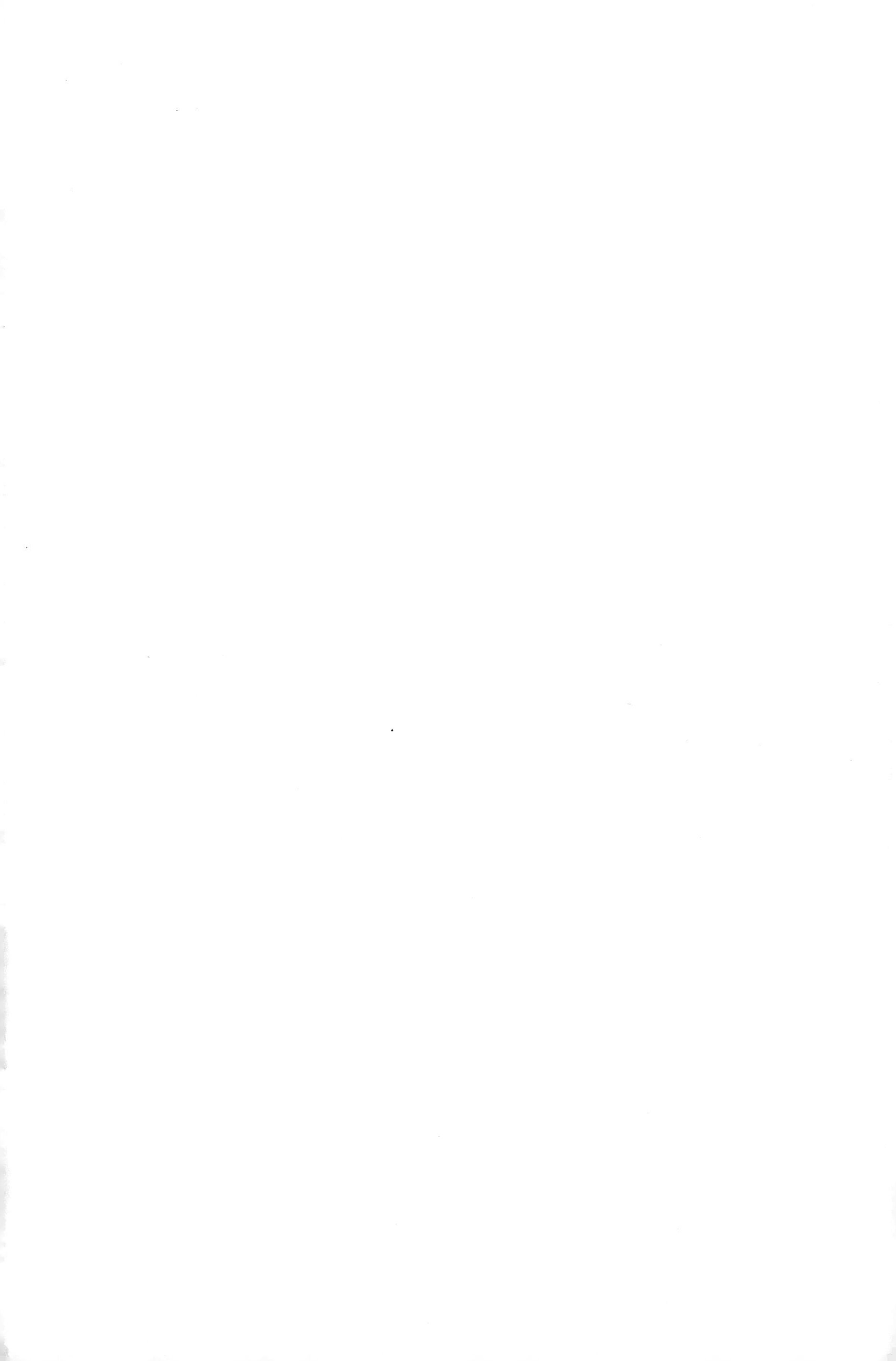